全国中医药行业高等教育"十四五"创新教材

河南省"十四五"普通高等教育规划教材

# 中医儿童保健学

（供中医学、中医儿科学等专业用）

主 编 黄岩杰 丁 樱

全国百佳图书出版单位

中国中医药出版社

·北 京·

**图书在版编目（CIP）数据**

中医儿童保健学 / 黄岩杰 , 丁樱主编 . -- 北京：
中国中医药出版社 , 2024.7
全国中医药行业高等教育"十四五"创新教材
ISBN 978-7-5132-8626-8

Ⅰ . ①中… Ⅱ . ①黄… ②丁… Ⅲ . ①儿童—养生（中
医）—中医学院—教材 Ⅳ . ① R212

中国国家版本馆 CIP 数据核字 (2023) 第 246661 号

**融合出版数字化资源服务说明**

本书为融合出版物，其数字化资源在全国中医药行业教育云平台"医开讲"发布。

**资源访问说明**

1. 扫描右方二维码下载"医开讲 APP"注册登录。
2. 首页搜索本书，单击进入书籍详情页。
3. 点击"立即购买"，选择"全部"，点击"选择支付"（0.00 元），显示支付
   成功。
4. 点击 APP 首页的"扫图"，扫描书内二维码，即可访问相关数字化资源。

**中国中医药出版社出版**

北京经济技术开发区科创十三街 31 号院二区 8 号楼
邮政编码　100176
传真　010 - 64405721
河北联合印务有限公司印刷
各地新华书店经销

开本 787 × 1092　1/16　印张 11.5　字数 260 千字
2024 年 7 月第 1 版　2024 年 7 月第 1 次印刷
书号　ISBN 978 - 7 - 5132 - 8626 - 8

定价　52.00 元
网址　www.cptcm.com

服 务 热 线　010-64405510　　微信服务号　zgzyycbs
购 书 热 线　010-89535836　　官 方 微 博　http://e.weibo.com/cptcm
维 权 打 假　010-64405753　　天猫旗舰店网址　https://zgzyycbs.tmall.com
官 方 微 博　http://e.weibo.com/cptcm

如有印装质量问题请与本社出版部联系（010 - 64405510）

# 全国中医药行业高等教育"十四五"创新教材
# 河南省"十四五"普通高等教育规划教材

## 《中医儿童保健学》编委会

# 编写说明

近年来，随着社会对儿科医生的需求量增加，教育部批准9所中医药高等院校设立了中医儿科学本科专业，根据制定的教学计划，目前尚缺乏部分课程的专业规划教材。其中中医儿童保健学课程在全国范围内无配套教材，亟需新增。当下，有必要对深藏于众多古籍中的中医儿童保健学相关内容进行整理编辑，归纳梳理核心理论，引据经典，凝练学术精华，构建完整理论体系，编写一部具有中医学特色的《中医儿童保健学》，以传承和发展中医儿童保健理论、方法和技能。根据教育部《普通高等学校教材管理办法》（教材〔2019〕3号）及河南省教育厅制定的《河南省普通高等学校教材管理实施细则（试行）》（教高〔2020〕435号）等有关文件精神，为适应我国中医药高等教育发展的需要，我们组织多个单位的著名儿科专家编写了全国中医药行业高等教育"十四五"创新教材、河南省普通高等教育"十四五"规划教材《中医儿童保健学》。

《中医儿童保健学》以中医理论为指导，以预防和保障儿童健康为目的，重点阐述中医儿童保健原则、理论和方法，并运用中医理论和中医药的方法技术护佑儿童的身心健康。本书大量引用历代中医古籍中关于儿童保健的论述，凝聚了古代医家数千年的经验和智慧，很多理念深入人心，蕴含着深刻的科学内涵。小儿"脏腑娇嫩、形气未充"，属"稚阴稚阳"之体，如何顾护本元、育养正气是当前儿童保健工作的重要任务。《黄帝内经》的"治未病"理念、张仲景"养慎"思想及六经辨证体系中的理法方药等内容处处体现了预防医学精神，充分证实了中医学蕴含着丰富详实、理念超前的预防思想。本教材依据儿科著名医家万全的学术观点，将儿童按期施护的核心内容分为"预养""胎养""蓐养""鞠养"，以便更好地突出中医儿童保健的特色。

本书共十章。第一章至第六章分别介绍中医儿童保健学的范围、特点，我国儿童保健现状，中医儿童保健学的发展简史、学术思想，中医儿童保健的原则和理念，儿童年龄分期与生长发育，中医儿童保健方法及措施；第七章"预养"阐述了儿童保健开始于父母备孕之际，预先培元固本保精，以求精气充盛，胚壮胎固；第八章"胎养"分别从"孕期胎养"和"胎教启蒙"两个方面论述了母子同为一体，气血相通，胎儿在母腹中，孕母的饮食情志活动对胎儿生长发育影响至关重要；第九章"蓐养"分别从"新生儿期保健"和"婴儿期保健"两个生长发育时期阐述了中医保健的要点；第十章"鞠养"具体阐述了"起居调护""外治保健"等中医保健措施在肺系、脾系、肾系、心系、肝系、时行疾病及其他疾病中的具体应用。此外，针对第十章的外治保健措施如推拿疗法、灸法、体针、耳针等，配置了治疗穴位，并以汪受传教授、李江全教授等编制的《中医技术操作规范》标准为指导，录制了详细的推拿疗法操作视频，旨在突出本版教材的实用价值，并彰显教材的特色。本教材各章节内容环环相扣，既能阐释中医儿童保健理论思想，又能在各系统疾病的诊疗中展现中医儿童保健的方法和技能。

作为第一部中医儿童保健学课程普通高等教育教材，在教材编写过程中，国医大师丁樱教授统筹规划指导，全国中医儿科界数名优秀的专家、学者参与编写工作，编写团队付出了巨大的努力。中医儿童保健涉及内容丰富，方法众多，如何更加全面地挑选适合现代儿童的保健方法，指导临床应用，需要不断完善和提升。道阻且长，行则将至；行而不辍，未来可期。本教材尚存在诸多不足，后续仍然需要不断地添加补充，以丰盈该书中医儿童保健的内容和特色。也欢迎各位读者和中医儿科同道提出批评、指正意见，以使本教材逐步完善。

《中医儿童保健学》编委会

2024 年 5 月

# 目 录

# 第一章　绪　论 ▷▷▷▷

## 第一节　中医儿童保健学的范围

儿童保健学是在中医学"整体观念"和"治未病"理念指导下，研究儿童时期生长发育规律及其影响因素，运用中医药防治手段、中医传统的保健方法和适宜技术，解决儿童生长发育、喂养与营养、疾病防治和康复等临床问题，从而达到保障和促进儿童身心健康和社会适应能力的一门学科，是一门兼有预防医学和中医临床特色的交叉科学，以预防为主，防治结合。

两千多年前，《黄帝内经》提出"圣人不治已病治未病"的思想，后世医家概括为"上医治未病，中医治欲病，下医治已病"的三级预防理念。一级预防或基础预防是疾病发生前的干预措施，强调未病先防，如健康教育、营养、环境保护、心理卫生、预防接种、孕母用药指导等。二级预防是未出现疾病症状前的干预措施，及早发现偏离或异常，强调既病防变，包括定期体格检查、生长检测、疾病早期筛查、产前检查，目的是疾病早期阶段诊断、干预与治疗，避免严重后果。三级预防是彻底治疗疾病，防治并发症和后遗症，争取全面康复，强调瘥后防复，包括家庭护理、心理治疗和促进功能恢复等措施。

儿童保健学的研究对象是从生命初期准备阶段到青春期的儿童，特别是 3 岁以下的儿童保健。

儿童保健学的主要研究范围包括以下 7 个方面：

1. 中医儿童保健学发展的历程，包括萌芽、形成、成熟及发展的新时期，详细阐述中医儿童保健的发生、发展和演变。

2. 阐述儿童体质的纯阳学说、稚阴稚阳学说、少阳学说、五脏有余不足学说的内涵和特点；研究不同年龄段的解剖、生理病理、心理特点，以及儿童不同年龄段的体质特点；阐述中医生理病理特点与治未病的关系，不同体质和年龄段的个性化保健措施。

3. 阐述中医儿童保健的原则和理念，介绍"天人合一"、整体观念、辨体施养、以和为本、顾护脾胃、培根固本的调理原则，强调中医儿童保健理念在儿童保健学的特点和优势。阐释人体与自然相感相应、"天人合一"的调摄观，小儿一团生气的整体护养观，因地、因时、因人制宜的辨体施护观；强调阴阳、五脏调和，以和为本的调护观，固护脾胃、扶正祛邪的调理观，以及培精养元、治病求本的摄养观。

4. 阐述体格生长的规律，影响体格生长的因素，体格生长的常用指标，体格测量的方法；论述中医变蒸学说的主要内容及变蒸学说与儿童生长发育的关系；阐述骨骼、牙齿、肌肉、皮下脂肪的生长发育，生殖系统的发育；阐述感知觉、运动、语言、性格正常发育，列举发育过程中常见的问题。

5. 阐述免疫规划的概念，免疫方式及常用制剂，免疫程序，预防接种的准备及注意事项，预防接种的反应及处理，预防接种不良反应的报告；阐述饮食保健，从体质、脏腑、季节调理列举膳食食谱；阐述日常起居调护、体格锻炼运动的原则和内容；阐述精神保健的概念、意义、原则和内容；阐述中医儿童保健特色的日常保健措施和技术，如中药调理、饮食调养、起居调摄、运动保健、情志调节、穴位按揉及外治保健等。

6. 研究中医儿童保健分期，保健的分类和特点，阐述明代名医万全《万氏家藏育婴秘诀》育婴四法的具体内容，包括生命初期的健康准备、生长过程中的健康保护和健康促进。"预养"即孕育之前的培元之道，强调培植元气，顺养天真，提出男子慎养其精，女子静养其血，交合时需"二情交畅"等要领。"胎养"即养胎护胎之道，强调全性保真、谨守天和，提出调喜怒、节嗜欲、节五味之食等要领。"蓐养"即围生期保健，强调详察审慎、禀道中和，介绍了回气、拭口、浴儿、断脐等方法。"鞠养"即婴幼儿期保健，强调调摄脾胃、培固正气，疾病是影响儿童生长健康的重要因素，阐释了饮食和寒温调节在疾病预防中的重要性。

7. 从各系统的生理特点、病因病理特点，常见疾病的好发季节、好发年龄，演变规律、预后等临床共性特征，结合历代医家对各系统病证保健的认识，提出预防保健原则、措施及程序。

# 第二节　中医儿童保健学的特点

中医儿童保健重视整体观、辨证观，突出"治未病"，凝聚了古代医家数千年的经验和智慧。中医学对小儿疾病的防治更强调调理、调护的重要性，主张"三分治，七分养"。调理又包括调治和调养两方面，中医儿童保健学强调调治和调养的兼容并蓄。元代名医曾世荣《活幼口议·议调理》云："是以调谓守节，理谓有序，节者无太过不及，序者已得其所宜，然后谓之理，无太过不及，可以谓之调。调者而有度，知度而在于形容，理者须可法，正法而全于规矩。"群体保健干预和个体保健服务相结合，关注儿童的整体发展。

## 一、注重心理和身体整体结合

《泰定养生主论·论婴幼》云："凡婴儿六十日后，瞳仁将成而能应和人情，自此为有识之初，便当诱其正性。父母尊长，渐渐令其别之。"合理的家庭教育，可促进小儿智力的发育，从小培养良好的品质，小儿早教应起于有识之初（2个月大），应当诱其正性，童蒙养正。童稚气血未定，宜吟经诵典以养心定性，平和气血。小儿形神发育是协调同步的，其性格品行的塑造处在关键时期，父母在关注小儿身体发育的同时，不可忽略精神的调摄。因此，父母应言传身教，循循善诱，正确引导，培养小儿的性格和品德，使小儿德、智、体全面发展。

### 二、注重家庭和社会的整体结合

父母是家庭与社会相互联系的媒介，婴幼儿的培养应从父母做起，父母的爱是小儿祛病防疾的良药。首先，孕妇应学会怡情养性、舒畅气机、调摄心神等，以求精神内守，胎安易育。父亲应广博爱人，修身养性。最重要的是夫妻二人应志同道合、情投意合、节制房事。《泰定养生主论·论婴幼》云："婴幼摄养，其习，其父母之习也。"《万氏家藏育婴秘诀·鞠养以慎其疾》云："小儿无知，见物则爱，岂能节之？节之者，父母也。"小儿年幼之后不可溺爱娇纵，以免小儿任性冲动，急躁易怒。其次，小儿勿近庙宇鬼怪之地，勿视光怪陆离之类，勿闻特殊诡异之声，免致心神不宁、神志不安。最后，要注重培养小儿的认知沟通能力，教育小儿辨识善恶是非，给予小儿足够的理解和尊重。这些教育理念对小儿性格的塑造和培养具有重要意义。

### 三、注重个人和自然环境的整体结合

古人在长期的生产生活实践中，发现了人与自然界阴阳寒暑、四时变化有着密切联系，产生了人体与自然环境是一个统一整体的认识，即"天人合一"的观点。小儿的生长发育与四时相应，调护也当顺应自然生长收藏的规律和温热寒凉的变化。小儿春夏季的生长速度较秋冬季快，春夏之月宜让其就地玩耍，以顺应春夏生长之气，秋冬之月应居处温暖之地，以应秋冬收藏之气，如此则血凝气和，体格坚实，百邪不侵。小儿养护调摄仍以时见风日、接触自然为最基本的原则。衣着应顺应四时，随寒热加减，切忌浓衣过暖致筋骨柔弱，外邪易侵。

### 四、注重孕前和孕后、胎前和胎后的整体结合

预防的理念是及早祛除病因，避免患病的风险。中医学是时空统一的整体医学。以儿童为主体，周围环境、人物为附属，这是空间上的整体性。儿童的生长发育是一个连续渐变的过程，这是时间上的整体性。因此，中医儿童保健学提倡儿童的保健应在选择生命初期的准备阶段，尽早进行养护和调摄。在胎养阶段，母亲与胎儿之间联系紧密直接。孕妇身心状态的任何细微变化都会或多或少对胎儿造成影响。孕妇精神调摄的时间应以胎芽种植的那一刻算起，胎养的精神调摄牵涉孕妇生活中的各个方面，如性格秉性、周围环境、饮食起居、兴趣爱好、文化素养、艺术熏陶、亲戚朋友、丈夫家人都会对胎儿产生直接或者间接的影响。因此，儿童生长发育本身是一个整体调摄的过程，尽早预防调摄是促进儿童健康的关键。

## 第三节　我国儿童保健现状

近年来，我国儿童的健康水平明显提高，1 岁儿童免疫接种率逐年上升，营养不良儿童及全国婴儿死亡率逐年下降，至 2011 年已接近发达国家水平。但仍涌现出一些新

的问题，主要表现：近年来，随着生活水平的提高和社会因素的影响，儿童肥胖趋势逐年上升；我国儿童营养不良主要归因于饮食不当，而不是由于缺乏食物；对儿童保健的意识不强、城乡儿童生长发育水平不均衡、流动儿童保健水平较低、对儿童精神卫生和心理行为问题重视不够；留守儿童家长或抚养人的文化程度较低，缺乏卫生保健知识，预防意识薄弱，主动参与性较低，儿童的抚养与教育问题凸显，特别是隔代抚养家庭，有病不能及时就医，拒绝体检的现象时有发生；老人的知识水平、精力有限，加之爱护心切，致使小儿养护不周，教育不当。

综合分析目前我国儿童保健中的不足，结合中医的优势，中医儿童保健主要针对小儿的生理病理特点和主要的健康问题，通过对家长开展中医预防保健理念教育和中医药饮食起居指导，传授中医穴位按揉方法，改善儿童健康状况，促进儿童生长发育，从而消除疾病前的"亚健康"状态，提高儿童健康水平，以培育品德优良、智力发达、体格健全的新一代。

# 第二章　中医儿童保健学发展简史 ▷▷▷▷

在中华民族与儿科疾病长期作斗争的过程中，历代医家除重视疾病诊治外，在未病先防原则的指导下，在儿童保健方面也积累了宝贵的经验。随着对儿童生理病理特点的深入了解及医学技术的发展，逐步形成了较为系统的儿童保健理论和实践体系。中医儿童保健学的发展历史同中医儿科学的发展史一样，一般划分为四个时期。

## 一、中医儿童保健学的萌芽（远古～南北朝）

我国对儿童保健养育的知识可追溯至商周时期，西汉刘向《大戴礼记·保傅》关于"文王胎教"的记载中提到，古代周文王之母怀孕时恪守胎教，坐立寝食俱有规矩，观礼听乐，精神内守而又心情愉快。因此，周文王出生后聪明贤能、健康，这是关于"胎教"的最早记载。我国最早的医学典籍《黄帝内经》中记述了小儿生长发育、体质特点和先天因素所致病证的诊断及预后。书中特别指出人与自然环境相适应才能健康孕育成功，如"人以天地之气生，四时之法成"（《素问·宝命全形论》），"人与天地相应也"（《灵枢·邪客》），将儿童的生长发育、疾病防治与自然环境紧密联系起来。尽管书中涉及儿童保健的论述是片段的，但对后世发挥了重要的启示作用。如《素问·奇病论》提出："人生而有病癫疾者……病名为胎病。此得之在母腹中时，其母有所大惊，气上而不下，精气并居，故令子发为癫疾也。"说明当时已认识到孕期护养与小儿先天性疾病密切相关。

## 二、中医儿童保健学的形成期（隋朝～宋朝）

隋唐时期，随着对小儿生理病理特点的不断认识，形成了比较系统、朴素的儿童保健知识。隋代巢元方《诸病源候论·养小儿候》主张婴儿衣着不可过暖，其曰："小儿始生，肌肤未成，不可暖衣，暖衣则令筋骨缓弱。"又曰："薄衣之法，当从秋习之……常当节适乳哺。"后世将这一小儿养育观通俗地归纳为"若要小儿安，常受三分饥与寒"，为世代流传，充分显示了它对儿童保健的指导意义。唐代医家孙思邈在其所著《备急千金要方》中已经认识到"凡乳母乳儿……如是十返五返，视儿饥饱节度，知一日中几乳而足，以为常"。关于起居作息，孙思邈在书中提出"宜时见风日，若都不见风，则令肌肤脆软……凡天和暖无风之时，令母将儿于日中嬉戏，数见风日，则血凝气刚，肌肉牢密，堪耐风寒"。说明他已认识到阳光及新鲜空气是婴儿成长不可缺少的，要坚持带孩子到户外活动，才能增强小儿体质，增加对疾病的抵抗力。

北宋钱乙，"其治小儿，概括古今，又多自得"，对儿科理论的阐发皆有独到之处。如关于变蒸学说，他认为胎在母腹中时五脏六腑"成而未全"，出生之后仍然"脏腑柔弱""全而未壮"；初生儿生长力旺盛，其骨脉、五脏六腑、神智每日都在变易，蒸蒸日上，向着健全的方向动态发展。钱乙指出，儿多因爱惜过当，三两岁仍未饮食，致脾胃虚弱，平生多病。半岁以后宜煎陈米粥时时与之，以助中气，自然易养少病。还应"忌生冷、油腻、甜物等"。这些都是顾护脾胃、重视后天之本，使儿童健康的经验之谈。

南宋刘昉编著的《幼幼新书》是当时最完备的儿科专著，其中的"病源形色""形初保者"，记叙了胎养、胎教、小儿抚育、保健等内容，是关于儿童保健的重要文献著作。《小儿卫生总微论方》对于小儿穿衣保暖有了科学的认识，如"凡儿常令薄衣……薄衣之法，当从秋习之；若至来春稍暖，须渐减其衣，不可便行卒减，恐令儿伤中风寒"。南宋陈文中著《小儿病源方论》，在儿童保健方面提出诸多至今仍十分实用的观点。如《小儿病源方论·小儿胎禀》云："怀孕妇人……饱则恣意坐卧，不劳力，不运动，所以腹中之日，胎受软弱。"告诫过逸对于母子的危害，孕妇必须适度活动，才能使全身气血流畅，胎儿得以长养，并顺利生产。书中还强调婴儿也要注意精神调摄，避免暴受惊恐。如《小儿病源方论·养子十法》云："勿令忽见非常之物。小儿忽见非常之物，或见未识之人，或鸡鸣犬吠，或见牛马等兽，或嬉戏惊触，或闻大声，因而作搐者，缘心气乘虚而精神中散故也。"对于幼儿的饮食，《小儿病源方论·养子调摄》指出："养子若要无病，在乎摄养调和。吃热，吃软，吃少，则不病。吃冷，吃硬，吃多，则生病。"陈文中在总结前人经验的基础上，结合自身临床实践，从小儿的着衣、乳食、看护、用药等多个方面，提出了"养子十法"：一要背暖；二要肚暖；三要足暖；四要头凉；五要心胸凉；六者，勿令忽见非常之物；七者，脾胃要温；八者，儿啼未定勿便饮乳；九者，勿服轻朱；十者，宜少洗浴。陈文中的儿科保健思想，充实了前世儿科基础理论，并纠正了过去临床治疗中存在的一些问题，促进了儿科保健理论进一步形成。

## 三、中医儿童保健学的发展期（元朝～中华人民共和国成立前）

中医学的发展在金元时期呈现出百家争鸣的局面，在中医儿科方面出现了一些创新理论，促进了中医儿科学的发展，儿童保健知识在这一时期也更加全面和系统。

明代儿科世医万全，字密斋，儿科著作有《万氏家藏育婴秘诀》（又名《育婴家秘》）4卷、《幼科发挥》2卷、《痘疹心法》23卷、《片玉心书》5卷、《片玉痘疹》13卷等。万全对于儿童保健的认识更加全面，就儿童养育的不同阶段，倡导"育婴四法"，即"一曰预养以培其元，二曰胎养以保其真，三曰蓐养以防其变，四曰鞠养以慎其疾"，形成了中医儿童保健学的系统观点。对于孕期胎儿养护，万全认为妊娠期间要控制房事、节欲保胎，如《万氏妇人科·总论胎养》曰："古者妇人有孕，即居侧室，不与夫接，所以产育无难，生子多贤，亦少疾病。"《万氏家藏育婴秘诀·鞠养以慎其疾》曰："小儿在腹中，赖血以养之，及其生也，赖乳以养之。"强调早期开乳有利于促进母乳分泌，对哺乳成功可起重要作用。《万氏家藏育婴秘诀·鞠养以慎其疾》还指出："小儿无知，见物则爱，岂能节之？节之者，父母也。父母不知，纵其所欲，如甜腻粑饼、瓜果生冷之类，无不与之，任其无度，以致生疾，虽曰爱之，其实害之。"倡导父母在小儿饮食方面要严格控制，防止食伤致病。关于儿童智力开发，万全提出了"遇物则教之"的学习方法，如《万氏家藏育婴秘诀·鞠养以慎其疾》曰："小儿玩弄嬉戏……勿使之弄刀剑，衔铜铁，近水火，见鬼神耳。"并指出"小儿能言，必教之以正言，如鄙俚之言勿语也。能食则教以恭敬，若亵慢之习勿作也……言语问答，教以诚实，勿使欺妄也；宾客往来，教以拜揖迎送，勿使退避也。衣服器用，五谷六畜之类，遇物则教之，使其知之也。或教以数目，或教以方隅，或教以岁月时日之类。如此则不但无疾，而知识亦早矣"。此外，万全还强调母乳喂养的重要性，如《幼科发挥·调理脾胃》曰："盖乳者，血所化也；血者，水谷之精气所生也。"

张介宾《景岳全书·小儿则》曰："小儿饮食有任意偏好者，无不致病。"因此要培养小儿形成良好的饮食习惯。关于母乳喂养，龚廷贤《寿世保元·小儿初生杂病》则提倡"一小儿生四五个月，止与乳吃；六个月以后，方与稀粥哺之"。

关于母乳喂养的重要性，清代曾懿《女学篇·自乳之得宜》指出："欲子女强，仍宜乳，盖天之生人，食料也随之而生，故婴儿哺育，总以母自乳为佳，每见儿女自乳者，身体较为强壮。"

## 四、中医儿童保健学的新时期（中华人民共和国成立后）

1949 年中华人民共和国成立后，党和政府十分重视儿童的预防保健工作，关心儿童的健康成长。在国家大力发展中医学政策的支持下，结合西医学的发展，中医儿童保健也进入了新时期。特别是近 10 年以来，陆续在全国多所中医药大学开设了中医儿科学专业，极大地推动了中医儿科事业的发展，在儿童的体格生长和社会心理发育、儿童营养、儿童健康促进和儿科疾病的预防及管理等方面，都有了较快的进步。

儿童保健机构分布广泛，在城市和农村得到网络式覆盖，成为各项儿童保健措施得以成功推广实施的制度保障。从 20 世纪 90 年代初期颁布的《九十年代中国儿童发展规划纲要》，到 21 世纪初颁布的《中国儿童发展纲要（2001—2010 年）》和 2011 年 7 月颁布的《中国儿童发展纲要（2011—2020 年）》，再到 2021 年 8 月最新颁布的《中国儿童发展纲要（2021—2030 年）》，都将儿童保健管理率作为重要的工作任务指标，凸显了党和政府对于儿童保健网络体系建设的重视与关注。

运用基因检测技术，开展了更全面的儿童先天性疾病的筛查。传染病预防是儿童疾病预防的重要内容，《中国儿童发展纲要（2011—2020 年）》要求：扩大国家免疫规划范围，规范预防接种行为。《中国儿童发展纲要（2021—2030 年）》要求：维持较高水平的国家免疫规划疫苗接种率。加强疫苗研制、生产、流通和预防接种管理，完善预防接种异常反应补偿相关政策。加强宣教，提高科学喂养知识水平，预防和治疗营养不良、贫血、肥胖等儿童营养性疾病。主张对儿童健康的关注应该自其出生前开始，直至其成长的每一个阶段。运用中医和西医相结合的方法改善儿童的营养状况，进行科学喂养、合理膳食，提高婴幼儿家长的科学喂养知识水平。

综上所述，中医儿童保健学的形成和发展已有数千年的历史，目前正在向着学科现代化的方向前进。未来，中医儿童保健学将会融合中医传统和现代科学技术的智慧不断创新，儿科医生也将为增强儿童体质、提高儿童成长质量而不断努力。

# 第三章　中医儿童保健学的学术思想 ▷▷▷▷

## 第一节　纯阳学说

### 一、纯阳学说的内涵及溯源

纯阳学说是古代医家阐述小儿生理特点的一种理论，是古人在观察到小儿生机蓬勃、发育迅速的生理特点后提出的。"纯阳"是形容小儿在生长发育过程中生机旺盛，如旭日之初升，草木之方萌，蒸蒸日上，欣欣向荣，并非说小儿都是纯阳无阴之体。其始见于我国现存最早的儿科专著《颅囟经》。《颅囟经·脉法》云："凡孩子三岁以下，呼为纯阳，元气未散。"此后，在历代医家的不断探讨和补充下，逐渐形成了纯阳学说。当代医家多遵循《颅囟经》原文，并结合小儿不同于成人的旺盛生机和生长发育过程，将其理解为小儿机体的形体结构、脏腑的生理功能及智力，由不完善不成熟向着完善成熟迅速发展的生理特点。

### 二、历代医家对"纯阳"的理解

**1. 纯阳即"阳气盛"** 北宋钱乙《小儿药证直诀·四库全书总目提要》曰："小儿纯阳，无烦益火。"认为小儿纯阳是生理状态下小儿阳气充盛，故无须再用益火之药。元代朱丹溪《丹溪手镜·小儿科》曰："小儿一十六岁前，纯阳，为热多也。"也指出 16 岁以下小儿为纯阳之体，热多、阳气盛。

**2. 纯阳即"阴不足"** 明代虞抟《医学正传·小儿科》云："夫小儿八岁以前纯阳，盖其真水未旺，心火已炎。"认为小儿纯阳为阴气不足、真阴未旺。清代冯兆张《冯氏锦囊秘录杂证大小合参·慢脾风》云："天癸者，阴气也。阴气未至，故曰纯阳，原非谓阳气有余之论。"也反对纯阳为阳气有余的观点，认为小儿纯阳是阴气未至的缘故。元代朱丹溪《格致余论·慈幼论》则云："人生十六岁以前，血气俱盛，如日方升，如月将圆，惟阴长不足。"认为小儿纯阳为阴精相对不足。小儿生机蓬勃、发育迅速，因此需要并消耗的水谷精气格外多，故相对地表现出阴液不足，阳气有余。

**3. 纯阳即"阴阳平衡"** 明代万全《万氏秘传片玉心书·小儿治法》曰："小儿纯阳之体，阴阳不可偏伤。"认为小儿的纯阳之体是阴阳平衡的，不能偏伤其阴阳。清代程杏轩《医述·幼科集要·纲领》曰："阴阳二气，本无偏胜，小儿躯壳，气水所贯，何异于成人？"认为小儿和成人都是由气血所成，阴阳二气是平衡的，并没有偏盛。

**4. 纯阳即"稚阳"** 清代吴鞠通《温病条辨·解儿难·俗传儿科为纯阳辨》说:"古称小儿纯阳……非盛阳之谓,小儿稚阳未充,稚阴未长者也。"清代罗整齐《鲟溪医论选》说:"小儿年幼,阴气未充,故曰纯阳,原非阳气之有余也,特稚阳耳。"指出了小儿纯阳为稚阳未充,并不是阳气充盛。因为小儿虽然生长发育迅速,但是机体的结构和生理功能并不成熟和完善。

### 三、纯阳学说在中医儿童保健中的应用

**1. 适时增减衣物** 小儿乃纯阳之体,且小儿的生长发育离不开阳气的推动,身体健康离不开阳气的卫护,所以要保护小儿的稚阳之气,应在日常生活中注意增添衣物以保暖。但还应注意使阳气宣发、气机宣畅,避免让阳气郁闭。明代万全《幼科发挥·小儿正诀指南赋》指出:"重棉厚袄,反助阳以耗阴。"因此小儿的衣着应该顺应四时气候变化,不能一味地让其暖衣厚被,这样反而会使阳郁化热从而损伤阴气。同时,在日常生活中也应适当增减衣物,以便让小儿能够接触自然界的风气与日光。正如万全《万氏家藏育婴秘诀·鞠养以慎其疾》所说:"若要小儿安,常受三分饥与寒。"《诸病源候论·养小儿候》中也有"宜时见风日"的论述。

**2. 饮食宜用清淡** 金代张从正《儒门事亲·推原补法利害非轻说》曰:"夫养生当论食补。"小儿处于生长发育的关键时期,正需要从食物中获取大量的营养,因此小儿的饮食十分重要。但小儿体属纯阳,有阳气偏盛却稚嫩、阴气又相对不足的生理特点,故而在小儿日常饮食物的选取方面既要注重清淡防火盛,又要注重甘润防阴亏,以免辛辣之品助热或苦寒之品败胃。食物的选取应以清淡甘润、营养丰富且易消化为准则。

**3. 药物宜选平和** 张从正《儒门事亲·过爱小儿反害小儿说》云:"小儿阳热,复以热毒之药,留毒在内,久必变生。"曾世荣《活幼心书·明本论》云:"盖以小儿是纯阳之体,用药不可太热。"都指出了小儿为纯阳之体,其本身阳气充盛,不宜过用热药,否则容易产生热毒,危害小儿健康。吴鞠通《温病条辨·解儿难·儿科用药论》曰:"世人以小儿为纯阳也,故重用苦寒。夫苦寒药,儿科之大禁也。丹溪谓产妇用白芍,伐生生之气,不知儿科用苦寒,最伐生生之气也。"反对世人重用苦寒之药于小儿的错误方式,认为用药过于苦寒会损伤小儿阳气。因此,在小儿药物的选择上,以选用平和之品最宜,切忌过寒过热之品,以免损伤阳气或是助阳成亢。

# 第二节 稚阴稚阳学说

## 一、稚阴稚阳学说的内涵及溯源

稚阴稚阳学说由清代医家吴鞠通最早提出。《温病条辨·解儿难》云:"古称小儿纯阳……非盛阳之谓。小儿稚阳未允,稚阴未长者也。""稚"为稚嫩,尚未成熟之意;"阴"指机体的有形之质;"阳"指脏腑的各种生理功能活动。"稚阴"就是说小儿的精、血、津液尚未充实,脏腑、筋骨、脑髓和血脉等皆为娇嫩。"稚阳"则说明小儿各脏腑

的生理功能活动均未成熟。稚阴稚阳学说通过对阴阳的阐释，说明了小儿时期脏腑娇嫩、形气未充，无论在形体发育还是生理功能方面都处于相对不足的状态，高度概括了小儿机体柔嫩、气血未盛、脾胃薄弱、肾气未充、腠理疏松、神气怯弱、筋骨未坚的生理特点。

"稚阴稚阳"一词虽由吴鞠通首次提出，但其理论内涵早已在历代医家著作中有所体现，吴鞠通只是对历代儿科医家论述作了高度概括和进一步完善。早在《灵枢·逆顺肥瘦》中就有小儿形体脆弱、气血不足的观点，认为"婴儿者，其肉脆、血少、气弱"。北宋中医儿科鼻祖钱乙在《小儿药证直诀·变蒸》中也提到小儿"五脏六腑，成而未全……全而未壮"。明代万全在《万氏家藏育婴秘诀·幼科发微赋》中也认为小儿"血气未充""肠胃脆薄""精神怯弱"。这些理论充分说明小儿虽然形体结构已经初步具备、脏腑生理功能活动已经初步运行，但其结构和功能仍然是不完善、不成熟的。所以吴鞠通在此基础上，从阴阳学说的角度将小儿的这一生理功能概括为"稚阳未充，稚阴未长"。

## 二、稚阴稚阳学说对儿童保健的重要意义

稚阴稚阳学说不仅指出了小儿脏腑娇嫩、形气未充的生理特点，同时也涵盖了小儿发病容易、传变迅速的病理特点。正如吴鞠通在《温病条辨·解儿难》中说："其脏腑薄，藩篱疏，易于传变；肌肤嫩，神气怯，易于感触。"因此，稚阴稚阳学说对小儿保健有着十分重要的意义。

**1. 育儿须精心呵护**　小儿机体尚未成熟，脏腑功能尚未完善，体质柔嫩，在日常生活中稍有不慎就容易发生伤病。如小儿肺脏娇嫩、肺气未充，不能很好地起到防御外邪的作用，易患感冒、咳嗽等肺系疾病；肝肾二脏尚未充盛，筋骨未坚，较成人更易发生骨折、脱臼；心气未充，不能很好地"主神明"，出现神气怯弱、易受惊吓等。因此，父母在养育小儿时应该认真谨慎，以免发生疾病或者意外。

**2. 治疗须及时准确**　吴鞠通《温病条辨·解儿难》云："盖小儿肤薄神怯，经络脏腑嫩小，不奈三气发泄。邪之来也，势如奔马，其传变也，急如掣电……"小儿为稚阴稚阳之体，有发病急、变化快的病理特点，因此在小儿发病时应该及时准确地治疗，否则易使病情剧变，甚则危及小儿生命。

## 三、稚阴稚阳学说在中医儿童保健中的应用

**1. 慎于衣着**　孙思邈《备急千金要方·少小婴孺方·初生出腹》曰："不可令衣过厚，令儿伤皮肤，害血脉，发杂疮而黄。儿衣绵帛，特忌厚热，慎之慎之。凡小儿始生，肌肤未成，不可暖衣，暖衣则令筋骨缓弱……皆当以故絮衣之，勿用新绵也。"小儿形气未充，肌肤未实，过度添衣会损伤小儿的皮肤、血脉。同时古人认为故衣旧絮更为柔软，且带有父母余气，不易损伤小儿皮肤。《小儿卫生总微论方·慎护论》也指出："凡儿生肌肉未成，不可与暖浓新绵之衣，当与故絮帛薄衣，若与新绵浓暖，则蒸燠生热，筋骨缓弱。"但是也应该注意小儿为稚阴稚阳之体，腠理疏松，易于外邪侵袭而发

病，所以不能过于减少小儿衣物，应该顺应四时气候的变化合理增减。

**2. 慎于饮食**　小儿脾胃薄弱，但因快速的生长发育而对水谷精微需求较大，因此脾胃负担较重。小儿又因心气未充，自我约束能力较差，故饮食不知节制且易于养成挑食的不良习惯。若小儿饮食过度则容易导致脾胃运化受损，引发积滞等脾胃疾病。如万全《万氏家藏育婴秘诀·鞠养以慎其疾》曰："乳多终损胃，食壅即伤脾。"若小儿挑食，饮食偏嗜，则容易导致气血阴阳失衡，如多食辛辣易生热伤阴，多食寒凉易生寒伤阳，多食肥甘易生湿伤脾等。张介宾《景岳全书·小儿则》曰："小儿饮食有任意偏好者，无不致病。"同时，小儿大多心智未开，缺乏卫生常识，父母应注重卫生教育并严加看管，避免小儿因饮食不洁而导致诸多疾病发生。因此，父母要定时定量地给予孩子合理的饮食，谨记"吃热，吃软，吃少，则不病。吃冷，吃硬，吃多，则生病"。

**3. 慎于沐浴**　孙思邈《备急千金要方·少小婴孺方·初生出腹》曰："凡浴小儿，汤极须令冷热调和，冷热失所，令儿惊，亦致五脏疾也。凡儿冬不可久浴，浴久则伤寒；夏不可久浴，浴久则伤热。数浴背冷，则发痫。"小儿肌肤娇嫩，腠理疏松，对外界的适应能力也偏弱，在洗浴时用水一定要冷热适宜，否则会使小儿发惊，也容易引起五脏疾病。并且过久、过多洗浴也不利于小儿健康。过久洗浴，会使小儿腠理大开，外邪易于侵入；过多洗浴，则会使小儿背部受寒，发为痫病。

**4. 慎于用药**　小儿乃稚阴稚阳之体，阴阳皆易损伤，因此用药应以中和为宜，既要保护阳气，又要顾护阴津，切勿偏执一端。正如清代冯兆张《冯氏锦囊秘录杂证大小合参·护持调治诸法（儿科）》云："故治冷当热，冷去而不热，治热当冷，热去而不冷，不为热过，不为冷误，斯谓良医。"同时小儿易虚易实、易寒易热，应仔细辨清寒热虚实后再谨慎选药，切中病机方能速效，若盲目用药反而易伤脏腑功能。正如吴鞠通《温病条辨·儿科总论》所云："其用药也，稍呆则滞，稍重则伤，稍不对证，则莫知其乡。"此外，脾为后天之本，气血生化之源，对小儿的生长发育十分重要，但是小儿脾胃薄弱易伤，故而在用药时应重视顾护脾胃，中病即止。

# 第三节　少阳学说

## 一、少阳学说的起源

早在明代，万全就提出了小儿"体禀少阳"之说。《万氏家藏育婴秘诀·五脏证治总论》云："春乃少阳之气，万物之所资以发生者也。儿之初生曰芽儿者，谓如草木之芽，受气初生，其气方盛，亦少阳之气，方长而未已。"指出小儿如初生之芽、四季之春，禀少阳生发之气，具有蓬勃向上、生生不息之特点。

少阳学说来源于《黄帝内经》的阴阳学说。阴阳学说是中医学的精髓，前人所谓的"孤阴不生，独阳不长"（《医学答问》）、"无阳则阴无以生，无阴则阳无以化"（《医学心悟》）皆体现了阴阳互根、相互转化的特点，《素问·生气通天论》所言"阴平阳秘，精神乃治；阴阳离决，精气乃绝"则充分说明了阴阳不可割裂。少阳学说虽字面上未提及

"阴"，但并不是主张"纯阳无阴"，其认为小儿自出生离开母体即建立起自身的阴阳平衡，并且此平衡是动态变化的，旧的阴阳平衡不断被打破，新的平衡又不断建立，从而促进了小儿的快速生长发育，小儿因此朝气蓬勃、生机旺盛。而促进小儿快速生长发育的动力即"少阳"，亦即"少火"。《素问·阴阳应象大论》云："壮火之气衰，少火之气壮；壮火食气，气食少火；壮火散气，少火生气。"少火是人体正常之阳气，具有滋生元气、维持生命活动的作用；对于小儿而言，则表现为促进机体生长发育的作用。故少火对于个体尤其小儿具有重要的作用，是维系生长发育的生生之气，是生命之源，少阳学说突出强调了这一点。

## 二、少阳学说的内涵

### （一）少阳学说的含义

少阳学说指出小儿实为"少阳之体"，其具体含义有二：其一是指阳气微少、功能嫩弱，这与"稚阳"有相同的意义。从字面上看，"少"即微、小，与"太阳"相对，如《伤寒论阶梯》所言"少者有微少之意"。张锡纯《医学衷中参西录》也云："盖小儿虽为少阳之体，而少阳实为稚阳。"阴阳又是互根的，阳气为稚阳，阴精必然也是稚嫩不足的。这一点与稚阴稚阳学说是一致的。其二是指少阳主春，象征着生发之力，表现出旺盛的生机，与小儿朝气蓬勃有如旭日东升、草木方萌的生理特点颇为吻合。"少阳"虽然是稚嫩的，在量上是不足的，但其具有强大的生命力，是不断促进小儿生长发育的动力。这一点与纯阳学说的观点在一定程度上也是共通的。

### （二）少阳学说的核心是以阳气为主导的阴阳平衡

《素问·宝命全形论》云："人生有形，不离阴阳。"无论成人还是小儿，都有自身的阴阳平衡，这是保持健康的基础。小儿自出生离开母体的那一刻，便开始建立自身的阴阳平衡。小儿时期的阴阳平衡是不同于成人的，少阳学说强调其处于动态变化中，且每时每刻都不同于从前。小儿生长发育有赖于阳气的生发，随着阳气的不断生发，阴液也随之不断生长，即《素问·阴阳应象大论》所说的"阳生阴长"。旧的阴阳平衡被不断生发的新阳气打破，新阴液也随之迅速生长，新的阴阳平衡随即建立，在新旧平衡的不断交替更迭中，小儿的生长发育得以进行。小儿的生长速度取决于阴阳平衡的更替速度，实则根本取决于阳气的生发速度。阳气生发越快，阴液生长就越快，阴阳平衡的更替也就越快，小儿的生长发育也就越迅速。小儿的阴阳平衡更迭时快时慢，但总体规律是年龄越小，更替速度越快，生长发育也越快。这种规律在小儿3岁之前表现得尤为明显，古代儿科医家对小儿这种生理特点早已有所认识，如《颅囟经·脉法》云："凡孩子三岁以下，呼为纯阳，元气未散。"此处"纯阳"并非指"纯阳无阴"，也不是"阳盛阴微"，而是对小儿3岁以下生机旺盛、发育迅速的生理现象所做的高度概括。少阳学说指出小儿为少阳之体，其理论核心实为以阳气为主导的阴阳平衡。

### （三）少阳学说能更全面地指导儿科临床

自古以来，对于小儿体质之辨有诸多观点，其中最具代表性的就是纯阳学说和稚阴稚阳学说。纯阳学说主张小儿为"纯阳无阴"，认为小儿之体为阳盛之体，发病多从阳从热，如叶天士《幼科要略·总论》所说："襁褓小儿，体属纯阳，所患热病最多。"临证用药多为寒凉，清热之法应用颇多。尽管后世对"纯阳"有所发挥，又提出了"阳盛阴微"之说，但仍不符合儿科临床实际。稚阴稚阳学说则主张小儿阴阳皆为稚嫩，无论是生理功能还是物质基础皆薄弱，故发病多虚多寒，用药不可苦寒，主张温补。各家各执己见，皆有论述，虽都有一些道理，但在指导临床上还是有一定的局限性。少阳学说实则包含了纯阳学说和稚阴稚阳学说两者的内涵，既看到了小儿生机旺盛、易趋康复的一面，又不忘小儿机体稚弱、容易发病的一面。同时其对于"阴"的认识也不同于稚阴稚阳学说，少阳学说没有单纯地将阴阳二者等同起来，看成一样的稚嫩，而是认为"阴"始终是"阳"的从属，两者虽都稚嫩，但相对于蓬勃旺盛的"阳"来说，"阴"更显不足，这主要是由于少阳学说强调小儿的阴阳平衡是阳气占主导地位的阴阳平衡。综上所述，少阳学说综合了纯阳学说和稚阴稚阳学说的观点，更适于指导儿科临床。

## 三、少阳学说在中医儿童保健学中的应用

**1. 少阳属肾，主生长发育**　少阳属肾，肾中藏人身之真阴真阳，是一身元气之根本。肾又主骨生髓，与全身骨骼、髓海脑窍发育关系密切，故又有"少阳主骨"之说。骨是人体主要的框架结构，它的形成决定了小儿在生长过程中的高度和重量，同时也决定了生长速度。少阳生髓，通于脑，决定了小儿智力的发育情况。小儿骨骼之生长关系形体发展，脑窍发育则启迪智慧，肾阴肾阳充足，则小儿形神具备，茁壮成长，故平时需时时顾护肾之阴阳。

**2. 少阳之体，当疏肝理脾**　小儿体属少阳，少阳属火，与厥阴风木相表里，厥阴在脏属肝，不论外感内伤均易化热化火，形成正盛邪实之证。所以，养肝疏肝尤为重要。"见肝之病，知肝传脾，当先实脾"，肝木过旺易乘脾土，故除养肝疏肝外，健旺脾土亦很重要。《素问·脏气法时论》曰："肝主春……肝苦急，急食甘以缓之……肝欲散，急食辛以散之，用辛补之，酸泻之。"甘味属脾属土，故食甘味能培脾以防肝乘。

**3. 阳气旺盛，忌大补阳气**　小儿阳气旺盛、相对有余，虽为稚阳之体，但生机蓬勃，阴阳二气中以阳气为主，阴为从属，故用药时忌大补阳气，不可过用补益。若过度补益阳气，反生化火之弊。现代社会经济逐渐发达，家长多溺爱娇宠小儿，生怕小儿缺衣少食，投以炙煿厚味，过加暖衣厚被，往往造成小儿阳热过剩，易发火热实证。

**4. 阴为从属，须顾护阴津**　少阳学说强调小儿的阴阳平衡是以阳气为主导的阴阳平衡，相对而言，阴在量和质上都显得不足。石寿棠《医原·儿科论》曰："小儿，春令也……稚阴未长，则脏腑柔嫩，易于传变，易于伤阴。"小儿乃稚阴之体，阴相对于阳而言，为从属，其脏腑娇嫩，易于伤阴，故在儿童保健上应以不伤阳气为本，同时注意顾护阴津。大苦大寒、大辛大热之品慎用，平时可食些甘寒生津之品，如百合、雪

梨等。

**5. 阴阳双补，重阴阳平衡**　《医原·儿科论》云："小儿……稚阳未充，则肌肤疏薄，易于感触；稚阴未长，则脏腑柔嫩，易于传变。"《素问·调经论》云："阳注于阴，阴满之外，阴阳匀平，以充其形，九候若一，命曰平人。"认为只有阴阳达到稳态平衡，方为理想状态之健康、平和。少阳学说强调的核心是阴阳平衡，虽以阳气为主导，阴气相对不足，但始终不离"平衡"二字。故在儿童保健中，不可偏补阴阳一方，导致阴阳失衡，必会引起疾病的发生。若是发现小儿的阴阳已经处于不平衡状态，当及时干预，早期纠正，亦可通过调整饮食起居、养育习惯等非药物手段防患于未然。

**6. 少阳为枢，畅少阳枢机**　《灵枢·根结》云："少阳为枢。"《说文解字》阐释："枢，户枢也。""少阳为枢"有两层含义，一指少阳为人体物质及气机升降出入的通路，二是少阳乃人体物质及气机升降出入的动力，其为表里出入、阴阳虚实、上下升降之枢。若少阳枢机不利，则气机升降不畅，致精微不运，阴津不充，阳气郁滞；亦会致水道开合不利，代谢失常，阴阳违和。清代吴东旸《医学求是》云："少阳为中气之枢纽，枢轴运动，中气得以运行。"若少阳枢轴运动，中气得以运行顺畅，中焦脾胃运化正常，则全身气血充沛，故儿童保健当重视调畅少阳枢机，使得枢机畅、阴阳和，小儿自当健康无恙。

少阳学说是对纯阳学说和稚阴稚阳学说的高度概括和统一，其内涵既避免了纯阳学说可能产生的"纯阳无阴"的误解，又弥补了稚阴稚阳学说忽视小儿生机蓬勃、发育迅速之生理特点的不足，能够较为全面地体现小儿的生理病理特点，对于中医儿童保健具有很大的指导意义。

# 第四节　小儿五脏有余不足学说

小儿脏腑功能尚未发育成熟，仍处于不断的生长发育过程中，无论是在生理功能，还是病因、病理等方面，都有自己的特点。古代医家对小儿脏腑提出了有余与不足的看法，学习和了解这些内容，对于指导儿童保健和疾病防治具有重要意义。

## 一、古代医家对小儿五脏的认识

《灵枢·逆顺肥瘦》所言"婴儿者，其肉脆、血少、气弱"，是中医学对小儿体质最早的认识。《颅囟经·病证》云："孩子气脉未调，脏腑脆薄，腠理开疏。"认为小儿脏腑薄弱，易受外邪侵犯。北宋钱乙《小儿药证直诀·变蒸》中有小儿"五脏六腑，成而未全……全而未壮"的相关描述，对小儿生理特征进行总结，同时将儿科辨证定位到五脏，成为中医儿科五脏辨证学说的源头。

明代万全在钱乙小儿五脏六腑"成而未全""全而未壮"的观点和朱震亨"阳有余阴不足"思想的基础上，明确提出了小儿"肝常有余，脾常不足""肾常虚""心常有余，肺常不足。有余为实，不足为虚"的观点，将小儿五脏生理特征总结为"两有余，三不足"，进一步充实了小儿"易虚易实，易寒易热"的病理特点，完善了小儿的生理病理理论，为儿科临床实践提供了系统的理论依据。需要注意的是，以上所论有余不足者，既是生理特点，亦指病理趋势，但其中更强调生理特点，正如万全所言"此所谓有余不足者，非经云虚实之谓也"。

## 二、小儿五脏有余不足的内涵

### （一）小儿五脏之不足

小儿时期脏腑娇嫩、形气未充，五脏六腑的形和气皆属不足，其中尤以肺、脾、肾三脏更为突出。

《万氏家藏育婴秘诀·五脏证治总论》曰："肺为娇脏，难调而易伤也。"小儿在生理情况下，肺脏发育尚未完善，腠理不密，卫外功能未固，对环境气候变化的适应能力及被外感邪毒侵袭后的抗御能力均较差，故易感外邪。外感诸邪，不论从鼻口而入，还是皮毛而入，均可客犯肺系致肺气上逆、肺失宣肃而发病，如感冒、咳嗽、哮喘、肺炎喘嗽等肺系病证，使肺系疾病成为儿科发病率最高的一类疾病。

《万氏家藏育婴秘诀·五脏证治总论》曰："儿之初生，所饮食者乳耳，水谷未入，脾未用事，其气尚弱，故曰不足。不足者，乃谷气之自然不足也。"小儿脾脏发育未臻完善，加之年幼多食乳汁，水谷少入，运化能力未臻成熟，如果喂养失当，过饥或过饱，皆易损伤脾脏，导致脾胃受损。脾胃运化失司，受纳腐熟水谷、化生传输精微失常，产生脾系病证，如呕吐、腹泻、腹痛、厌食、积滞、疳证等，进而造成其他脏腑濡养不足，衍生出多种相关疾病或使原有疾病发作、加重。

《万氏家藏育婴秘诀·五脏证治总论》曰："肾主虚者，此父母有生之后，禀气不足之谓也。"小儿气血未充，肾气未固，多由禀受父母先天之精不足与后天饮食水谷滋养不足引起。肾藏精，主生长发育与生殖，为生命之根，小儿之生长发育，全赖肾中之精气，直接关系到小儿骨骼、脑、发、耳、齿的形态发育与功能成熟。临床上小儿因先天肾气不足，肾精亏虚，多出现解颅、五迟、五软、脑发育不全、尿频、遗尿等病证。

### （二）小儿五脏之有余

小儿五脏之有余，多指心、肝两脏的有余。

《万氏家藏育婴秘诀·五脏证治总论》曰："盖肝之有余者，肝属木，旺于春……儿之初生曰芽儿者，谓如草木之芽，受气初生，其气方盛，亦少阳之气，方长而未已，故曰肝有余。有余者，乃阳自然有余也。"肝属木，主生发之气，小儿如春天草木之嫩芽，生发之气推动，生机勃勃，生长发育旺盛，故曰肝之有余，此有余者为正常的生理情况。若生发之气太过，则易造成肝气横逆、肝阳上亢、肝火上炎等病理变化，临床多见头痛、眩晕、眼痛、耳鸣、失眠、易怒、呕血、衄血等症。

《万氏家藏育婴秘诀·五脏证治总论》曰："心亦曰有余者，心属火，旺于夏。"心五行属火，肝属木，按五行相生的理论，木生火，小儿在生理状况上有肝有余的特点，木旺则火盛，故生理上心常有余。心气旺盛，小儿外感六淫，或内伤情志饮食，皆易从热化，甚或引邪深入，化火生风，"气有余便是火"，病邪易引动心火，风火相扇，肝风内动，故见发热，烦躁，易惊惕、抽搐诸症。

### （三）五脏有余不足的内在联系

生长发育非常迅速是初生小儿的重要特征，这既是小儿五脏功能活动的集中体现，也是肝常有余的表现。小儿五脏有余不足，是指以肝常有余为主导，心常有余、脾常不足、肺常不足、肾常不足的功能特点，是五行生克制化规律的具体体现。

肝在五行属木，心属火，按五行相生理论，木生火，木旺则火盛，故生理上心常有余，病理上心热为火同肝论。肝主风，主动；心主火，主热。火盛风动，风火相煽，则易发惊风抽搐。正如清代沈金鳌《幼科释谜》言："盖心有热而肝有风，二脏乃阳中之阳，心火也，肝风也，风火阳物也。风主乎动，火得风则烟焰起。"因此，临床上小儿感受外邪，容易内接心火，引动肝风，而致火热内炽，发为高热、惊风、抽搐等症。

脾为阴土，肝为风木，木旺易克脾土。肝脾两脏，生理上互相联系，病理上互相影响。小儿肝气本有余，又生长发育旺盛，需要大量的水谷精微，脾常不足，无法提供充足的精微物质，则无充足的阴血柔养肝体，易使肝气偏旺；小儿脾气未健，加之饮食不节，胃肠负担过重，则易导致土虚木乘、土壅木郁之证，临床上出现厌食、腹胀腹泻、恶心呕吐等症状。而脾常不足，无论从生理上的谷气不足，还是病理上的肝脾不和，均可致水谷精微化源不及，又是继发肺肾两脏不足的重要原因。

肺为娇脏，为五脏之华盖，五行属金。小儿心火偏旺，火旺必灼肺金。正如虞抟《医学正传·小儿科》说："夫小儿八岁以前曰纯阳，盖其真水未旺，心火已炎，故肺金受制无以平肝木。"肺金受制于心火无以平肝木，金不能克木，肝气才能有余，生发之气才能旺盛，生长发育才能迅速。小儿平素易汗出，万全《万氏家藏育婴秘诀·诸汗》认为"小儿心火太盛，上熏于肺，则皮毛不敛，腠理不密，失其卫外之职矣，故汗出焉"。此皆为心火克伐肺金之证明。且脾常不足，土不生金，母病及子，亦是肺常不足的原因。

肝肾两脏关系密切，有"乙癸同源"之说，肝藏血，肾藏精，精血同源，互资互化。肝属木，肾属水，两脏为母子关系，水能涵木，有余的肝气必然需要充足的肾水。肾水充足，肾精化肝血，肝血养肝气，则肝气有余，又不失其疏畅条达之性，此为"自然之有余"，为旺盛的生命之机；肾水不足，不能涵养肝木，肝气失于疏泄，则为"亢盛之有余"。

肝为"五脏之贼"（《四圣心源·六气解》），即易克脾土，生心火，耗肾水，制肺金，致使五脏皆易病。

### 三、五脏有余不足在临床的应用

**1. 肝常有余——疏肝理气，兼以健脾**　小儿肝常有余，病若发于肝，风木太旺，肝失疏泄，肝气郁结，当以疏肝理气为要；肝属木，脾属土，肝木过旺则易克脾土，治当实脾土，忌用寒凉，致损中气。在治疗时还应注意肝无病不可妄加补泻，以免泻则伐其生气，补则助其长。

**2. 心常有余——清心泻火，兼以安神**　心为火脏，心实则生热，热则阳盛，病邪易从阳化火，当以清泻之法为用；心虚则生寒，寒则阴气盛，阴盛则血脉虚少而易惊；心藏神，心病则惊悸不安，当用以安神之法。心病的治疗多以泻心火为主，祛除形成火的原因，并辅以安神之法。

**3. 脾常不足——补脾健运，和中益气**　小儿寒温不能自调，饮食不能自节，又或家长喂养不当，皆易损伤脾脏，使脾胃受损，运化、升清降浊之用失司，当补脾、健脾为要；脾主升，胃主降，脾属湿，胃属燥，用药当阴阳相济，勿失中和。同时，也应注意在日常生活中选择适宜个体的喂养调护之法。

**4. 肺常不足——补肺调气，止咳化痰**　肺为娇脏，易感外邪，肺病主咳喘，肺失宣肃，肺气上逆而发咳喘，当以补益、理气之法；凡咳嗽有痰者兼以止咳化痰。同时肺为脾之母，虚则补其母，在治疗肺虚证时可辨证补脾以治肺病。

**5. 肾常不足——补肾填精，固本培元**　肾病多以虚证为主，"诸虚不足，胎禀怯弱者，皆肾之本脏病也"（《幼科发挥·肾脏主病》）。小儿生长发育类疾病多与肾精亏虚有关，治疗当以补益之法。肝肾同源，精血互化，肾之不足易累及肝，故在补肾的同时兼以滋肝。

综上，五脏有余不足是小儿生理病理特点的高度概括，生理与病理是辩证统一的，有什么样的生理特点，就有什么样的病理特点；通过生理可以推究病理，反过来，病理又能反证生理。通过对五脏有余不足生理病理特点的系统认识，对儿童日常保健与疾病的诊疗起着重要的指导作用。

# 第四章　中医儿童保健的原则和理念 ▷▷▷▷

## 第一节　天人合一

### 一、"天人合一"的概念和内涵

"天人合一"，即人生长在自然万物之中，与自然现象、自然环境、社会环境、自然规律有很多相通或相同之处，人与万事万物都存在着密切的联系，甚至可以互相影响、互相转化。"天人合一"思想是我国传统文化的一个核心思想，揭示人与自然的统一关系，重点强调和谐发展。《黄帝内经》重视自然环境之间的密切联系，四时寒来暑往，其气的变化有生长收藏之规律，人体亦然。历代医家颇多秉循经旨者，如刘完素用药强调顺时令而调阴阳，李东垣认为必须考虑到四时的生长化收藏，清代医家程国彭提出用药而失四时寒热温凉之宜乃医家之大误等。

### 二、"天人合一"在中医儿童保健中的具体应用

**1. 天人同道在于取法自然**　自然界存在很多养生保健之理，历代医家善于观察体悟自然，从自然万物中的事物与人体内的事物进行类比去探索和论证小儿的养生调护之道，对中医儿童保健的方法措施具有重要的指导意义。如《小儿卫生总微论方·萧序》云："譬夫良苗嘉植，初生之日，不克培其根本，去其蟊贼，鲜有不夭折者；即幸而长成，其华实亦必不茂。"以培育苗植之理阐释小儿养护重在培育根本。清代陈复正《幼幼集成·调燮》指出："况婴儿初诞，如蛰虫出户，草木萌芽，卒遇暴雪严霜，未有不为其僵折者，以苦寒而入有涎之口，亦若是也。每见三朝七日，必有肚疼、呕乳、泄泻、夜啼之证，是皆苦寒伤胃之害，其孰能知之！"用"蛰虫出户，草木萌芽"说明新生儿脏腑娇嫩，易受摧残，其养护重在精心呵护，勿用苦寒攻伐之品。此外，还用山林草木生存之道来强调小儿养护不可过于养尊处优，要适当时见风日，接受寒风烈日的锻炼，才能体强肤紧，气血充盛。如明代王大纶《婴童类萃·慎护论》云："譬如草木，生于山林容易合抱；至若园囿异果奇花，常加培植，秀而不实者有矣。"凡此种种，无不体现了古代医家善于从自然之中取象悟道以指导小儿的调护保健，可见中医儿童保健之术在于法天则地、取法自然，在于天人同道。

**2. 天人同律在于顺应时数**　小儿为阴阳交感，天地冲和之气所化，人与自然界一样具有四时阴阳消长的变化，小儿为稚阴稚阳之体，肌肤疏薄，而且适应能力较差，易受

外界环境四季阴阳寒暑的侵扰，故小儿更应顺应四时阴阳的变化规律以谨候气宜，毋伐天和。正如明代王銮《幼科类萃·护养论》所云："小儿生长，必欲人襁褓之。襁褓之道，必须得宜。如春夏之月，乃万物生长之时，宜教令地卧，使之不逆生长之气；如秋冬之月，乃万物收藏之时，宜就温暖之处，使之不逆收藏之气。然后血凝气和，则百病无自而入矣。"小儿的生长发育全赖阳气的生发，小儿的生长发育状态与四季生长收藏之气相应，故小儿春夏季的生长速度较秋冬季快，小儿调护时当顺应四季生长收藏的变化规律。春夏之时宜让其就地玩耍，以顺应春夏生长之气；秋冬之季应避寒就温，收敛神气，以应秋冬收藏之气，如此则血凝气和，体格坚实，百害不侵。

顺应时数之道还要顺应四季温热寒凉、昼夜阴阳消长的自然规律，以达到小儿机体内外和谐平衡状态。正如《万氏家藏育婴秘诀·鞠养以慎其疾》云："小儿纯阳之气，嫌于无阴，故下体要露，使近地气，以养其阴也。天时者，即寒热也。春者，温和之气，万物皆赖以生长也。谓襁褓之中，寒不犯寒，热不犯热，常如春气温和时，以长养儿之身体，若有乖违，寒热之客气来侵矣。"小儿为纯阳之体，最喜清凉，下体常接触地之阴气，可平衡机体阴阳，不易患病。同时，小儿生长发育速度快，好似初春阳气方生，弱而未壮，故襁褓小儿寒热调摄亦当常如春气之温暖和煦。

顺应时数主要体现在衣着、洗浴、饮食及用药四个方面。①衣着：《幼幼集成·初生护持》云："凡寒则加衣，热则减衣，过寒则气滞而血凝涩，过热则汗泄而腠理疏，以致风寒易入，疾病乃生。"小儿衣着应顺应四时，随寒热加减，切忌浓衣过暖致筋骨柔弱，外邪易侵。②洗浴：《万氏家藏育婴秘诀·鞠养以慎其疾》云："大凡小儿冬不可久洗，浴则伤冷；夏不可久浴，浴则伤热。频浴则背冷而发惊。若遇热时，以软绢蘸汤拭之可也。"小儿洗浴之时也应注意环境气候的变化，要根据天气温度变化及时调节水浴温度和时长。③饮食：《伤寒论·伤寒例》曰："土地温凉，高下不同；物性刚柔，餐居亦异。"小儿饮食应因地取材，随地所产，不宜过食他乡之物，以免饮食不能适应。《幼科类萃·乳哺论》云："故哺乳夏不欲热，热则致吐逆；冬不欲寒，寒则致咳痢。"顺应四时，因季而食是中国哲学"天人合一"思想的具体体现，六气作用于人体会产生不同的生理病理变化，饮食须和气候相适宜，小儿脏腑娇嫩，行气未充，更需注意四时六气的变化，因季而食、适时而食，用热远热、用寒远寒。④用药：《婴童类萃·凡例》云："大凡治病，药用根据时，方随病制；寒热温凉，性各不一……春季则以升阳散火，加以辛温；夏则清暑益气，济以清凉；秋当肃杀之时，清金去燥；冬则闭藏之候，药宜辛热。故曰：必先岁气，毋伐天和，此之谓也。"小儿脏器清灵，随拨随应，对四季寒热反应灵敏，所以临床用药时要注意四时六气对机体气机的影响，及时调整饮食衣着用药，以做到必先岁气，毋伐天和。

**3. 天人同德在于数见风日** 《周易·系辞传》云："天地之大德曰生。"孕育生命，承载、维持生命的延续是大自然最大的美德。山川雨露、日月星辰皆属于天地之美德。故小儿顺应大自然之恩泽，多接触大自然，多接受阳光、空气和风的刺激，如此才能适应外界环境变化，增强小儿体质。数见风日作为中医儿童保健的独特理念，是"天人合一"思想的完美体现，是经过实践检验的有效方法。正如《诸病源候论·养小儿候》

云："小儿始生，肌肤未成，不可暖衣，暖衣则令筋骨缓弱。宜时见风日，若都不见风日，则令肌肤脆软，便易伤损。皆当以故絮着衣，莫用新绵也。天和暖无风之时，令母将抱日中嬉戏，数见风日，则血凝气刚，肌肉硬密，堪耐风寒，不致疾病。若常藏在帏帐之内，重衣温暖，譬如阴地之草木，不见风日，软脆不任风寒。又当薄衣，薄衣之法，当从秋习之，不可以春夏卒减其衣，则令中风寒。从秋习之，以渐稍寒，如此则必耐寒。"提倡小儿要时见风日，待天气和暖之日时常抱出嬉戏玩耍，可令筋骨强壮而耐风寒，不致疾病；秋始薄衣，循序渐进，可锻炼小儿的抗寒能力，增强体质，也符合万全"若要小儿安，常受三分饥与寒"的养护思想。

《圣济经·慈幼篇·乳哺襁褓章》云："观夫阴地草木，以其不历风日，故盛夏柔脆，未秋摇落而鲜克有立，况于人乎！圣人论：食饮有节，起居有常。矧婴儿者，其肉脆，其血少，其气弱，乳哺襁褓，庸可忽诸。"明代寇平《全幼心鉴·护养之法》云："今之富家，但令襁褓，不令见地气，藏之帷帐，不令见风日，致令筋力缓弱，但岁不行，诚非爱护之法。"古代医家通过比类法来说明小儿要时见风日，亲近自然，不可过于娇生惯养。以阴地草木，其不历风日，则盛夏柔脆，未秋摇落，比作小儿幼时若不能亲近自然，耐受风日，长大亦体质柔弱，天寿难全，故婴儿养护须襁褓有宜、起居有常，以应《黄帝内经》的"法于阴阳，和于术数"之养生理念。

总之，人既有自然属性，又有社会属性，人生活在天地之间、时空之内，人的生命活动必然受到自然环境和社会环境的影响。因此，置人于自然、社会环境的变化之中，以分析其功能状态，结合环境变化的各种因素进行诊断、治疗、预防、康复等一系列医学实践活动，既是"天人合一"的具体内涵，也是中医儿童保健的基本原则。主动将儿童日常行为和精神情志活动，与自然环境和社会环境融为一体，这是中医儿童保健最核心、最根本的思想。

# 第二节　整体观念

## 一、整体观念的概念和内涵

整体观念是中医学认识机体及诊疗疾病的一种思想方法。中医学非常重视人体本身的统一性、完整性及其与自然界的相互关系，它把人体内脏和体表各部分组织器官之间看成一个有机整体，认为构成人体的各个组成部分之间，在结构上不可分割，在功能上互相协调，在病理上相互影响。同时认为四时气候、地土方宜、环境等因素的变化，对发病及人体生理、病理有不同程度的影响。既强调人体内部的协调完整性，也重视人体和外界环境的统一性。这种观念，即为整体观念。将这种从整体出发，全面考虑问题的思想方法贯穿对疾病的诊断治疗，而不是单从局部的病变着眼，是中医儿童保健的基本特点之一。

《素问·宝命全形论》云："人以天地之气生，四时之法成。"人是大自然的产物，受天地阴阳之气的滋养及四时变化运行法则的支配。人是天地自然所孕育的多维生命体。若把人的一生当作整体，小儿为人生之初始，如草木之嫩芽、旭日之初升、四季之初春、一日之早晨，相对于成人来说，尚处于形气怯弱、稚阴稚阳的阶段，有自己独特的养生保健特点。若把人所处的环境当作整体，人的生理活动受自然环境、社会环境的约束限制，儿童保健中只有把小儿所处的年龄、体质、地理、气候、家庭等因素皆考虑在内，才能全面有效地指导儿童的养生保健。这体现了中医学以"整体观念"为核心理念的儿童养护观，也符合目前小儿保健从单纯生物模式向生物－心理－社会模式转变的趋势。

## 二、整体观念在中医儿童保健中的具体应用

### （一）三因制宜

**1. 因人制宜**　人类本身存在着较大的心理和生理等个体差异，对疾病的易感性也不相同。因此中医学主张在养生保健的过程中，应当以整体观念和辨证思想为指导，因人施养，这样才能有益于机体的身心健康，达到益寿延年的目的。

小儿处于生长发育的初期。《素问病机气宜保命集》指出，少儿"和气如春，日渐滋长"。《小儿药证直诀》谓小儿"五脏六腑，成而未全……全而未壮"。《温病条辨·解儿难》又云小儿"脏腑薄，藩篱疏，易于传变；肌肤嫩，神气怯，易于感触"。小儿在生理上，既有生机蓬勃、蒸蒸日上的一面，又有脏腑娇嫩、形气未充的一面。其抗病力低下，易于发病，病情发展迅速。小儿的心理发育也未臻完善，其精神怯弱，易受惊吓致病，情志不稳，可塑性大，易受各种因素的影响。针对少儿的生理、心理特点，不失时机地采取科学的保健措施，是促进少儿健康成长的重要保证。

**2. 因时制宜**　因时保健，就是按照时令节气的阴阳变化规律，运用相应的保健手段保证人体健康的方法。这种"天人相应，顺应自然"的保健方法，是中医保健学的一大特色。

（1）春夏养阳，秋冬养阴　《易·系辞上》曰："变通莫大乎四时。"四时阴阳的变化规律直接影响万物的荣枯生死，人们如果能顺从天气的变化，就能保全"生气"，延年益寿，否则就会生病或夭折。所以，《素问·四气调神大论》曰："夫四时阴阳者，万物之根本也。所以圣人春夏养阳，秋冬养阴，以从其根，故与万物沉浮于生长之门。逆其根，则伐其本，坏其真矣。故阴阳四时者，万物之终始也，死生之本也，逆之则灾害生，从之则苛疾不起，是谓得道。"四时阴阳之气，生长收藏，化育万物，为万物之根本。春夏养阳，秋冬养阴，乃是顺应四时阴阳变化的保健之道的关键。所谓春夏养阳，即养生养长；秋冬养阴，即养收养藏。

春夏两季，天气由寒转暖，由暖转暑。是人体阳气生长之时，故应以调养阳气为主；秋冬两季，气候逐渐变凉，是人体阳气收敛、阴精潜藏于内之时，故应以保养阴精为主。春夏养阳，秋冬养阴，是建立在阴阳互根规律基础之上的保健防病的积极措施。正如张介宾《类经·摄生类》所说："阴根于阳，阳根于阴，阴以阳生，阳以阴长。所以圣人春夏则养阳，以为秋冬之地，秋冬则养阴，以为春夏之地，皆所以从其根也。今

人有春夏不能养阳者，每因风凉生冷，伤此阳气，以致秋冬，多患疟泻，此阴胜之为病也。有秋冬不能养阴者，每因纵欲过热，伤此阴气，以致春夏，多患火证，此阳胜之为病也。"所以，春夏养阳，秋冬养阴，是小儿因时保健的一项积极主动的重要原则。

（2）春捂秋冻 春季，阳气初生而未盛，阴气始减而未衰。故春时人体肌表虽应气候转暖而开始疏泄，但其抗寒能力相对较差。为防春寒、气温骤降，此时必须注意保暖御寒，有如保护初生的幼芽，使阳气不致受到伤害，逐渐得以强盛，这就是"春捂"的道理。秋天，则是气候由热转寒的时候，人体肌表亦处于疏泄与致密交替之际。此时，阴气初生而未盛，阳气始减而未衰，故气温开始逐渐降低，人体阳气亦开始收敛，为冬时藏精创造条件。故不宜一下子添衣过多，以免妨碍阳气的收敛，此时若能适当地接受一些冷空气的刺激，不但有利于肌表之致密和阳气的潜藏，对增强人体的应激能力和耐寒能力也有所帮助。所以，秋天宜"冻"。可见，"春捂""秋冻"的道理，与"春夏养阳，秋冬养阴"是一脉相承的。

（3）慎避虚邪 小儿适应气候变化以保持正常生理活动的能力有限，尤其在天气剧变，出现反常气候之时，更容易感邪发病。因此，小儿在因时养护正气的同时，有必要对外邪审识避忌。《素问·八正神明论》曰："四时者，所以分春秋冬夏之气所在，以时调之也。八正之虚邪，而避之勿犯也。"这里所谓的"八正"，又称"八纪"，就是指二十四节气中的立春、立夏、立秋、立冬、春分、秋分、夏至、冬至八个节气。它是季节气候变化的转折点，天有所变，人有所应，故节气前后，气候变化对人的新陈代谢也有一定的影响。体弱多病的人往往在交节时刻感到不适，或者发病甚至死亡。所以《素问·阴阳应象大论》有"天有八纪，地有五里，故能为万物之父母"之说。把"八纪"作为天地间万物得以生长的根本条件之一，足见节气对人体影响的重要。因此，注意交节变化，慎避虚邪也是小儿四时保健的一个重要原则。

**3. 因地制宜** 所谓因地制宜，是指根据不同区域的地理特点，选择相应的保健措施，以防治疾病。依据区域与人体健康的关系，以求充分利用不同区域内对人体健康有利的因素，努力克服不良地理条件对小儿的侵害，使人体与自然的关系更加和谐统一。

隋代巢元方《诸病源候论》总结了隋以前我国关于病因证候的认识，提出疾病与外界有害物质有关。唐代孙思邈《备急千金要方》中提到特殊的地理环境会引起某种地方病："凡遇山水坞中出泉者，不可久居，常食作瘿病。""瘿病"即地方性甲状腺肿；书中还指出："凡用药皆随土地所宜，江南岭表，其地暑湿，其人肌肤薄脆，腠理开疏，用药轻省；关中河北，土地刚燥，其人皮肤坚硬，腠理闭塞，用药重复。"金元时期刘完素和张元素，也强调疾病与气候和环境有关，治病要因时、因地制宜。陈言《三因极一病证方论》、沈括《梦溪笔谈》、宋徽宗赵佶《圣济经》、王履《医经溯洄集》及吴又可《温疫论》等，都提出气候变化和地形的区域差异与疾病的发生和治疗之间的关系。

不仅自然地理条件的差别对人们的健康状况产生相应影响，不同区域居民的不良生活习俗也会导致某些传染病的流行。如清末梅曾亮在其《白下琐言》中记述江苏南京一带，"沿河居民日倾粪溺污水，涤荡无从，郁积日增，症病日作"。为了防止水污染引起传染病，历史上曾有不少保护水源的建议被提出。吴自牧《梦梁录》指出：南宋杭州西湖因豪绅权贵沿湖营造宅宇，污染湖水，造成疾疫流行。所以，乾道、咸淳年间曾两次禁止官民抛弃粪土入湖。

以上事实表明，地理环境要素和疾病之间具有关联性，在认识改善环境质量和保护人体健康方面，这些有关的医学地理思想纵然是简朴且很不完善，但对进一步认识我国地理环境和人体健康之间的关系提供了一定的线索，根据具体地理位置的具体情况进行儿童保健意义重大。

### （二）综合调养

人是一个统一的有机体，无论哪一个环节发生了障碍，都会影响整体生命活动的正常进行。综合调养的内容，不外乎着眼于人与自然的关系，以及脏腑、经络、精神情志、气血等方面。恰如李梴《医学入门·保养说》所曰："避风寒以保其皮肤、六腑……节劳逸以保其筋骨五脏……薄滋味以养血，寡言语以养气。"避风寒就是顺四时以保健，使机体内外功能协调；节劳逸是指慎起居、防劳伤以保健，使脏腑协调；动形体、针灸、推拿按摩，是调节经络、脏腑、气血，以使经络通畅、气血周流、脏腑协调；药物保健则是以药物为辅助作用，强壮身体，益寿延年。从上述各个不同方面对机体进行全面调理保养，使机体内外协调，适应自然变化，增强抗病能力，避免出现失调、偏颇，从而达到人与自然、体内脏腑气血阴阳的平衡统一。综合调养作为保健的指导原则之一，主要是告诫人们要有整体观念，做到宜适度、勿过偏、审辨医。所以，中医儿童保健必须从整体全局着眼，注意到生命活动的各个环节，全面考虑，综合调养。

### （三）持之以恒

恒，就是持久、经常之意。中医儿童保健学讲究方法合适，并且持之以恒地进行调摄，才能达到调养或防治的目的。如刘完素提出人一生"养、治、保、延"的摄生思想，张介宾特别强调胎孕保健的重要性。保健重在生活化，要积极主动地把保健方法融入日常生活的各个方面，顺应人体生理特点、自然和社会规律，才能给工作、学习和健康带来更多的益处。

# 第三节　辨体施养

## 一、体质的含义

体，在此指中医体质，是在先天禀赋和后天获得的基础上形成的形态结构、生理功能和心理状态方面综合的、相对稳定的固有特质，受生活起居、饮食、气候、心理等多因素影响。人类体质间的共性是相对的，而差异性则是绝对的。

## 二、体质与疾病的关系

**1. 体质强弱决定疾病是否发生**　疾病的发生不仅有致病因素作用于人体，还与机体自身体质的强弱密切相关。正如《灵枢·百病始生》曰："风雨寒热，不得虚，邪不能独伤人。卒然逢疾风暴雨而不病者，盖无虚，故邪不能独伤人。此必因虚邪之风，与其身形，两虚相得，乃客其形。"《灵枢·五变》曰："人之有常病也，亦因其骨节皮肤腠理之不坚固者，邪之所舍也，故常为病也。"均用来说明纵有外来致病之邪，不得人体正气之虚，不会导致疾病的发生。

**2. 体质差异决定对某种致病因素和某些疾病的易感性**　不同体质对某些病因和疾病有特殊的易感性。由于五脏结构和功能的差异、精气血阴阳的偏颇，决定了个体处于不同的功能状态，从而对各种致病因素的反应性、亲和性、耐受性均有所不同。早在《灵枢·五变》中即有记载"肉不坚，腠理疏，则善病风……五脏皆柔弱者，善病消瘅……粗理而肉不坚者，善病痹"，说明体质的偏颇是造成机体易于感受某病的根本原因。

**3. 体质因素决定患病后病机的"从化"**　人体感受邪气后，因体质不同，机体所表现出的证候特点也不同。如同为感受风寒邪气，阳虚、气虚体质者多表现为恶寒、流清涕等风寒证；而阳热体质者得之则往往从阳化热，出现发热、咽痛、流黄涕等风热证的表现。又如同为感受湿邪，阳热之体得之，则湿易从阳化热，出现湿热证候；阴寒之体得之，则湿易从阴化寒，而为寒湿之证。由此可见，正是因为禀性有阴阳、脏腑有强弱，机体对致病因子会有化寒、化热、化湿、化燥等不同的病机从化。

### 三、辨体施养在儿童保健中的应用

**1. 体质可调**　体质的形成是先后天因素长期共同作用的结果，既相对稳定，又动态可变，先天禀赋决定了体质的相对稳定性和多样性，后天因素又决定了体质具有可变性。这使体质具有可调性。体质有平和质和偏颇质之别，当偏颇体质过于偏颇而突破人体的自我平衡能力时，遇到致病因素即更加容易发病。因此，根据体质的特点进行生活起居或药食的调理，可以调节体质的偏颇程度，使其避免罹患疾病。

**2. 辨体施养**　下面以常见儿童体质类型为例，列举辨体施养的原则与方法。

（1）平和质　多表现为神情活泼，精神振作，反应敏捷，两目有神，声音有力，营养良好，发育正常，筋骨强健，面色红润，皮肤润泽，纳谷馨香，睡眠安稳，二便正常，舌淡红、苔薄白；性格开朗，平时很少生病，病后易于康复，对自然环境和社会环境适应能力较强。膳食养护以"平衡"为原则，食物要多样化，五谷、肉禽鱼蛋奶、蔬菜水果都要有所保障，且搭配合理，营养均衡。起居方面，需作息规律，保证休息和睡眠时间，劳逸适度。

（2）气虚质　多表现为精神不振，肢倦乏力，声音低怯，安静少动，肌肉松软，生长发育缓慢，形体偏瘦或虚胖，口唇色淡，面色萎黄或㿠白，睡时露睛，大便量多不易成形，纳少，自汗，舌淡、苔白；性格内向，胆小，病后痊愈慢，寒热耐受力差。膳食养护以健脾益气为法，宜温、平性食物，慎苦寒之品，饮食以清淡、易消化为原则。起居方面，夏当避暑，冬当避寒；加强体育锻炼，但应少量多次达到每日活动量，汗出后应及时擦拭，防止当风着凉。

（3）阴虚质　多表现为形体正常或偏瘦，皮肤干燥或瘙痒，两目干涩，口鼻干燥，唇红质干，手足心热，烦渴喜饮，畏热喜凉，盗汗，入睡困难，夜眠躁扰不宁，大便易干燥，常出现地图舌，舌红少苔；易急躁，不耐干燥、炎热的环境。膳食养护以养阴清热为法，宜进食平性、甘凉食物，慎辛辣温燥之品，避免炙烤油炸食品。起居方面，夏应避暑，秋冬养阴；保证睡眠时间，睡前不宜过于兴奋；运动时不宜出汗太多，汗出后注意补水，避免在高温下活动。

（4）阳虚质　神疲倦怠，语声低怯，生长发育迟缓，畏寒，手足不温，面色㿠白，不耐生冷食物，小便清长，大便易稀溏，舌淡胖、苔白滑；性格内向，喜静少动，耐夏不耐冬，不耐寒湿。膳食养护以温阳补虚为法，宜进食温热食物，慎食生冷寒凉之品。起居方面，鼓励增加户外活动，多晒太阳，活动量以不大汗淋漓为度；适当多穿衣服，注意足、腹部、背部的保暖，防止受凉。

（5）痰湿质　困倦嗜睡，容易疲乏，形体偏胖，肌肉松软，眼微浮，腹部松软肥厚，多汗而黏，喉中常有痰，不喜饮水，大便不易成形，舌体胖大、苔白腻或润；性格偏温和，不喜活动，不耐梅雨季节，不耐潮湿环境。膳食养护以温燥化痰、健脾化湿为法，宜食温、平性食物，慎食寒凉、酸涩、甘腻之品，少进甜食、油腻、炙烤食品。起居方面，宜适当增加活动，不要久坐久卧；适当多晒太阳，保持居室干燥，避免潮湿。

（6）阳热质　精神亢奋，面赤唇红，手足心热，眼眵多，多汗，口渴喜饮，有口气，睡眠不宁，磨牙，大便干结臭秽，小便黄，舌红苔黄；性格急躁，不耐炎热气候。膳食养护以清热凉润为法，宜食甘寒、甘凉、平性食物，慎食辛辣温热之品。在保证基本营养需求的前提下，注意定时适量正餐及合理搭配。起居方面，宜保持周围环境安静，避免嘈杂噪声；襁褓衣着不要过暖，忌重衣、厚帽，应适当偏凉，保持大便通畅。

（7）特禀质　易出现过敏性表现，如搔挠后出现条状隆起或发红，进食或接触过敏原后易见皮疹、皮肤瘙痒，晨起或吹风后打喷嚏，吸入异味后咽痒、咳嗽甚至喘息等；易发各种过敏性疾病，如过敏性鼻炎、咳嗽变异性哮喘、哮喘、荨麻疹、湿疹等；婴幼儿期多有慢性腹泻或湿疹病史，不能很好地适应自然环境的变化。膳食养护以清淡、营养、均衡为宜，避免摄入致敏食物。起居方面，居室常通风，保持空气清新；外出活动避免暴露于吸入性过敏原聚集场所，过敏季节外出宜戴口罩；避免接触易引起过敏的物质，如甲醛、油漆、杀虫剂、防腐剂、防晒剂、含香料的护肤品、厨房油烟等化学物质。

# 第四节　以和为本

## 一、"和"的含义

"和"意指和谐、统一，是中国哲学思想的一个重要内容。"和"的自然状态是内在和谐统一的"和而不同"，而非表象上的相同和一致，它强调趋"和"并非求"同"，使具有天然差异性的事物相互协调平衡，万物虽异而并举，多力而一，共同促进事物的生发与有序发展。事物间既对立又统一，相生相克，处于动态平衡之中。

## 二、"和"在中医学中的体现

**1. 天人合一** 人类生活在自然界中，自然界存在着人类赖以生存的必要条件。自然界的变化又直接或间接地影响人体，而机体则相应地产生反应。人类的活动同样也影响着自然界，只有人类与自然界相互和谐发展，才有利于人类的工作与生活，同时也有利于人体的健康。正如《灵枢·岁露论》所云："人与天地相参也，与日月相应也。"人类不按照自然规律做事，破坏了这种天人和合，大则发生自然灾害，小则人体发生疾病。"天人合一"强调人与自然的和谐统一。

**2. 阴平阳秘** 阴阳是中国古代哲学的基本范畴。阴阳是一个事物的两方面，含有对立统一的意思，所谓"阴阳者，一分为二也"（《类经·阴阳类》），阴和阳之间有着既对立又统一的辩证关系，统一是对立的结果。阴与阳相互制约、相互消长，取得动态平衡，即阴阳和合、阴平阳秘，在人体表现为正常的生长壮老已的自然过程。当人体阴阳平衡被打破，人体即表现为一系列的病理变化。阴平阳秘旨在说明机体整体阴阳的和谐平衡。

**3. 生克制化** 人体是由若干脏腑器官构成的。这些脏腑器官在结构上是不可分割、相互关联的。每一脏腑都是人体有机整体中的一个组成部分，都不能脱离整体而独立存在。人体中的生命物质如气、血、精、津液是组成人体并维持人体生命活动的基本物质，它们实则均由一气所化，在气化过程中，相互转化，分布、运行于全身各脏腑器官。这种物质的同一性，保证了各脏腑器官功能活动的统一性，使各种不同的功能活动互根互用，协调和谐，密切联系。无论是五脏六腑之间，还是气血津液之内，彼此之间相生相克、相辅相成，处于动态的和谐、平衡之中，从而保持人体处于和合的健康状态。

## 三、"和"在中医儿童保健中的应用

**1. 顺应四时** 人与天地相参，与日月相应，自然界的运动变化影响机体发生相应的生理和病理上的变化。人类若能够主动地顺应自然，则能保持身体的健康。随着四季春生夏长秋收冬藏的四时特点，人类从生活起居乃至情志均要进行相应的调节。正如《素问·四气调神大论》所述："春三月，此谓发陈，天地俱生，万物以荣，夜卧早起，广步于庭，被发缓形，以使志生，生而勿杀，予而勿夺，赏而勿罚，此春气之应，养生之道也……夏三月，此谓蕃秀，天地气交，万物华实，夜卧早起，无厌于日，使志无怒，使华英成秀，使气得泄，若所爱在外，此夏气之应，养长之道也……"

**2. 饮食和合** 饮食物是人体赖以生存的基本物质，饮食物的摄入需要与机体相适应，同时也要与四时气候变化相适应。不同种类饮食物合理的搭配才能保证机体的需要，有益于儿童的生长发育。正如《素问·脏气法时论》云："五谷为养，五果为助，五畜为益，五菜为充，气味合而服之，以补精益气。此五者，有辛酸甘苦咸，各有所利，或散或收，或缓或急，或坚或耎，四时五脏，病随五味所宜也。"说明谷果畜菜合理搭配、和合为用，相互补充为人体所需。

一年四时气候呈现出春温、夏热、秋燥、冬寒的节律性变化，因而人体也就相应地发生了适应性的变化，此时饮食也需要进行适应性调整。《素问·六元正纪大论》有云："用寒远寒，用凉远凉，用温远温，用热远热，食宜同法。有假者反常，反是者病，所谓时也。"

**3.精神和悦** 怒、喜、思、悲（忧）、恐为人体正常的情绪，中医学称为"五志"。当五志过极则成为五种情志致病的因素，出现一系列的临床表现。调节情志，使任何一种情绪虽有而不过极，精神和悦，才能保持身体健康。

# 第五节 顾护脾胃

## 一、古代医家对顾护脾胃的认识

小儿稚阴稚阳，形气未充。"脾常不足"，易受到生活中各种因素的影响，导致脾胃易损，日久出现乳食不调、脾胃虚损之症，进而影响小儿正常的生长发育。北宋钱乙《小儿药证直诀》首先提出了小儿"脾病见四季""脾胃虚衰，四肢不举，诸邪遂生"的著名论点。明代医家万全顾护小儿脾胃思想始终贯穿其学术思想之中，《幼科发挥·原病论》曰："胃者主纳受，脾者主运化，脾胃壮实，四肢安宁，脾胃虚弱，百病蜂起，故调理脾胃者，医中之王道也。"

## 二、顾护脾胃对儿童保健的重要意义

**1.健脾护胃，纳食有味** 《素问·灵兰秘典论》曰："脾胃者，仓廪之官，五味出焉。"《灵枢·脉度》曰："脾气通于口，脾和则口能知五谷矣。"脾胃健则食欲旺盛，口味正常，纳食充裕，营养充足，体质强健。若脾胃不和，脾失健运，则食欲不振，口味异常，五味失于调和。

**2.培固正气，防止患病** 李东垣《脾胃论·脾胃盛衰论》曰："百病皆由脾胃衰而生也。"脾胃之气对小儿患病有决定性作用，脾胃内伤是百病之根源。脾胃为后天之本，精、气、血、津液皆由脾胃运化腐熟而来，特别是防御外邪、荣养全身的营卫之气皆来源于脾胃；若脾胃虚弱，则气血生化乏源，荣卫之气不得充养，邪气易于入侵而发生疾病。正如《素问·刺法论》所云："正气存内，邪不可干。"

**3.滋补肾气，促进生长发育** 肾气促进小儿生长发育。肾为先天之本，脾为后天之本，先天之精需依赖脾胃所化后天之精的不断培育和充养，才能日渐充盛，而充分发挥其促进小儿生长发育的作用。《脾胃论·脾胃虚实传变论》云："元气之充足，皆由脾胃之气无所伤，而后能滋养元气。"小儿天癸未至，肾气未实，更需脾胃为其不断输送营养物质培育肾气，脾胃虚衰，则易累及先天之本，致小儿体质薄弱。

## 三、顾护脾胃在中医儿童保健中的应用

**1.乳贵有时** 《幼幼新书·哺儿法》曰："小儿多因爱惜过当，往三两岁犹未与饮

食，致脾胃虚弱，平生多病。自半年以后，宜煎陈米稀粥，取粥面时时与之。十月以后，渐与稠粥烂饭，以助中气，自然易养少病。惟忌生冷、油腻、甜物等。"脾胃功能随着年龄的增长愈加成熟，添加辅食也应根据小儿消化系统的成熟程度逐渐增加。正如明代龚廷贤《寿世保元·小儿五宜》所云："儿生四五个月，止与乳吃。六个月以后，方与稀粥哺之。周岁以前，切不可吃荤腥并生冷之物，令儿多疾。若待二三岁后，脏腑稍壮，方与荤腥庶可。若到五岁后食之，尤嘉。"

**2. 调和性味**　《活幼口议·议食忌》指出："食甜成疳，食饱伤气，食冷成积，食酸损智，食苦耗神，食咸闭气，食肥生痰，食辣伤肺。食味淡薄，脏腑清气，乃是爱其子，惜其儿，故与禁忌。若也恣与饱饫，重与滋味，乃是惜而不爱，怜之有伤，以至丁奚哺露，疾作无辜，救疗无门，悔之不及。"因此，小儿的膳食安排应注意五味调和、品种多样，但以清淡为宜。日常饮食搭配恰当，五味调和，则脾胃强健，可使脏腑、筋骨、气血得到滋养，机体健康运转。

**3. 食贵有节**　《小儿病源方论·养子调摄》提出："吃热、吃软、吃少，则不病；吃冷、吃硬、吃多，则生病。"《活幼口议·议审究》曰："乳须及时，食无过剂。"《万氏家藏育婴秘诀·鞠养以慎其疾》曰："乳多终损胃，食壅即伤脾。"特别是对于乳食喂养的襁褓小儿，父母需格外小心谨慎，要按需、按时喂养，饥饱有度。《幼科类萃·护养论》曰："乳不可太饱，饱则胃弱而易伤，积滞难化。"饮食过饱，超过了脾胃所承受能力，无法正常腐熟水谷，食不得化，则易产生病证。因此，适当地节制饮食有利于小儿身心健康，也符合"若要小儿安，常受三分饥与寒"的养护思想。

**4. 调摄乳母**　母乳是小儿生长发育的物质基础和根源，"母安则子安，母病则子病"（《幼科发挥·调理脾胃》），乳汁为乳母气血所化，乳汁的质量能直接影响小儿的脾胃功能。因此，调治乳母对小儿的脾胃功能和身体健康状况至关重要。明代薛铠、薛己《保婴撮要·护养法》云："小儿初生……须令乳母预慎七情六淫，厚味炙煿，则乳汁清宁，儿不致疾。否则阴阳偏胜，血气沸腾，乳汁败坏，必生诸症。"

**5. 谨慎用药**　小儿的用药原则在于谨守中和，不可偏执。不可固守小儿阴盛阳微，必先温阳，或小儿阳多阴少，必先泻火，或者小儿体质虚弱，过用补益等偏执旧说。调治之法在于时时顾护胃气。脾胃为后天之本，五脏六腑受气于胃，且脾胃为人体津液输布之枢纽，脾气健则五脏六腑得以灌溉，胃气和则生命之枢机周转运行，小儿身体自然常健。正如《全幼心鉴·调理之法》所云："治病之法，当以胃气为本。"

# 第六节　培根固本

## 一、何谓"根""本"

根，《说文》云："根，木株也。"《广雅》云："根，始也。"本，《说文》云："木下曰本。"因此，"根""本"概指事物的本源、本始。《灵枢·决气》云："两神相搏，合而成形，常先身生，是谓精。"这里的"精"指先天之精，又称"元精"，禀受于父母，藏之于肾，为构成胚胎的基本物质和生命来源。因此，肾被称为先天之本，乃人体之"根本"。

## 二、培固肾元对儿童保健的重要意义

肾元，肾中元气，包括肾精、肾气。肾精，即肾藏之精，来源于先天，充养于后天，是肾脏生理活动的物质基础；肾气，即肾精所化之气，是肾脏生理活动的物质基础及其动力来源。两者相互化生、相互促进，共同完成肾的各项生理功能。

**1. 促进生长发育与生殖** 肾精、肾气具有促进机体生长发育的作用。《素问·上古天真论》曰："女子七岁，肾气盛，齿更发长；二七而天癸至，任脉通，太冲脉盛，月事以时下，故有子……丈夫八岁，肾气实，发长齿更；二八，肾气盛，天癸至，精气溢泻，阴阳和，故能有子；三八，肾气平均，筋骨劲强，故真牙生而长极。"若肾的精气不足，在小儿则为生长发育不良，表现为五迟、五软或身材矮小，或青春期月经至而不至。

**2. 肾为诸脏之本** 肾中精气对先天脏腑的生成和后天脏腑的功能具有重要的生理作用。肾藏先天之精，为生命之元始，呼吸之根本。如《素问·金匮真言论》曰："精者，身之本也。"《脉诀汇辨·脉论》曰："肾为脏腑之本，十二脉之根，呼吸之本，三焦之源，而人资之以为始者也。"精气充实则生命力强，卫外固密，适应能力强，不易被外邪所侵；反之，精气亏虚则生命力弱，各脏腑功能不足，不仅卫外不固，邪易侵犯而致病，也容易因脏腑功能不足而生他病，如厌食、遗尿、哮喘、反复呼吸道感染等。

## 三、培固肾元在中医儿童保健中的应用

肾藏精，主骨生髓，为先天之本。肾的这种生理功能对于处在不断生长发育之中的小儿尤为重要，因此，在平时生活起居、临床用药等诸多方面都要注意对小儿肾的保护。

**1. 顾护后天** 肾为先天之本，脾为后天之本，脾与肾之间存在先天促后天、后天养先天的关系。肾元充盛则脾气健旺，运化水谷精微。脾化生后天之精，不断输送至肾，充养先天之精使之生化不息。若脾虚后天之精乏源，不能充养先天，则可见生长发育迟缓、体质羸弱。因此需要时刻顾护脾胃，保证后天脾胃运化水谷功能稳健，才有源源不断之营养精微输送至肾以充养元气，保证肾的功能正常发挥。

**2. 避免惊吓** 肾在志为恐。《素问·阴阳应象大论》曰："在脏为肾……在志为恐。"恐，是肾精、肾气对外在环境的应答而产生的恐惧、害怕的情志活动。正常情况下，恐惧使人能自觉地避开危险，从而保护自身。过度恐惧，可导致"恐伤肾""恐则气下"等病变。小儿心智未发育完善，且缺乏社会实践，对事物的理解力不够，因此遇事容易受到惊吓，受惊过度或日久不能缓解，最终可导致疾病的发生。在七情之中，婴幼儿因惊致病更为多见，可出现夜啼、心悸、惊惕、惊风等病证。因此在平时的养育过程中，要注意小儿的情志变化，避免使其受到惊吓或长期处于紧张情绪之中。

**3. 谨慎用药** 小儿脏腑娇嫩，形气未充，为"稚阴稚阳"之体，其适应外界环境、

抵御外邪及其他各种病因的能力均较成人低下，不仅易受外邪侵袭，也容易受到药物的攻伐而发生变证。《温病条辨·儿科总论》指出："其用药也，稍呆则滞，稍重则伤，稍不对证，则莫知其乡。"说明用药稍有不当，极易损害脏腑功能，并可促使病情加重。药物对人体的损伤不仅伤脾，同样伤肾，而且一旦肾为所伤，病势更重。因此小儿用药更需谨慎，不得妄用攻伐，对于大苦、大寒、大辛、大热、峻下、毒烈之品，均当慎用，即便有是证而用是药，也应中病即止，不可过剂。正如万全《幼科发挥·五脏虚实补泻之法》所云："小儿用药，贵用平和，偏寒偏热之剂不可多服。"

**4. 勿妄投补益**　小儿"肾常虚"，是针对小儿"气血未充，肾气未固"而言，是其生理特点，并非病理上的虚损。小儿生机蓬勃，只要养育得当，自能正常生长发育，渐趋成熟。因此健康小儿不必服用补肾药，长期补益更有可能打破自身的脏腑平衡，导致疾病的发生。

# 第五章 儿童年龄分期与生长发育 ▷▷▷

## 第一节 小儿年龄分期

### 一、胎儿期

从男女生殖之精相合而受孕，直至分娩断脐，属于胎儿期。胎龄从孕妇末次月经的第 1 天算起为 40 周，280 天，以 4 周为一个妊娠月，俗称"怀胎十月"。

胎儿在孕育期间，与其母借助胎盘脐带相连，完全依靠母体气血供养，在胞宫内生长发育。孕妇的健康、情志、营养、卫生、药物等方面，直接影响胎儿的生长发育，尤其妊娠初期三个月更为重要。如《格致余论·慈幼论》指出："儿之在胎，与母同体，得热则俱热，得寒则俱寒，病则俱病，安则俱安。母之饮食起居，尤当慎密。"《外台秘要·小儿初受气论》引崔氏论曰："小儿初受气，在娠一月结胚，二月作胎，三月有血脉，四月形体成，五月能动，六月筋骨立，七月毛发生，八月脏腑具，九月谷气入胃，十月百神能备，而生矣。"描述了胎儿期生长发育的基本情况。此时期应注意养胎、护胎，指导孕期卫生保健，重视保护孕妇，以促进胎儿正常发育，避免先天性疾患或造成流产、死胎。国际上将胎龄满 28 周至生后 7 足天，定为围生期。这一时期小儿死亡率最高，故特别强调围生期的保健。

### 二、新生儿期

新生儿期是指自胎儿娩出脐带结扎时至生后 28 天。由于此期在生长发育和疾病方面具有非常明显的特殊性，且发病率高，死亡率也高，因此将婴儿期中的这一个特殊时期单独列为新生儿期。此外，分娩过程中的损伤、感染、先天性畸形也常在此期出现。

### 三、婴儿期

出生 28 天后至 1 周岁为婴儿期，亦称乳儿期。婴儿期已初步适应了外界环境，生长发育迅速，因此对营养的需求量相对较高。婴儿期消化系统功能相对较弱，容易发生营养不良和消化功能紊乱。同时，6 月龄时婴儿体内来自母体的抗体逐渐消失，自身的免疫功能尚未成熟，抗感染能力较弱，易发生各种感染和传染性疾病。故应加强对疾病的预防，提倡母乳喂养，及时添加辅食，按时预防接种，做好科学育儿。

## 四、幼儿期

1 周岁后至 3 周岁为幼儿期。体格生长发育速度较前稍减慢，智力发育迅速，同时活动范围渐广，接触社会事物渐多，语言、思维和社交能力的发育日渐增速。此阶段消化系统功能仍不完善，营养的需求量仍然相对较高，而断乳和辅食添加须在幼儿早期完成，因此合理喂养仍然是此期的重要保健内容。

## 五、学龄前期

3 周岁后至 7 周岁为学龄前期，也称幼童期。此时体格生长发育速度较前缓慢，而智能发育更加迅速，这一时期已确立了不少抽象的概念，如数字、时间等，开始认字并用较复杂的语言表达自己的思维和感情，好奇、多问，是小儿性格特点形成的关键时期。自理能力和初步社交能力不断提升。该期儿童发病率有所下降，但也要注意加强该年龄期好发疾病（如小儿水肿、痹证等）的防治。要特别重视正确书写姿势的培养，保护好视力。同时应注意口腔卫生，保护好牙齿。

## 六、学龄期

7 周岁后至青春期来临（一般为女 12 岁，男 13 岁）为学龄期。此期儿童的体格生长速度相对缓慢，牙齿脱落，换为恒牙，脑的形态发育已基本与成人相同。智能发育更加成熟，自控、理解、分析、综合等能力均进一步增强，已能适应学校、社会环境，可以接受系统的科学文化教育。此期小儿与外界环境的接触更广泛，发病率进一步下降，应由家长与学校配合做好保健和预防工作。

## 七、青春期

受性别、地区、气候、种族、文化等的影响，青春期有一定差异，可相差 2～4 岁。一般来讲，女孩的青春期自 9～11 岁到 17～18 岁，男孩的青春期自 11～13 岁到 18～20 岁。女孩的青春期开始年龄和结束年龄都比男孩早两年左右。近几十年来，小儿进入青春期的平均年龄有提早的趋势。中医学认为本期的生理特点是肾气盛、天癸至、阴阳和。此期儿童的体格生长发育出现第二次高峰，生殖系统迅速发育并渐趋成熟，女孩乳房隆起、月经来潮，男孩喉结显现、变音、长胡须、遗精等。青春期儿童易表现出情绪多变且不稳定，精神、行为和心理问题开始增加。因此，应继续做好本时期好发疾病的预防保健工作，合理进行生理卫生、心理卫生和性知识教育，培养良好的道德情操，树立正确的人生观，保障青春期儿童的身心健康。

# 第二节　体格生长发育规律及影响因素

## 一、体格生长规律

小儿出生后的体格生长发育规律符合我国古代医家提出的变蒸学说。清代夏禹铸《幼科铁镜·辨蒸变》曰："变者，变生五脏，蒸者，蒸养六腑，长血气而生精神、益智慧也。"古人观察总结指出：小儿自初生起，32日一变，64日变且蒸，十变五蒸，历320日，小蒸完毕；小蒸以后是大蒸，大蒸共三次，第一、第二次各64日，第三次为128日。合计576日，变蒸完毕。

变蒸学说总结认为，小儿生长发育是一个连续不断的变化过程，且每经过一定周期，则显示出特殊的变化发展。并且在小儿的周期性生长发育变化中是形、神相应发育，同步发展的。西医学为了实际应用方便，按照小儿体格生长规律，列出一些计算公式，以大致推算各年龄组儿童的生理常数。

### （一）出生至青春期前的体格生长规律

**1.体重**　为各器官、系统、体液的总重量。体重是最易获得的反映儿童生长与营养状况的指标。儿科临床中多用体重计算药量和输液量。

正常足月儿生后第1个月体重增加可达1～1.7kg，生后3～4个月体重约6kg，是出生时的两倍；12月龄时体重约为10kg，是出生时的3倍。生后12个月是体重增长最快的时期，系第一个生长高峰。随着年龄的增加，儿童体重的增长逐渐减慢。2岁至青春期前体重年增长约2kg。

儿童体重增长是非匀速的，进行评价时应以个体体重变化为依据，不可简单地用"公式"来评价。为便于日常应用，当无条件测量体重时才按以下公式粗略计算：

小于6个月婴儿体重（kg）=出生体重（kg）+月龄 ×0.7

7～12个月婴儿体重（kg）= 7+0.5×（月龄 –6）

1岁～青春期前体重（kg）= 8＋年龄（岁）×2

**2.身高（长）**　指头部、脊柱与下肢长度的总和。3岁以下儿童应仰卧位测量，称为身长。3岁以上儿童立位测量，称为身高。立位测量值比仰卧位少1～2cm。

身高的增长规律与体重相似，年龄越小，增长越快，并出现婴儿期和青春期两个生长高峰。正常新生儿出生时身长平均为50cm，第一年增长约为25cm，1岁时身长约为75cm；第二年增长10～12cm；2岁时身长为85～87cm；2～12岁每年平均增长6～7cm。2岁～青春期前身高女童略低于男童，计算公式如下：

2岁～青春期前身高（cm）=年龄（岁）×7+75

**3.头围和囟门**　头围和囟门与脑和颅骨的发育有关。

（1）头围　经眉弓上缘和枕骨结节环绕1周的长度为头围。胎儿时期脑发育最快，出生时头围相对较大，平均为33～34cm，前6个月增长8cm，6个月时达42cm，1岁时为 46cm，2 岁时为 48cm，5 岁时为 50cm，15 岁时为 54 ～ 58cm。

（2）囟门 顶骨与额骨相邻组成的菱形间隙为前囟，顶骨与枕骨相邻组成的三角形间隙为后囟。前囟大小以两个对边中点连线的长度表示。出生时后囟很小或已闭合，最迟于 2 ～ 4 月龄闭合。前囟出生时为 1 ～ 2cm，以后随颅骨生长而增大，6 月龄左右逐渐骨化而变小，最迟于 2 岁闭合。

**4. 胸围** 平乳头下缘经肩胛骨下角下缘绕胸 1 周为胸围。胸围大小与肺、胸廓的发育密切相关。出生时胸围平均为 32cm，1 岁左右胸围约等于头围。2 岁至青春期前胸围大于头围，计算公式如下：

2 岁至青春期前胸围 ≈ 头围（cm）+ 年龄（岁）- 1（cm）

**5. 牙齿发育** 牙齿来源于外、中胚层，发育与骨骼有一定关系，因胚胎来源不完全相同，牙齿与骨骼的生长不完全平行。牙齿分乳牙和恒牙两种，多数婴儿 4 ～ 10 个月乳牙开始萌出，13 个月龄仍未萌出者为乳牙萌出延迟，可能是特发性的，也可能与遗传、疾病、食物性状有关。约 3 岁内乳牙出齐，共 20 颗。

6 岁左右萌出第 1 颗恒牙即第一磨牙，位于第 2 乳磨牙后；6 ～ 12 岁乳牙按萌出顺序先后逐个脱落，代之以恒牙，此期为混合牙列期；12 岁左右萌出第二恒磨牙；18 岁以后萌出第三恒磨牙（智齿），也有终身不萌出者。恒牙共 28 ～ 32 颗。

### （二）青春期的体格生长规律

青春期是儿童到成人的过渡期。女孩青春期始自 9 ～ 11 岁，在乳房发育后。男孩在 11 ～ 13 岁，睾丸增大后标志着青春期开始。受性激素等因素的影响，体格生长出现生后的第二个高峰，男女有明显的差异。男孩的身高增长高峰约晚于女孩两年，且每年身高的增长值大于女孩，因此最终的身高一般来说男孩比女孩高。

## 二、影响生长发育的因素

### （一）遗传因素

父母的遗传因素决定儿童生长发育的"轨迹"、特征和潜力。种族和家族的遗传信息影响儿童的肤色、面型特征、身材高矮、性成熟的时间，以及对疾病的易感性。

### （二）环境因素

**1. 营养** 营养素是生长发育的物质基础，儿童的生长发育需充足的营养供给。营养素供给充足且比例恰当，加上环境适宜，可使生长潜力得到充分的发挥。

**2. 疾病** 疾病对生长发育的影响十分明显，任何引起生理功能紊乱的疾病均可影响生长发育。急性感染性疾病常使体重减轻，长期慢性疾病则影响体重和身高的增长，内分泌疾病常引起骨骼生长和神经系统发育迟缓。

**3. 母亲身体状况** 胎儿在宫内的发育受孕母生活环境、营养、疾病、生活习惯、情绪、受教育程度等各种因素的影响。母亲妊娠早期的病毒感染可导致胎儿先天性畸形，某些药物、X线照射、营养状况、环境污染和精神创伤均可影响胎儿的发育。我国古代医家也提出"胎养"学说，重视孕母健康。

**4. 家庭环境** 家庭环境对儿童健康的影响不容忽视。和睦的家庭气氛、父母稳定的婚姻关系对儿童生长发育和完善的人格形成起着重要的作用。良好的居住环境，如阳光充足、空气清新、水源清洁及无声、光污染等，是儿童生长发育所必需的。

**5. 社会环境** 近年来，社会环境对儿童健康的影响受到高度关注，完善的医疗保健服务、良好的教育体制、良好的社会服务等对于促进儿童的生长发育有积极的作用。

明代医家万全提出"预养以培其元""胎养以保其真""蓐养以防其变""鞠养以慎其疾"的"育婴四法"，很好地概括了婴幼儿保健要点，与西医学的认识相似。

# 第三节　神经心理行为发育

## 一、神经系统发育

神经系统按解剖结构分为中枢神经系统和周围神经系统。中枢神经系统包括脑和脊髓，脑涵盖大脑、间脑、小脑、中脑、脑桥和延髓，后三者组成脑干；周围神经系统包括脑神经和脊神经。属中医学"脑系"范畴。

### （一）解剖、生理特点

胎儿的中枢神经系统是由胚胎时期的神经管发育而成。小儿神经系统发育早、速度快，出生时大脑的外观已与成人相似，有主要沟回，但较浅，大脑皮层较薄，细胞分化较差，而中脑、脑桥、延髓发育已较好，可保证生命中枢的正常功能。新生儿的脑重量平均约390g，约达成人脑重（约1500g）的25%；6个月时脑重约700g；1岁时达900g左右；7岁时已接近成人脑重。新生儿神经细胞的数目与成人接近，但其树突与轴突少而短。脑重增加主要是神经细胞体积增大、树突增多增长。神经髓鞘化约在4岁完成，故在此前外界刺激引起的神经冲动传导慢，易于泛化，不易形成稳定的兴奋灶，易疲劳进入睡眠状态。出生后活动主要由皮质下系统调节，因此动作多缓慢如蠕动样，且肌张力高；随着神经系统发育成熟，由大脑中枢进行调节，动作的随意性、协调性逐渐提升。脑在生长发育时期，对营养和氧的需求量大，在基础状态下，小儿脑耗氧占总耗氧量的50%（成人为20%）。长期营养缺乏可引起脑的生长发育落后。

脊髓随年龄而增长。脊髓发育在出生时已较成熟，重2～6g，2岁时构造接近成人。胎儿期脊髓下端位于第2腰椎下缘，4岁时上移至第1腰椎，做腰椎穿刺时应注意小儿的年龄。胎儿的脊髓发育相对较成熟，出生后即有觅食、吸吮、吞咽、拥抱、握持等反射。2岁以内Babinski征阳性可为生理现象。2岁后神经反射才稳定。

### （二）感知、运动、语言发育

感知、运动、语言功能均依赖于神经系统的正常发育。古代关于小儿的运动发育，在唐代孙思邈《备急千金要方·少小婴孺方上·序例》中有较详细的叙述："凡生后六十日瞳子成，能咳笑，应和人；百日任脉成，能自反复；百八十日尻骨成，能独坐；二百一十日掌骨成，能匍匐；三百日髋骨成，能独立；三百六十日膝骨成，能行。"在民间还有"一听二视三抬头，四撑五抓六翻身，七坐八爬九扶站，一岁娃娃会走路"的说法。现代将运动发育分为大运动和细运动两种。两种运动同时发育。大运动包括颈肌及腰肌的平衡性运动，故有时也称为平衡运动。细运动是指手的精细捏弄运动，常需视感知的协调。对于细运动，在发育儿科学的术语中，常把与适应环境有关的细运动（如绘画、玩积木等）称为适应性行为，把自理生活的细运动（如扣纽扣、系鞋带等）称为个人社会性行为。

**1. 感知发育**

（1）视感知　新生儿暗光视力较成人差，但实验心理学证明，在亮光下能区别红、蓝颜色。新生儿期后视功能发育迅速。4～6周时眼球能水平方向跟随物体移动；4个月时分辨颜色、亮度及轮廓的能力已较完善。

小儿视功能发育的进度综合如下：

新生儿：短暂地注视和反射地跟随近距离内缓慢移动的物体，在15cm范围内视觉最清楚。

1个月：眼在水平方向90°范围内随移动的物体运动，表现为头眼协调。

3个月：头眼协调好。能判别物体的大小和形状，能看见8cm大小的物体。

6个月：目光能沿垂直方向及水平方向跟随移动物体转动90°，能转动身体协调视觉。

9个月：较长时间地看3～3.5m的人物活动。

1岁半：能注视悬挂在3m处的小玩具。

2岁：能区别垂直线与横线。目光能跟踪落地的物体。

4岁：视力约20/40(Snellen视力表)。

（2）听感知　新生儿出生数天后，听觉就相当良好。50～90分贝的声响能引起小儿呼吸改变，说明能听到此响度的声音。

听觉功能发育过程大致如下：

新生儿：能区别90dB与105dB的声响和200dB与250Hz的音响。

1个月：能区别ba和pa两个音素的差别。

3个月：转头向声源。

4个月：听到悦耳声音时微笑。

5个月：对母亲语声有反应。

8个月：能区别语声的意义。

9个月：能寻找来自不同高度的声源。

1岁：听懂自己的名字。

2岁：听懂简单的吩咐。

4岁：听觉发育已完善。

（3）味感知　出生时味觉发育已很完善；4～5个月后对食物轻微味道的改变已很敏感，为味觉发育的关键时期，此期应适时添加辅食。

（4）嗅感知　出生时嗅觉中枢与神经末梢已基本发育成熟，3～4个月能区别愉快与不愉快的气味，7个月开始对芳香气味有反应。

（5）皮肤感觉　皮肤感觉包括触觉、痛觉、温度觉和深感觉等。新生儿眼、口周、手掌、足底等部位的触觉已很敏感，而前臂、股、躯干的触觉较迟钝。新生儿已有痛觉，但较迟钝；第2个月起才逐渐改善。出生时温度觉已很敏感。

**2. 运动发育**　儿童运动发育包括粗大运动和精细运动。运动发育有赖于视感知的参与，与神经、肌肉的发育有密切的联系。随着大脑皮层的逐渐健全，神经髓鞘的逐步形成，条件反射的建立，小儿运动功能逐步发育。运动发育的总规律是：①由上而下，小儿先会抬头、坐，后会爬、站、走。②由不协调到协调。③由粗到细，先粗大运动发育，后精细运动发育。④由近到远，近躯干的先发育，远离躯干的后发育。⑤先正后反，发育中先会正向动作，再会反向动作，如先会向前走路，然后会倒退。

（1）粗大运动发育

2个月：扶坐或侧卧时能勉强抬头。

3个月：俯卧位时用肘撑起胸部数分钟，能用手触摸东西。

4个月：扶着两手或髋骨时能坐，能握持玩具。

5个月：坐在妈妈身上能直腰，能两手各握一玩具。

6个月：拉其手能从仰卧位坐起，能用手摇玩具。

7个月：能独坐片刻，能将玩具从一手换至另一手。

8个月：扶栏能站立片刻，会爬，会拍手。

9个月：扶栏能从坐位站起，试着独站，知道从抽屉中取小玩具，能随意放下或扔掉手中物体。

10～11个月：扶栏独脚站，或蟹行；搀扶或扶推车可走几步，能拇指、食指对捏取物。

12个月：能独走，弯腰拾东西。

15个月：走得较好，但不能止步或转向，能蹲下来玩，能叠1～2块方木。

18个月：走得较稳，能倒退几步，能有目标地扔皮球。

2岁：能双足跳，能用杯子饮水，用勺子吃饭。

3岁：能跑，并能一脚跳过低的障碍，会骑小三轮车，会洗手。

4岁：能奔跑，会爬梯子，基本会穿衣。

5岁：能单脚跳，会系鞋带。

（2）精细运动发育　是指手指的精细动作发育。新生儿两手紧握拳，生后3个月可有意识握物，3～4个月时能玩手中的物体，6～7个月时出现换手、捏与敲等探索性动作，9～10个月时能用拇指、食指捏取细小物品，12～15个月时能用勺子取食、乱涂画，2～3岁会用筷子，4岁能自己穿衣服、绘画和书写。

**3. 语言发育**　语言是表达思想、意识的一种方式。小儿语言发育除了与脑发育关系密切外，还需要有正常的听觉和发音器官，并与后天教养有关。智能迟缓小儿的语言缺陷，主要表现为词汇贫乏和语言结构不完善，而不一定有发音障碍。

小儿语言发育顺序，民间有"一哭二笑四发声，五咿六呀七爸妈，一岁懂话会叫人，二岁交谈四唱歌，七讲故事学文章"的说法。

小儿语言发育的进程如下：

1 个月：能哭。

2 个月：会笑，始发喉音。

3 个月：能咿呀发音。

4 个月：能发出笑声。

5～6 个月：能喃喃地发出单调音节。

7 个月：能发出"爸爸""妈妈"等复音，但无叫喊亲人之意。

8 个月：能重复大人所发简单音节。

9 个月：能懂几个较复杂的词句，如"再见"等。

10 个月："妈妈""爸爸"等复音变为呼唤亲人之意，能开始用单词。

12 个月：能叫出简单的物品名字，如灯；并能以"汪汪""咪咪"等代表狗、猫，能指出鼻子、耳朵。

15 个月：能说出几个词及自己的名字。

18 个月：能指出身体各部分。

2 岁：能用 2～3 字组成的句子表达意思。

3 岁：能说儿歌，并能数几个数字。

4 岁：能认识 3 种以上颜色。

5 岁：能唱歌，并能认识简单的汉字。

6～7 岁：能讲故事，学习写字，准备上学。

**4. 心理活动的发展**　人的心理活动，包括感觉、记忆、思维、想象、意志、情感情绪和性格等众多方面。

（1）注意的发展　注意可分为无意注意和有意注意。无意注意是自然产生的，没有自觉目的；有意注意是自觉的、有目的的注意。婴儿期以无意注意为主，随着年龄的增加、语言的丰富和思维能力的发展，逐渐出现有意注意，5～6 岁后儿童能较好地控制自己的注意力。自婴幼儿期即应培养注意力，激发小儿兴趣，加强注意的目的性。

（2）记忆的发展　记忆是将所需的信息储存和读出的神经活动过程，是人脑对过去认识的反映，凡是见过、听过、吃过、读过、做过和学过的事情都会在大脑留下痕迹，并且在一定条件下可以恢复，即记忆。记忆分为形象记忆、逻辑记忆、情绪记忆和动作记忆。婴幼儿期记忆的特点是短暂且内容少，对欢乐、惊恐、愤怒的事情易记忆。随着年龄增加虽有进步但易受暗示，精确性差，常被误认为说谎，当思维理解分析能力发展成熟时才有逻辑，记忆一般是在学龄期后。

（3）思维的发展　思维是应用理解、记忆和综合分析能力来认识事物的本质和掌握发展规律的一种精神活动，是心理活动的高级形式。思维的发展可分为 4 个阶段：感知动作思维、具体形象思维、抽象逻辑思维和辩证逻辑思维。小儿 3 岁前只有最初的形象思维，随着年龄的增长逐渐学会了综合分析、分类、比较和抽象等思维方式，使思维具有目的性、灵活性和判别性，最后发展为独立思考的能力。

（4）早期的社会行为　儿童的社会行为是各年龄阶段相应的心理发展的综合表现，与家庭经济文化水平、育儿方式及小儿的性格、性别、年龄等有关系。绝大多数智能的判断基于社会行为的成熟状况。

## 二、变蒸学说

变蒸学说是我国古代医家用来解释小儿生长发育规律，阐述小儿生长发育期间主要现象的一种学说。变蒸之名，最早见于西晋王叔和的《脉经》。之后在《诸病源候论》《备急千金要方》中，对于小儿某些动作的发育，也常运用"变蒸"来解释。《小儿药证直诀》后，历代许多儿科专著中对"变蒸"均有专门论述。

古代医家认为，由于小儿生长发育旺盛，其形体、神智都在不断地变异，蒸蒸日上，逐渐向健全方向发展。变者，变其情智，发其聪明；蒸者，蒸其血脉，长其百骸。《古今图书集成·医部全录》注曰："小儿变者变其情态，蒸者蒸其血脉……"《备急千金要方·少小婴孺方上·序例》说："小儿所以变蒸者，是荣其血脉，改其五脏，故一变竟辄觉情态有异。"可见变蒸是解释小儿生长发育规律的学说。

关于变蒸周期、变蒸的大小，历来医家论述不尽一致。按照《诸病源候论》《备急千金要方》等多数医籍的记载，认为自初生起，32 日一变，64 日变且蒸，十变五蒸，历 320 日，小蒸完毕；小蒸以后是大蒸，大蒸共三次，第一、第二次各 64 日，第三次为 128 日。合计 576 日，变蒸完毕。

中医藏象学说认为，小儿变蒸时，机体脏腑功能逐步健全完善，也就反映为表现于外的形、神同步协调发育。《小儿药证直诀·变蒸》指出："小儿在母腹中，乃生骨气，五脏六腑，成而未全。自生之后，即长骨脉、五脏六腑之神智也。变者，易也。巢论云：上多变气。又生变蒸者，自内而长，自下而上，又身热，故以生之日后，三十二日一变。变每毕，即情性有异于前。何者？长生腑脏智意故也。"《小儿卫生总微论方·变蒸论》认为：由于"肾为水，水数一"，故为第一变，再变"且蒸属膀胱"，因为"肾与膀胱为表里"；其次"心为火，火数二"，"心与小肠为表里"；"肝为木，木数三"，"肝与胆为表里"；"肺为金，金数四"，"肺与大肠为表里"；"脾为土，土数五"，"脾与胃为表里"。说明变蒸时五脏的先后次序是以五行配合脏腑表里学说类推的。

关于变蒸学说的具体内容及其使用价值，历来争议颇多，特别是一些明清医家，如张介宾、陈飞霞等，对变蒸学说提出了批评性意见。他们认为小儿足月出生后，形气虽未壮实，但脏腑已经形成，其生长之机，一息不停，百骸齐长，绝不是一变某脏、二变某脏等先后次第生长发育，在生长发育时间上也不存在什么 32 日一变蒸等；并且认为小儿发热，不是外感，就是内伤，没有依期发热而生变蒸者。《幼幼集成·变蒸辨》说："予临证四十余载，从未见一儿依期作热而变者。有自生至长，未尝一热者，有生下十朝半月而常多作热者，岂变蒸之谓乎？凡小儿作热，总无一定，不必拘泥，后贤毋执以为实，而以正病作变蒸，迁延时日，误事不小，但依证治疗，自可生全。"

　　对变蒸学说的认识，应当取其精华。结合现代研究结果可以看出，运用变蒸学说来总结归纳小儿生长发育规律是具有积极意义的。①通过长期实践观察，小儿生长发育是一个连续不断的变化过程，也就是不断量变的过程，量变积累到一定程度，就会引起质的飞跃，使之在一定年龄段显示出特殊的发展变化。古代医家所提出的每一阶段的变、蒸亦此道理。其所观察总结的形态、情智变化，对临床具有一定的指导意义。②坚持形、神统一的观点来认识小儿生长发育。认为形、神是相应发育的，因此变、蒸的变化也是同步出现的，将体格生长、情智变化联系起来，形成了婴幼儿心身发育规律的学说。③关于变蒸周期，小蒸 32 天一次，十蒸共 320 天，在这期间，每一小蒸约 1 个月，每蒸均有变化。这十分符合小儿在 1 岁以内发育迅速的生理特点。1 岁以后，接着大蒸，这也符合 1 岁后小儿生长发育速度逐渐减慢的特点。④美国儿科专家阿诺德·盖泽尔（Arnold Gesell）通过对小儿活动大量连续观测，提出了盖泽尔发育进程表，认为不同周龄阶段（每 4 周为 1 个阶段）小儿的运动、适应、语言、个人 – 社会 4 个方面显示出飞跃发展，提出了枢纽龄的概念。变蒸周期与枢纽龄研究方法相似，所得结论相似，说明变蒸学说关于小儿生长发育有其阶段性显著变化规律的论说是有科学根据的。在很长一段时间里，变蒸学说反映了中医学对小儿生长发育规律的认识，留下了可贵的历史资料。变蒸周期说来源于实践，这一理论又指导了临床对小儿生长发育状况的观察分析，其认识论是科学的，具体内容也基本上符合实际。某些古籍中记载变蒸时有体热、汗出等症状，这种说法只能是白璧微瑕，摒弃即可。分析变蒸学说的科学方法及中华民族儿童生长发育状况的历史资料，借鉴现代国外对小儿生长发育规律的研究方法，将有利于对现代中国少年儿童生长发育规律的研究总结，进而用于临床，为提高我国人口素质服务。

# 第六章　中医儿童保健方法及措施　▷▷▷▷

## 第一节　起居保健

起居，是指生活、学习、工作的安排。明代王绍隆传、清代潘楫增注的《医灯续焰·尊生十二鉴》云："起居者何？一切行住坐卧，早起晚息也。"故凡日常生活中的作息、睡眠、衣着、洗漱及居处环境等，均属起居范畴。起居保健主要包括作息有序、睡眠充足、洗漱得当、衣被适宜及居处相宜等。

### 一、作息有序

作息有序是指生活作息要按时、有规律。《管子·形势解》曰："起居时，饮食节，寒暑适，则身利而寿命益；起居不时，饮食不节，寒暑不适，则形累而寿命损。"强调了按时作息、节制饮食、顺应寒暑对人体健康的重要性。同时，作息有序，还应顺乎天理。人是宇宙的一个组成部分，自然界的运动变化无不对人体产生影响，所以作息的规律应根据四时的阴阳变化来安排。只有这样才能保健防病，若违背了自然规律，就易产生疾病。

四时遵循春生、夏长、秋收、冬藏之规律，人的作息亦当顺应之。春生，春季应充分利用春天的生机，来舒展机体之阳气。夏长，夏季宜早起晚睡，及时补充因出汗过多而丢失的水分。秋收，秋季当早睡早起，多吃蔬菜、水果，以养肺护阴。冬藏，冬季宜固守阴阳，以养真气，当早睡晚起，适时调补，养精蓄锐，为来年春季的升发孕育生机。

一日之内阳气随着昼夜晨昏的变化而消长，人的活动也要与此相适应。清代喻嘉言《医门法律·一明营卫之法》云："每至日西，身中阳气之门乃闭，即当加意谨护，勿反开之。"午前应当多接受阳光，以助人身阳气；午后应静而少动，使阳气收藏，阴精饱满。

### 二、睡眠充足

人体的作息随着自然、人体阴阳的消长转化而有规律地交替。湖南马王堆汉代古墓中出土的《十问》曰："故一昔（夕）不卧，百日不复。"是说一夜不眠，其精力多日也难以恢复。小儿睡眠不足，晨起磨磨蹭蹭，精神不振，不愿上学，无心玩耍，思想不集中，甚则食欲不振。因此，必须有充足的睡眠。

小儿睡眠的时间，随着年龄的增加而逐步减少。保证睡眠才能保障小儿神经、骨骼、肌肉的正常生长发育。若睡眠不足，会影响生长激素的分泌。充足的睡眠，不仅指睡眠时间有所保证，而且需养成良好的睡眠习惯，以提高睡眠质量。为此，要注意以下几点：

**1. 按时入寝，不宜晚睡**　3 岁以后应令其早睡早起，避免睡眠过多。晚睡会减少睡眠时间，且易养成睡懒觉的坏习惯，以致上学迟到，甚至不愿上学，这样既不利于健康，也不利于学习。

**2. 睡卧姿势，宜常变化**　仰卧、侧卧均可，但不宜久偏一侧，亦不宜睡软床。小儿，特别是婴儿，骨骼软弱，易于弯曲，偶有不慎，易造成斜颈、偏面、脊柱弯曲等畸形。宋代陈自明《妇人大全良方·产乳集·将护婴儿方论》指出，夜卧"盖覆衣衾，须露儿头面"，即睡时不应用衣被盖儿头面，以免呼吸不到新鲜空气。3 个月以内的婴儿，若蒙被睡卧，还会引起缺氧，甚至窒息死亡。

**3. 枕不宜高，勿用手臂作枕**　可用晚蚕砂、茶叶、党参、菊花等制作保健药枕，以预防感冒，增进食欲。枕亦不宜太高，以免引起脊柱变形。

**4. 睡前睡中不宜进食**　《济阴纲目·乳儿方》指出："初生小儿……若儿多睡，慎勿强与乳之。"以免乳食积滞，不易消化，影响睡眠。若睡前进食，食物残渣滞留口腔，易致龋齿。

**5. 睡前安静，睡宜避光**　晚间小儿卧室光线宜暗淡。《万有医库·小儿科》指出，小儿睡觉"勿置光线直射之处，以保目力"。睡前不宜观看武打、格斗、离奇、恐怖等影视；否则小儿难以入眠，夜寐易多梦、哭叫，甚则惊惕不安、夜游、抽搐等。

**6. 单独睡觉，养成习惯**　小儿断奶后，应逐步养成单独睡觉的好习惯。若一直与母亲同睡，易影响小儿夜间的体温调节，并易吸入母亲呼出之二氧化碳，小儿反不易入睡，即寐亦不易熟睡。

**7. 睡勿重压，卧不当风**　小儿睡时盖被不宜过厚、过重，衣带亦宜宽松。卧不宜当风，正如明代周履靖《夷门广牍·唐宋卫生歌》曰："坐卧防风来脑后，脑内入风人不寿。"婴儿入睡忌乳母口鼻之气直吹儿囟，否则易于伤风感冒。

此外，还应避免养成抱着睡、边拍边睡、摇床睡、口含奶头或吮指入睡等不良习惯。

## 三、洗漱得当

洗浴不仅能清洁皮肤，加速血液循环，促进新陈代谢，而且有利于小儿的生长发育。初生儿若不勤换尿布，湿渍皮肤污秽不洁，久不洗浴者，易患脐疮、脐湿、红臀等疾病。初生儿每天均需洗浴，洗浴时注意动作轻柔，防止冒受风寒。炎热夏季，儿童一般每天洗 1～2 次。冬季寒冷，每 5 天洗 1 次；有条件者，也可每日洗 1 次。洗澡时间不宜过长，水温不宜太高，不可过用各种化学洗洁剂，以防损伤皮肤，引起皮肤干燥或过敏。浴后要及时擦干全身，避免着凉感冒。洗浴之顺序，应先洗头和面，继洗颈部和全身。婴儿皮肤皱褶处及会阴部较易渍烂，应注意清洁，必要时涂以防护油。

漱口刷牙，是保持口腔卫生、保护牙齿、预防龋齿最基本的方法。如《诸病源候论·牙齿病诸疾·齿龋注候》曰："食毕，常漱口数过，不尔，使人病龋齿。"婴幼儿乳食后应喂些温开水冲洗口腔，对稍大的小儿应逐步教会漱口的方法，以养成食后漱口的良好习惯。刷牙是更为彻底的口腔清洁法，要逐步教会儿童刷牙的方法，顺着牙缝上下刷，按上牙、下牙及牙齿的外面、里面、咬合面的顺序，全部刷洗干净，最后用温水洗漱。每日早、晚各刷1次，有条件者食后即刷。

### 四、衣被适宜

衣被对小儿生长发育及健康的影响亦不容忽视。衣被适宜，是指小儿衣被要适体、适时。适体，即吸湿透气，柔软疏松，大小合适，容易穿脱，略带宽松而不紧缩肢体。适时，即随四季气候变化，遵"春夏养阳，秋冬养阴"之保健原则，及时增减衣被。

初生儿所处室温太高，包裹太厚，易使之出汗过多而发生脱水热；反之，胎儿因环境温度偏低和喂养不及时等，易发生新生儿硬肿症。婴儿衣着不可过暖，否则会降低小儿对气候变化的适应能力。如《诸病源候论·养小儿候》曰："小儿始生，肌肤未成，不可暖衣，暖衣则令筋骨缓弱。"

民间认为，"春要捂，秋要露"。这样做有利于人体阳气之升发，同时可防感冒风寒。还认为，"头宜凉，足宜暖"。因头为诸阳之会，不宜戴过厚的帽子。若头部过热、头汗过多，易引起头疮目疾。头稍凉，既能保持头脑清醒，又能增强机体抗寒的能力。足部宜暖，因足部居于人体下部之末，阳气常不足，易受寒邪所伤，所以要防"寒从脚底起"。

### 五、居处相宜

居处是指住宅与寝室。这是小儿后天成长的环境之一，必须精心选择和安排。古代养生著作中，皆论及居处。《吕氏春秋》与《备急千金要方》对此均有较详细的论述。孙思邈认为，居处应选择背山临水、气候高爽、土地良沃、泉水清美之地。这样的居处，目前在现代化的都市里已难寻觅。但居处要尽量做到：住址远离工业区，避开浓烟毒雾、阴暗潮湿、肮脏臭秽、喧嚣嘈杂的环境；卧室的窗户最好向阳，采光、照明合理；通风性能好，保证室内的空气流通、新鲜，如《遵生八笺·起居安乐笺》所载"吾所居室，四边皆窗户，遇风即阖，风息即开"；具有保暖和防热功能，冬夏两季，不宜过冷或过热；居处安静，避免噪声污染；居室的布置，应以安全、舒适、清洁、雅致为原则。有条件者，可栽种花草，美化环境，净化空气，给孩子创造一个良好的生活与学习环境。

## 第二节　精神保健

儿童保健，不仅要保证其机体健康，也要注意其精神心理发育。精神，指人的意识、思维活动和一般心理状态。小儿思想单纯，虽少七情六欲，但已具有完好的感觉器官，已能建立条件反射，产生心理活动。他们感情丰富，天真活泼，精力旺盛，好奇好动，模仿性强。中医学提倡胎教，这是早期的精神保健。由于小儿情绪的发展和分化迅速，生后数月的婴儿，已能表现喜、怒、哀、乐的情绪变化，到 2 岁就有高兴、好奇、同情、失望、恐惧、厌恶等 20 多种情绪反应。因此，小儿出生后的精神保健应从初生开始，其内容主要有以下几个方面。

## 一、早期教育，超前训练

早期教育是指对 3 岁以下婴幼儿有目的、有计划、系统地、略为超前地进行感知（主要是视、听）能力的教育和行为的培养。人一生的能力，有相当大的部分在 3 岁以前就打下了基础。3 岁的幼儿，在身心两方面都具备了作为人的基础能力。我国自古认为，幼时所习，至老不忘；幼时失教，贻害终身。《万氏家藏育婴秘诀·鞠养以慎其疾》指出："小儿能言，必教之以正言，如鄙俚之言勿语也。能食则教以恭敬，若亵慢之习勿作也。能坐能行则扶持之，勿使倾跌也。宗族乡党之人，则教以亲疏尊卑长幼之分，勿使谍嫚。言语问答，教以诚实，勿使欺妄也。宾客往来，教以拜揖迎送，勿使退避也。衣服器用、五谷六畜之类，遇物则教之，使其知之也。或教以数目，或教以方隅，或教以岁月时日之类。如此则不但无疾，而知识亦早矣。"医者不仅要精通医术，而且要懂得教育，注意小儿智力的早期开发，重视思想品德的培养，以保证小儿身心的健康发育。

早期教育的最佳方法是超前训练。超前训练，不仅可使动作提前出现，而且可以锻炼感知能力，发展探索能力。这种训练，必须切合小儿生理和心理特点。2 岁以内以个别教育为主，2～3 岁应参与一定时间有组织的集体训练。教学内容除了"教之以正言""教以诚实""教以恭敬"外，还应结合日常的各种卫生习惯，以及游戏、散步、模仿、写写、画画、看画册、听故事、观夜空等，"遇物则教"，寓教于乐，使小儿对大自然产生浓厚兴趣，增强求知欲望。同时需注意语言和数字的训练，增进小儿与成人及同伴之间的感情交流，使小儿在语言、认知、想象、动手等方面得到均衡发展，为下一阶段更多地认识世界打下基础。

母亲对小儿的一生具有重大影响。《女学篇·襁褓教育》曰："小儿稍长，甫能学语，全赖母之提携，养其中和之气，保其固有之天真。一举一动，勿呈其欲，勿纵其骄。所以子女禀性之贤否，恒视母教为转移。"母亲是小儿的第一任教师，小儿在母亲的抚育下成长，他们的品德、性格在母亲的熏陶下发展。古今中外许多伟大人物的成长，都与其母自幼的教养分不开。如我国古代的思想家、政治家孟子，自幼被慈母三迁家居，以求得一个良好的学习环境。有人对第二次世界大战中失去父母的数千名儿童进行分析，结论是：失去母亲对小儿终生有不可估量的影响。因此，母亲要以满腔的热情和耐心，与托幼机构配合，共同教养小儿。

## 二、循循善诱，言传身教

中国之教育，历来主张循循善诱。《女学篇·襁褓教育》曰："教幼儿女者，不可躁进，须相其体格强弱，年岁大小，以施其教法……为师者，需不恶而严，循循善诱。"并要求编定课程，每节更换，不致厌倦，"课程完毕随即放学，万勿增例外之课，致阻其活泼之生机"。儿童天真无邪，活泼好动，对客观世界有着浓厚的兴趣，但由于其幼稚，分不清是非，或不适应集体教育，有的表现为注意力不集中，有的则表现为胆怯、急躁、口吃、撒谎等异常行为，甚或发生打架、骂人等攻击行为。对此，亦应循循善诱，不可采用打骂、训斥、讽刺、挖苦、歧视和体罚等精神虐待的教育方法，以免摧残小儿身心健康。《千金翼方·小儿·小儿杂治法》指出："十岁以下，依礼小学，而不得苦精功程，必令儿失心惊惧；及不得苦行杖罚，亦令儿得癫痫……尤不得诽毁小儿。"已认识到精神虐待教育方法的危害。

小儿正处在人生观、世界观形成的关键时期，心理素质极不稳定，接受能力强而判断力差，很容易受到来自社会各方面的负面影响。社会上以金钱、物质为中心的拜金主义价值取向，对不谙事理的小儿是一种诱惑，不少小儿之间攀比吃、穿、打扮，渐渐养成吃喝享乐的不良习气。对此，有的家长千方百计设法将孩子与社会隔开，这是不可能，也是不现实的，家长应做一名合格的引导者和监督者。《保赤汇编·锡麟宝训摘要》云："人家子弟知识稍开，课诵之余，一切家计出入，人情世故须为讲究。即如饮食，使其知稼穑辛勤；衣服，使其知机杼之苦。并田庄望岁时，丰稔经营慨物力艰难，渐渐说至创业守成，防危虑患，多方比喻。此等言语较之诗书易于入耳，使其平日了然胸中，及长庶几稍知把捉矣。"当今社会传媒对小儿影响最大的要数手机、电视、电脑和书籍，家长一定要在内容上加以选择，必须正确引导，循循善诱。对小儿的教育，古人还重视成人言行的表率作用，即身教重于言教。现代心理学证明，幼儿的思维处于他律状态，即以外在的标准为楷模。父母、老师等周围成人的言行，正是构成这个楷模的对象。幼儿和父母长辈生活在一起，许多品行会在耳濡目染中铸成。因此，父母处处要以身作则，为子女做出良好榜样，如果榜样出了偏差，会增加子女染上不良习气的风险。子女的行为举止之所以像父母，这不完全是由于遗传，而更多是早期模仿的结果。小儿同时还受所处环境的影响，在身教的同时，还应根据幼儿的特点，进行耐心的言教，以引导小儿健康而全面地发展。

## 三、性格培养，注重方法

小儿的性格和道德品质的培养，在人才形成的过程中，虽属非智力因素，但比知识等智力因素更为重要。因此，在小儿精神保健中，应注意培养良好的性格和品德。人的性格从小养成，一旦形成就具有相对稳定性。3 岁的小儿在性格上已有明显的个体差异，培养良好的性格品德要从零岁抓起。婴儿期的生活习惯是影响小儿性格形成的重要因素，而某种习惯的形成，取决于养育的方式。因此，早期的科学养育，应从建立良好的生活习惯着手，婴儿出生后就需合理安排睡眠和饮食，逐步训练排泄和各种自理能力，使之养成习惯，这将是其日后的习性。

父母感情交往的方式，也影响着小儿性格的形成。我国自古主张慈母严父，使小儿一面有爱的关照，另一面有严格的教育。两者都从慈爱而不是溺爱出发，一个用爱去呵护，另一个用爱去塑造。如果父母过于疼爱子女，在娇宠中易形成自傲、懒惰、脆弱的性格。

培养良好的性格，还应从体格锻炼抓起。缺乏锻炼的小儿往往体弱多病，体弱多病与性格懦弱之间有着一定的内在联系。重饮食、轻锻炼的育儿方式，会使小儿具有明显的惰性。身体上的惰性，表现为好吃懒做、好静怕动；精神上的惰性，表现为缺乏自信和进取心。良好的性格是在实际生活的锻炼中形成的，如胆量、意志力、独立性、自信心等，都是在经历危险、挫折和困难的过程中逐步培养起来的。父母过度关心和照顾，将会影响小儿自我性格的形成。过度保护的教育方式剥夺了小儿经历困难的机会，父母应合理、巧妙地为小儿提供遭遇各种困难的机会，以帮助他们获得建立起个人人格的力量，用以解决各年龄阶段所面临的自身问题。

在教养过程中，家庭成员、托幼机构工作人员、托儿所与家长之间，对小儿的要求和教养方法必须协调一致，态度要亲切和蔼，既要关心小儿，又要尊重小儿。不要一连串地对小儿说"这个不可以""那个不可以"，这种"不可以"在大脑皮层可形成抑制过程，容易导致小儿神经功能失调，陷于过度兴奋或低下，出现恼怒，甚或反常现象。教养时还应注意，不要使大脑皮层中兴奋和抑制两个过程发生冲突。例如小儿玩得正高兴，大脑皮层处于兴奋状态，若此时被无故阻止，抑制过程加强，兴奋和抑制发生冲突，小儿就会发脾气。小儿自控能力差，感情常外露，且不稳定，高兴时有说有笑，伤心时又哭又闹。因此，教养小儿一定要注意方式方法。

# 第三节　中医常用保健适宜技术

## 一、概述

中医适宜技术起源于史前。远古人类聚居山野，为了生存，与虫兽搏斗，与天灾野火、严寒酷暑抗争，以及部落人群间械斗，常有创伤、撕裂、流血、感染、水火烫伤、虫兽咬伤等，起初多以草木、树皮、泥土敷扎伤口，以砭石和骨针放血、排脓、清创等治疗，乃是最早最原始的外治方法。1973 年湖南长沙马王堆 3 号汉墓出土的西汉时期的《五十二病方》是我国现存最早的方书，书中载有治疗痈疽疮疡、皮肤疥癣、痔瘘、赘疣等，采用膏剂敷贴法、散剂烟熏法、药浴法，以及灸法、砭法、角法。《黄帝内经》记载的外治技术有砭石、九针、导引、按摩、灸、熨、渍、浴、蒸、涂、嚏等，并开创了膏药的先河。《伤寒论》还创用了塞鼻、灌耳、舌下含药、润导、粉身等法。《太平圣惠方》记载有淋渫、膏摩等法。孙思邈《备急千金要方》所用外治技术共有 27 种之多。

中医适宜技术建立在中医学理论的基础上，以整体观、辨证观、以人为本、"天人合一"、形神统一、因人因时因地制宜等思想为指导，注重养生和调整阴阳、扶正祛邪等理论与实践。运用中医适宜技术预防保健，消除异常、失调的病理状态，并使之恢复正常协调的生理状态，可提高机体的抗病和康复能力。这种以整体调理为主，注重精神调养的整体思维治疗模式，充分体现了"治未病"思想，对疾病的防治起到了很好的理论指导作用。尽管现代医疗技术在不断进步，但传统的中医疗法仍为大部分人所认可，尤其近年来，我国致力于振兴优秀传统文化，支持中医药事业传承发展，使得中医针灸、拔罐等传统治疗方法渐成风尚。

中医适宜技术的内涵有狭义和广义之分，其中狭义的内涵主要包括针灸疗法、刺血疗法、推拿按摩、刮痧疗法、贴敷疗法、拔罐、火疗、气功等40余种疗法。部分疗法经过现代中医学者的继承与发展，使之与西医学理论及中西医结合医学理论的精华相结合，并进行探索研究，形成了既继承原传统疗法的特色与优点，又具有创新性的新型临床实用型传统疗法，如腹针疗法、平衡针疗法、热敏灸疗法、雷火灸疗法、穴位埋线疗法、电热针疗法等，从而形成了具有时代特色的广义中医适宜技术。

## 二、常用的保健适宜技术

### （一）小儿推拿疗法

小儿推拿古称"拊子"，其历史源远流长，是中医推拿学科的重要组成部分。小儿推拿的理论源自中医理论，以辨证施治为原则，阴阳五行、脏腑经络等学说为理论指导，通过特定手法作用于小儿身体部位，以调和气血、平衡阴阳，从而提高小儿机体防病抗病的能力，是中医常用适宜技术之一。

《五十二病方》记载了最初的小儿推拿疗法"匕周婴儿瘛所"，即使用勺按压婴儿手足痉挛患处以达到止痉的效果，这被认为是小儿推拿疗法的最早记载。魏晋隋唐时期，儿科按摩疗法十分盛行，晋代医学家葛洪《肘后备急方·治卒腹痛方》记载："拈取其脊骨皮，深取痛引之，从龟尾至顶乃止。"首创捏脊疗法。唐代药王孙思邈《备急千金要方》中载有"膏摩法"，可以治疗小儿"腹胀满""夜啼"等儿科常见疾病。

明清时期，《小儿按摩经》为现存最早的小儿推拿专著，其中记载了20余种推拿手法和50余个推拿穴位。清代小儿推拿集大成者当属张振鋆所编《厘正按摩要术》，书中记载："岐黄疗病之法，针灸而外，按摩继之尚矣。""因小儿不喜药，于小儿最宜按摩各法。"指出相比于针灸、中药治疗，小儿更适合进行推拿治疗。《幼科铁镜·推拿代药赋》载："推上三关，代却麻黄肉桂；退下六腑，替来滑石羚羊。水底捞月，便是黄连犀角。"小儿推拿与药物的功效颇为相似，可用于多种疾病的治疗与预防。清代徐光谦《小儿推拿三字经》在当时影响深远，三字成句，朗朗上口，方便记忆与掌握，在临床及民间流传较广。

到了近现代，小儿推拿进入更为蓬勃的发展阶段，学派发展异彩纷呈，出现了北京冯氏小儿捏脊、天津津沽小儿推拿、山东三字经流派小儿推拿、山东孙重三小儿推拿、山东张汉臣小儿推拿、湖南刘开运小儿推拿、上海海派小儿推拿等不同小儿推拿流派，各大学派各据奇招，各有所长。在国家中医药管理局公布的《中医医疗技术手册（2013普及版）》第二篇中，将小儿推拿收录于推拿类技术，明确说明适应的病证包括腹泻、便秘、疳积、遗尿、发热、咳嗽、夜啼、惊风、麻疹等，也用于小儿保健。小儿推拿结合不同手法、特定穴位，通过调整人体阴阳平衡、调节脏腑功能，从而达到调节儿童体质，预防保健的目的。

### （二）穴位贴敷疗法

穴位贴敷疗法是中医常用的外治疗法之一，以中医学理论为基础，以整体观念和辨证论治为原则，根据疾病的不同，将不同的中药按配方组合，粉碎成末，混合蜂蜜、姜汁醋、白酒、植物油、蛋清，或熬成药膏，或调成药糊，直接贴敷于人体特定的穴位，并持续刺激这些穴位，而起到扶正祛邪、调节阴阳、调整气血、疏通气机的作用，达到治疗与预防疾病的目的。该方法具有操作简单、临床易于实现、治疗痛苦小的特点，临床及社会应用较为广泛。

早在原始社会，人们用树叶、草茎之类涂敷伤口治疗与猛兽搏斗所致的外伤而逐渐发现有些植物外敷能减轻疼痛和止血，甚至可以加速伤口的愈合，这就是中药贴敷治病的起源。《五十二病方》载有创口外敷即有"傅""涂""封安"之法。唐代孙思邈在《孙真人海上方》中载："小儿夜哭最堪怜，彻夜无眠苦通煎，朱甲末儿脐上贴，悄悄清清自然安。"他还提出了"无病之时"用膏摩囟上及足，体现了中医未病先防的思想。清代吴尚先结合自己的临床经验，著成《理瀹骈文》一书。书中提出"以膏统治百病"的论断，其中包括许多保健的贴敷方。清代张璐《张氏医通·诸气门下》喘（短气、少气、逆气、哮）载："冷哮灸肺俞、膏肓、天突，有应有不应。夏月三伏中，用炒白芥子涂法，往往获效。"便为现在广为应用的三伏贴，用于哮喘等肺系疾病的预防及治疗。

随着现代透皮技术的发展，穴位贴敷疗法在临床中也越来越受重视，并进行了一系列临床和实验研究。它避免了口服给药可能发生的肝脏首过效应和胃肠灭活，能维持稳定的血药浓度。腧穴作为脏腑气血汇聚之处，对药物具有储存和放大作用。当药物通过腧穴吸收时，其作用已不仅仅是穴位刺激和药物吸收两者功效的简单叠加，而是两者相互激发、相互协调而产生的整体效应，可以取得单纯用药所不能达到的治疗和预防效果。

### （三）艾灸疗法

艾灸疗法又称灸法，是运用艾绒或不同的药物在体表的穴位上烧灼、温熨，借灸火的热力及药物的作用，通过经络的传导，可有起陷下、补阴阳、逐寒邪、通经脉、舒气血等多个方面的作用，从而达到治病防病目的的一种中医传统疗法。

火的应用在人类文明发展史上有极其重要的意义，从原始人到现代人智慧产生的每一步都离不开火。西晋《博物志》载："削冰令圆，举而向日，以艾承其影，则得火，故名冰台。"在极寒的生存环境中，祖先探索发现用艾能生热承火。最早提及"灸"这个字的是《庄子·盗跖》，曰："丘所谓无病而自灸也。"《说文解字》云："灸，灼也，从火。"即是以火烧灼之意。汉代司马迁《史记·仓公列传》载有齐太仓长淳于意治疗验案 15 例，其中灸疗案 5 例，治愈案 2 例，说明汉代之前艾灸疗法是非常重要的治疗方法。"灸师"之称在唐代始有，艾灸疗法已发展成为一门独立的学科。明代后期李言闻著有《蕲艾传》，称赞艾"治病灸疾，功非小补"，这是我国历史上第一部艾灸疗法专著。

　　清代吴亦鼎汇历代各家灸法著成《神灸经纶》，是历史上有较大影响的灸疗专著。清末至民国时期，由于统治阶级拘于封建礼教，下令停止太医院使用针灸，废止针灸科，一般"儒医"也重汤药、轻针灸，使中医药的发展受到遏制，但由于艾灸疗法经济有效，便于掌握，深受广大劳动人民的欢迎，因而其仍在民间广为流传。

　　中华人民共和国成立后，中医药有了更大的发展，艾灸疗法得以复兴与繁荣，在教学、医疗及科研等方面都取得了很大成就。广大中医药工作者对艾灸疗法的机理研究，艾灸疗法对人体生理、病理的影响研究等都取得了很大进展，为艾灸疗法的发展开拓了美好的前景。艾灸疗法已逐渐成为普通老百姓养生治病、保健康复、治未病等的一种最为常用的家庭养生保健法之一。

### （四）耳穴疗法

　　耳穴疗法是以中国传统的医学理论和现代全息生物学说为依据，通过刺激耳郭上相应的穴位防治疾病的方法。

　　耳穴是耳郭表面与人体脏腑经络、组织器官、四肢躯干相互沟通的部位。古代医著中就有"耳脉"、耳与脏腑经络的生理病理关系，以及借耳诊治疾病的理论和方法等记载。耳与经络、脏腑有着密切的联系，"五脏六腑、十二经脉有络于耳"，"耳为宗脉之所聚"，"肾开窍于耳"。1958 年 12 月叶肖麟在《上海中医药学杂志》上摘译介绍了法国医学博士诺吉尔的发现："外耳并非单纯唯一弯曲软骨，它与内脏器官存在密切关系，内脏疾患时在耳郭上有相应点出现。"诺吉尔首次提出耳郭形如"胚胎倒影"的耳穴图。耳郭上分布着较丰富的神经，包括躯体神经、脑神经、交感神经，它们相互重叠，形成了神经丛。1995 年美国国际耳穴培训中心提出耳穴近脑学说，认为耳穴作用原理与中枢神经、自主神经、体液系统、免疫系统、遗传系统、病理形态系统有关，充实了耳穴诊治疾病的原理。

　　耳穴既是全身疾病的反应点，又是疾病治疗点，通过针刺、放血、艾灸、按摩等方法达到"治病而不致病"的目的，有副作用小、见效快、取材易、疗效好、经济、简便等优点。

### （五）拔罐疗法

　　拔罐疗法是以罐为器具，利用燃烧、抽吸、蒸汽等方法造成罐内负压，使罐吸附于穴位或体表的一定部位，以产生良性刺激，达到调整机体功能、防治疾病的目的，是中医外治疾病的一种常用治疗方法。拔罐疗法既是一种治病手段，也是一种常用的养生保健方法。

　　我国对于拔罐疗法的最早记载见于医籍《五十二病方》中，书中提到了用"角"来治疗痔疮的相关操作方法。到了魏晋南北朝时期，角法得到进一步的发展，基本确立了其作为一种外治法具体的适应证和禁忌证。葛洪、陶弘景等医家都在著作中对其操作方法有所论述。其中所言"针角"治法是现代针罐法和刺络拔罐法的雏形，对后世的发展有着很好的启发。隋唐时期，拔罐的工具在兽角之外又有了突破性的进展，人们开始用削制加工的竹罐来代替兽角，此时名称也发生了变化，称为煮罐法，或煮拔筒法。王焘在《外台秘要方·骨蒸方一十七首》中载录了医家张文仲用煮拔筒法来治疗肺痨，曰："以壮丈夫屈手头指及中指，夹患人脊骨，从大椎向下尽骨极……取三指大青竹筒，长寸半，一头留节，无节头削令薄似剑。煮此筒子数沸，及热出筒笼墨点处，按之良久，以刀弹破所角处。又煮筒子重角之……"这里医者使用刺络、捏脊按摩与拔罐疗法相结合，与今天的刺络放血拔罐疗法相同。时至宋金元时代，竹罐已经完全取代了兽角，拔罐疗法的名称亦变为"吸筒法"，且在应用上由单纯用水煮的煮拔筒法演变为用中药煎煮后的药筒法。宋代时罐疗的适应证已经扩大到内科疾病，其中《苏沈良方》一书记载了治疗久咳的拔罐疗法，书中称为"火角法"，是利用火角温热和吸拔的作用使寒邪外出，治疗寒邪客肺之久咳不愈。宋代唐慎微编著的《证类本草·卷第十三》对煮拔筒法的适应证进行了补充："治发、背、头未成疮及诸热肿痛，以青竹筒角之。"元代拔罐疗法主要的成就见于《瑞竹堂经验方》，书中首次记载采用中药煎汤煮竹筒，用来拔罐的方法："吸筒，以慈竹为之，削去青。五倍子（多用），白矾（少用些子），二味和筒煮了收起。用时，再于沸汤煮令热，以筋箕（箸）筒，乘热安于患处。"这里的操作方法与现代的药罐法十分接近，故可看作现代药罐法的雏形。明代，拔罐疗法已经成为一种比较成熟的治疗方法，其中陈实功《外科正宗》、申斗垣的《外科启玄》、方贤《奇效良方》中介绍拔罐疗法的内容较前更长，讲解更详细。清代医家赵学敏《本草纲目拾遗·火部》对火罐法作了详细介绍："火罐，江右及闽中皆有之，系窑户烧售，小如人大指，腹大两头微狭，使促口以受火气，凡患一切风寒，皆用此罐。"且在书中对火罐的出处、形状、适应证、操作方法和优点等均作了详细的介绍；另从其描述中可看出，火罐作为中医商品销售，出现了商业化的迹象，也反映出拔罐疗法在民间达到了盛行的程度。

拔罐疗法在我国已有两千余年的历史，在其漫长的发展过程中，随着朝代的变迁及伴随其间的民族融合，拔罐疗法不断地吸收着来自各个民族的治疗经验，逐渐地形成了一种独特的治病防病方法。

### （六）刮痧疗法

刮痧疗法，古称"戛法"，就是利用表面光滑的硬物等作为刮痧器具，配以刮痧介质，在人体表面特定部位（经络、穴位、疾病反应点等）进行反复刮拭，刮出"痧疹"，从而达到防治疾病目的的一种自然疗法。刮痧与针灸、按摩等疗法一样，同属中医外治法范畴。

刮痧疗法是中国劳动人民长期以来在同疾病作斗争过程中总结出来的一套独特且行之有效的治疗方法。刮痧治病的病历记录最早见于《史记·扁鹊仓公列传》中。唐朝时期人们就已运用苎麻来刮治疾病。刮痧发展到明代，刮痧治病的记录更详尽、更具体。《医学正传·医学或问》载："治砂证，或先用热水蘸搭臂膊，而以苎麻刮之；甚者针刺十指出血。或以香油灯照视胸背，有红点处皆烙之。"这种刮痧法，在中医书中又称"戛掠"，戛的意思是刮平、削平。到了清代，不仅刮痧操作方法更详尽，还有刮痧的运用及各种痧症的辨证。郭志邃《痧胀玉衡》载有各种痧症的辨证，在具体操作上提出："刮痧法，背脊、颈骨上下及胸前胁肋、两背肩臂痧，用铜钱蘸香油刮之，或用刮舌刮子脚蘸香油刮之。头额、腿上痧，用棉纱线或麻线蘸香油刮之。大小腹软肉内痧，用食盐以手擦之。"吴尚先《理瀹骈文》也记载了刮痧的运用："阳痧腹痛……莫妙以瓷调羹蘸香油刮背，盖五脏之系，咸在于背，刮之则邪气随降，病自松解。"此外，刮痧疗法还见于《松峰说疫》《串雅外编》《七十二种痧症救治法》《养生镜》《验方新编》等书中。广义的刮痧疗法包括刮痧、放痧、扯痧、焠痧、拍痧等不同的治疗方法，有些方法至今仍被应用于临床实践并广泛流传民间。20 世纪 60 年代上半期，我国开展了刮痧疗法继承及整理工作，出版了江静波所著《刮痧疗法》一书，开创了现代研究刮痧之先河。1976 年 10 月后，随着国家政策的稳定，中医学术活动得到发展，刮痧疗法逐渐发展成为独特的疗法。20 世纪七八十年代，我国台湾著名预防医学专家吕季儒教授在前人的基础上有所发展、改进而创造性推出"经络刮痧法"。在吕季儒教授循经走穴刮痧的基础上，一些中医界有志之士不仅丰富了刮痧学科的内容，还借鉴全息穴区主病的内容，将生物全息理论运用到刮痧实践之中，从而总结出刮拭局部器官的不同区域，达到治疗全身疾病的"全息刮痧法"，将刮痧疗法推入了一个更新的发展阶段。

近年来，维护人的自然生态、无毒副作用、易于被人们接受和有效的绿色疗法受到社会的青睐。刮痧疗法作为一种开展自我保健、家庭医疗的济世良法，正逐步发展成为一门独特的临床保健治疗学科。

## （七）药浴疗法

药浴疗法是基于中医基本理论的指导，通过对患者全身或局部的浸渍，利用药物透皮吸收的原理，达到预防保健、祛除病邪的一种外治法，是借助热力和药物的综合作用，直透局部皮肤腠理，以发挥清热解毒、消肿除湿、祛风杀虫、止痒、活血行气、软化角质、祛腐生肌等功效，从而达到治病防病的目的。其形式多种多样，洗全身浴称"药水澡"，局部洗浴又有"烫洗""熏洗""坐浴""足浴""藏浴""苗浴""瑶浴""哈尼药浴"等。

药浴疗法历史悠久，源远流长。《山海经·西山经》载有黄雚"浴之已疥，又可以已腑"，就是用黄雚洗浴治疗疥疮。在医学著作中最早记载药浴疗法的是《五十二病方》，该书记载了用药浴疗法治疗痫证、痔瘘、烧伤、瘢痕、干瘙、蛇伤等多种疾病，如治疗婴儿癫痫，"取雷丸三颗，治，以猪煎膏和之，小儿以水半斗，大者一斗，三分和，取一分置水中，浇，以浴之，浴之道，头上始，下尽身，四肢勿濡，三日一浴，已浴，辄弃其水潦中，痫者，身热而数惊，颈脊强而腹大，痫多大，以此药皆已"。中医经典著作《素问·至真要大论》也载有"寒者热之，热者寒之……摩之浴之，薄之劫之，开之发之，适事为故"，其中提到的"浴之"，首次将药浴列为重要而常用的治法，为药浴疗法奠定了理论基础。晋代葛洪是我国古代预防医学的介导者，所著《肘后备急方·治卒心腹烦满方》载有"治卒心腹烦满，又胸胁痛欲死方，以热汤令灼灼尔，渍手足，复易，秘方"。孙思邈的《备急千金要方》《千金翼方》，王焘的《外台秘要》等，均载有大量的药浴疗法。《备急千金要方》中就记载了药物蒸汽熏、淋洗法、浴洗法、坐浴法、浸洗法、泡洗法等多种药浴疗法；不仅将药浴疗法应用于内、外、妇、儿、五官、皮肤等各科疾病的治疗，还将其应用于疾病的预防，如《备急千金要方·少小婴孺方上》载有"儿生三日，宜用桃根汤浴……令儿终身无疮疥"。宋金元时期，药浴的应用已普及，《太平圣惠方》《太平惠民和剂局方》《圣济总录》《儒门事亲》《世医得效方》等医籍中对药浴的记载颇多，其熏洗药物和方剂之多、治证之广、应用此法的医家之众前所未有，如《太平圣惠方》载有熏洗方剂 163 首，《圣济总录》载有药浴方 40 余首。明代我国历史上最大的方书《普济方》和李时珍编著的医药学巨著《本草纲目》均记载了许多药浴方剂，据初步统计达数百首之多，为后世药浴应用和研究提供了宝贵的参考资料。清代药浴不仅得到空前普遍的应用，其理论探讨在当时也得到极高的重视，使得药浴日臻完善。赵学敏广泛搜集民间走方医的治疗经验，辑成《串雅内编》与《串雅外编》，其中有不少关于药浴的内容。《理瀹骈文》中对药浴的理论基础、作用机理、辨证施治、药物选择、使用方法、主治功效、适应病证、注意事项等进行了较为深入系统的阐述，将其广泛用于全身内、外、妇、儿、皮肤、五官等各科病证，并载有熏洗疗法的方剂数百首；书中对药浴的精辟见解和宝贵经验，至今仍有很大的现实指导意义。

中华人民共和国成立后，特别是改革开放以来，中医药事业有了很大的发展，随着人们对高品质生活的更高追求和中医外治法研究热潮的到来，药浴也得到了突飞猛进的发展。药浴已成为治疗某些疾病的常用方法或预防疾病的保健方法。一些中医院校和科研机构的有识之士，已经着手或即将着手从理论和科研的高度对熏洗疗法进行探讨、研究。如复方荆芥熏洗剂，即是将原来的中药饮片煎剂改革成颗粒，不仅在药厂批量生产，还被《中华人民共和国卫生部药品标准：中药成方制剂（第一分册）》收载。

除此之外，还有膏摩、香佩疗法、中药涂搽、药枕、中药离子导入、针刺、牵引、气功、穴位注射等 40 余种其他中医传统特色疗法，为防病治病、保障人民身体健康发挥了重要的作用。

# 第七章　预　养 ▷▷▷▷

预养指孕育胎儿之前的培育养护之道，源于明代万全《万氏家藏育婴秘诀·预养以培其元》相关论述。生命起源于阴阳两精融合形成的胚胎，胎元孕育有赖父精母血，男女双方元气充足是孕育健康胎儿的前提。备孕期间夫妻双方应重视调理元气，加强身心调养，在气血充盈的情况下备孕、怀孕，以求胚胎壮实坚固，为儿童的健康成长奠定坚实基础。预养不仅体现了中医学"治未病"中重视先天的思想，更是现代优生优育的重要组成部分。

## 一、古代医家对预养的认识

历代医家著作对预养的重要性及夫妻双方孕育年龄、体质特征、性格特征、顺时而孕、备孕期饮食和情志调养及起居环境等方面均有论述。

相关论述最早见于《黄帝内经》。如《灵枢·经脉》曰："人始生，先成精。"明确精为先天之根，为人体生长发育的本原，先天因素对儿童的身心健康具有重要影响。《素问·上古天真论》所载"法于阴阳，和于术数，食饮有节，起居有常，不妄作劳……恬惔虚无，真气从之，精神内守，病安从来"等养生理念，对护肾保精和小儿胎前保健具有重要的指导意义。

《医宗金鉴·妇科心法要诀》曰："男子十六而精通，必待三十而娶，女子十四天癸至，必待二十而嫁者，皆欲阴阳先实。然后交而孕，孕而育，育而其子必坚壮长寿也。"指出父母孕育年龄、体质特征对后代影响很大。《圣济经·孕元立本章》曰："一月而安居，二月而处静，三月而清虚，四月和心气，五月定五脏，六月欲微劳，七月运血气，若此之类，顺时数也。辨十月之针灸，谨十月之药饵，食鸷猛，羹鱼雁，沐浴浣衣，缓带自持，若此之类，谨人事也。"认为孕育胎儿应顺时而孕，遵循"顺时数""谨人事"。《活幼口议·议原本》提出备孕夫妻双方性格应"在贤且德"，父母性情温笃，精神和畅，气血调达，胎元的孕育、胎儿的长养就能平顺安康。

《广嗣要语·直指真源论》曰："斯时，男女无暴怒，毋醉饱，毋食炙煿辛热，毋用他术赞益。阴阳和平，精血调畅，交而必孕，孕而必育，育而为子，坚壮强寿。至真切要，在此数语。"认识到备孕期间夫妻双方饮食、情志调养对孕育健康胎儿的重要性。《广嗣纪要·修德篇》亦指出："一曰修德，以积其庆；二曰寡欲，以全其真；三曰择配，以昌其后；四曰调元，以却其疾；五曰协期，以会其神。遵而行之，有子之道也。"《万氏家藏育婴秘诀·预养以培其元》曰："必于平日，男子清心寡欲以养其精，女子忍性戒怒以养其血，至于交合之时，男悦其女，女悦其男，两情欣洽，自然精血混合而生子也。"进一步指出备孕期间男女双方情志调养对孕育健康胎儿的重要性；同时提出备孕期间不可乱服壮阳、暖宫之药，男子慎养其精，女子静养其血，交合时需"二情交畅"。《幼幼集成·赋禀》对于父母的生活习性及起居环境对胎婴的影响亦有论述，曰："乃若藜藿之家，形劳志一，愿足心安，守盖廪瓶仓，对荆钗裙布，乃其神志无伤，反得胎婴自固。"

在预养方面，中医历代医家均明确指出备孕期间男子身心调养与女子身心调养同样重要，胎儿孕育不仅与女子有关，与男子同样关系密切。万全《万氏家藏育婴秘诀·预养以培其元》中引朱丹溪言："无子之因，多起于父气之不足，岂可归罪于母血之虚寒？"进一步明确了此观点，在男尊女卑思想主导的封建社会，这些观点与论述显得尤其可贵。

## 二、预养对儿童保健的重要意义

儿童保健首先离不开预养，备孕夫妻双方元气充盛、气血和畅乃小儿生命之根本。正如万全《幼科发挥·胎疾》言："父母强者，生子子亦强；父母弱者，生子亦弱，所以肥瘦、长短、大小、妍媸，皆肖父母也。"只有在夫妻身体健康，阴阳和谐的情况下受孕，才能为胎儿健康打下良好的基础。预养不仅影响到未来孩子的健康，也影响着母亲孕前、孕期及生育后的健康状况。尤其在社会高度发展、生活和生育压力加剧的现代社会，更应重视孕前阶段的养生保健。运用中医学"治未病"思想对备孕男女双方进行孕前调护，可以有效地改善男女双方体质和精、卵质量，提高受孕率，对提高母子两代的健康水平和生命质量、提高出生人口素质、防止出生缺陷的发生均具有重要意义。

## 三、预养在中医儿童保健中的应用

孕前夫妻双方的身心状况与胎儿的先天禀赋密切相关，通过预养可以帮助男女双方获得健康的身心，消除导致不孕和影响胎儿健康的不利因素，为孕育胎儿打下良好基础。中医学关于预养保健积累了丰富的方法和经验，主要有以下几个方面。

**1. 情志调摄**　备孕期间营造和谐的夫妻关系和家庭氛围，可经常倾听轻松舒缓的音乐，阅读优美的散文和诗歌以陶冶性情，这样可使夫妻双方气血调和，脏腑功能正常，精血化源充足，元气充盈，有利于孕育胎儿。

**2. 饮食调养**　孕前夫妇饮食烹调宜清淡，当多食五谷杂粮，日常可多摄入富含蛋白质、维生素、叶酸、锌、铁的食物，尤其女方应多食用富含叶酸和铁量高的食物，不仅为胎儿早期神经正常发育提供储备，也能更好地预防孕早期贫血和流产的发生。适度食用补益肾精、气血的食物，如芝麻、核桃、大枣等。少食肥甘厚味，忌食辛辣和油炸、烧烤类食物，戒烟戒酒。

**3. 起居调摄**　备孕期间夫妇要起居有常，不妄作劳，保证充足的睡眠，不熬夜，房事适度。住所环境安静，通风良好。不接触宠物，不接触有毒、有害物质，远离化学品、辐射强的电器、噪声、交通污染等损害生殖健康的不良环境。有过敏史的，起居环境要远离过敏原。

**4. 中医体质辨识、调护**　通过中医体质辨识判断夫妻双方孕前健康状况、气血盛衰及体质偏颇，辨证施养，主要通过艾灸、推拿、食疗等调养方式改善孕前偏颇体质，提高男女双方孕前身体素质，有效提高受孕率，减少孕期并发症。中医体质辨识以其"简、便、廉、验"的特点，在儿童预养保健领域有很大的优势。

（1）**气虚质**　元气不足，以疲乏、气短、自汗等气虚证候为主要特征。常见临床表现：形体肌肉松软不实，平素语言低弱，气短懒言，容易疲乏，精神不振，易出汗，舌淡红，舌边有齿痕，脉弱。中医保健调护措施主要采用灸法，可选择足三里、气海、脾俞、胃俞、百会等经穴进行艾灸保健；饮食调养可食用小米、牛肉、大枣、香菇等健脾益气类食物。

（2）**阳虚质**　阳气不足，以畏寒怕冷、手足不温等虚寒证候为主要特征。常见临床表现：形体肌肉松软不实，喜热饮食，精神不振，舌淡胖嫩，脉沉迟。中医保健调护措施主要采用灸法，可选择督脉灸或长蛇灸，亦可选择关元、气海、神阙、命门、肾俞等经穴进行艾灸；饮食调养可食用羊肉、核桃、茴香、栗子等温阳益气类食物。

（3）**阴虚质**　阴液亏少，以口燥咽干、手足心热等虚热证候为主要特征。常见临床表现：平素性情急躁，形体偏瘦，手足心热，口燥咽干，鼻微干，喜冷饮，大便干燥，舌红少津，脉细数。中医保健调护可选择涌泉、廉泉、照海、侠溪、复溜等经穴进行推拿，饮食调养可食用鸭肉、牛奶、银耳、绿豆等滋阴降火类饮食物。

（4）**痰湿质**　痰湿凝聚，以形体肥胖、腹部肥满、口黏苔腻等痰湿证候为主要特征。常见临床表现：体形肥胖，腹部肥满松软，面部皮肤油脂较多，多汗且黏，胸闷，痰多，口黏腻或甜，喜食肥甘甜黏，苔腻，脉滑。中医保健调护可选择丰隆、足三里、阴陵泉、中脘等穴进行推拿，饮食调养可食用赤小豆、扁豆、陈皮茶、蜜柚等化痰理气类饮食物。

（5）**湿热质**　湿热内蕴，以面垢油光，口苦、苔黄腻等湿热证候为主要特征。常见临床表现：形体中等或偏瘦，面垢油光，易生痤疮，易心烦急躁，口苦口干，身重困倦，大便黏滞不畅或燥结，小便短黄，男性易阴囊潮湿，女性易带下增多，舌质偏红，苔黄腻，脉滑数。中医保健调护可选择内庭、阴陵泉、天枢、曲池等穴进行推拿，饮食调养可食用薏苡仁、莲子、冬瓜、丝瓜、苦瓜等清热祛湿类食物。

（6）**血瘀质**　血行不畅，以肤色晦暗、舌质紫暗等血瘀证候为主要特征。常见临床表现：肤色晦暗，色素沉着，易出现瘀斑，时常心烦、健忘，口唇暗淡，舌暗或有瘀点，舌下脉络紫暗或增粗，脉涩。中医保健调护可选择三阴交、地机、血海、膈俞等穴进行推拿，饮食调养可食用山楂、玫瑰花茶等活血化瘀类饮食物。

（7）**气郁质**　气机郁滞，以神情抑郁、忧虑脆弱等气郁证候为主要特征。常见临床表现：神情抑郁，情感脆弱，烦闷不乐，敏感多虑，舌淡红，苔薄白，脉弦。中医保健调护可选择神门、大陵、间使、合谷、太冲等经穴进行推拿，饮食调养可食用大麦、荞麦、百合、豆豉等理气解郁类食物。

# 第八章　胎　养　▷▷▷▷

## 第一节　孕期胎养

### 一、古代医家对胎养的认识

胎养，也称妊娠养胎，指妊娠期注意饮食起居，护养胎儿的方法。根据不同的情况，采用不同的胎养方法。如果素有疾患，应当及时治疗原有疾病，如有素体虚弱应及时补益气血，保证胎儿的正常发育。正如《妇人大全良方·妊娠胎不长养方论》曰："夫妊娠之人，有宿疴挟疾而后有娠。或有娠时，节适乖理，致生疾病，并令脏腑衰损，气力虚羸，令胎不长。故须服药，去其疾病，益其气血，以扶养胎也。"之所以说胎养很重要，主要是因为胎儿在母腹中受到母体各方面的影响，包括情绪、疾病等。如《格致余论·慈幼论》所言："儿之在胎，与母同体，得热则俱热，得寒则俱寒，病则俱病，安则俱安。母之饮食起居，尤当慎密。"慎密即"节饮食，适寒暑，戒嗔怒，寡嗜欲"以预防疾病。另外，根据不同的怀孕时间，也需要有不同的胎养。孕妇注意营养，避免对胎儿不利的食物和药物，从事一些轻的体力劳动，对胎儿的发育和分娩有益。《小儿病源方论·小儿胎禀》曰："豪富之家，居于奥室，怀孕妇人，饥则辛酸咸辣，无所不食，饱则恣意坐卧，不劳力，不运动，所以腹中之儿胎受软弱。儿生之后……少有坚实者也。"此外，妊妇饮食起居不慎，足以影响胎儿，还可造成初生小儿发生胎寒、胎热、胎毒等疾患。

### 二、胎养对儿童保健的重要意义

**1. 培育先天，预防先天不足**　从受精卵的形成到胎儿在母腹中发育成熟，直至娩出之前，这都属于先天发育。如在此期间受到影响，则造成胎儿的先天发育异常。胎养对胎儿的正常生长发育非常重要，孕母需保证体质阴阳平衡，否则会造成胎儿发育异常。如《妇人大全良方·气质生成章》曰，"阴阳平均，气质完备，咸其自尔"，否则"以附赘垂疣，骈拇枝指，侏儒跛蹩……聋盲痦哑，瘦瘠疲癃"。提示胎养对胎儿先天发育发挥着重要的作用，反之则容易造成胎儿先天发育的各种异常。

**2. 培元固本，预防生后诸疾**　胎儿的发育除了依赖于孕母提供的各种营养，胎儿的先天元气也依赖于胎养，早期的合理胎养可使胎儿元气充盛，出生后不易生各种疾患。不能得到良好的胎养，则会造成胎儿元气不足，出生后罹患各种元气不足的羸弱之证。

如《万氏家藏育婴秘诀·胎养以保其真》曰："心气被惊而癫疾，肾气不足而解囟，脾胃不和而羸瘦，心气虚乏而神不足之类，皆以气血不调之故也。"

**3. 滋补肾气，促进生长发育**　肾为先天之本，早期的盛衰取决于父母之羸盛及母孕期的胎养。《素问·上古天真论》曰："女子七岁，肾气盛，齿更发长；二七而天癸至，任脉通，太冲脉盛，月事以时下，故有子；三七，肾气平均，故真牙生而长极……丈夫八岁，肾气实，发长齿更；二八，肾气盛，天癸至，精气溢泻，阴阳和，故能有子；三八，肾气平均，筋骨劲强，故真牙生而长极。"说明先天肾气在生长发育中的重要作用，如果胎养不足影响先天肾气，则可出现生长发育方面的疾病。如《幼幼集成·胎病论》曰："肾气不足，则骨节软弱，久不能行。"

### 三、养胎的方法

**1. 婚配对象**　现代研究发现近亲结婚的某些多基因遗传病的发病率高于非近亲结婚，导致子代各种遗传病、先天性疾病、智障、生理缺陷等的患病率显著升高，因此《中华人民共和国民法典》禁止近亲结婚。而我国古代很早就认识到了这一点，如《左传》提出"男女同姓，其生不蕃"。《国语·晋语》曰："同姓不婚，惧不殖也。"均提示血缘关系过近则容易出现子息维艰、子代容易出现先天问题等。同时注意到夫妇双方的体质对子代有影响。如《大戴礼记·本命》中的"五不娶"之一"世有恶疾"不娶，说明已认识到遗传性疾病对子代的影响。《妇人大全良方·陈无择求子论》也提到"凡欲求子，当先察夫妇有无劳伤、痼害之属"。这些均提示古代对婚配对象选择的严格性与科学性。

**2. 生育年龄**　《妇人大全良方·褚尚书澄求男论》曰："合男女必当其年。男虽十六而精通，必三十而娶。女虽十四而天癸至，必二十而嫁。皆欲阴阳完实，然后交合，则交而孕，孕而育，育而为子，坚壮强寿。今未笄之女，天癸始至，已近男色，阴气早泄，未完而伤，未实而动，是以交而不孕，孕而不育，育而子脆不寿。"反之，太迟结婚亦对母子健康不宜，故婚龄要适时。正如《济生方·求子》所言："男女婚姻，贵乎及时，夫妇贵乎强壮，则易于受形也。"历代医家均提倡适龄婚育，对母亲及子女均有显著的益处。

**3. 受孕时节**　古代医家非常重视受孕的时机，主要包括择天时、合地利、选人时。所谓择天时，是指夫妻双方在自然界某些异常变化的情况下应禁止房事活动。《备急千金要方·房中补益》曰："弦望晦朔，大风、大雨、大雾、大寒、大暑、雷电霹雳、天地晦冥、日月薄蚀、虹霓地动……令女得病，有子必癫痴顽愚、喑哑聋聩、挛跛盲眇、多病短寿。"所谓合地利，是指受孕时避免不良的环境刺激，以免影响胎儿。所谓选人时，是指《千金翼方》所曰，"凡新沐、远行及疲、饱食、醉酒、大喜、大悲、男女热病未瘥、女子月血新产者，皆不可合阴阳"，否则"以是生子，子必夭残""不痴必狂""癫狂""命不长"等，提示受孕必须根据双方的身体状况进行。

**4. 孕期营养**　受孕之后，胎儿的所有营养均有赖于母体供给。《冯氏锦囊秘录杂证大小合参·受胎总论》曰："天之五气，地之五味，母食之而子又食之，外则充乎形质，内则滋乎胎气，母寒亦寒，母热亦热，母饱亦饱，母饥亦饥，因虚而感，随感而变，膏粱之家，纵恣口腹，暴怒淫欲，饮食七情之火，钟之于内，胎气受之，怯者即变为病，壮者毒不即发，而痘疹疮惊，贻祸于后焉。"提示孕母应当合理饮食，注意饮食禁忌，这样不仅能保护母体，预防并发症，而且对胎儿有好处，能够促进胎儿正常的生长发育，减少胎儿死亡率。正如《金匮要略·禽兽鱼虫禁忌并治》所说："所食之味，有与病相宜，有与身为害，若得宜则益体，害则成疾，以此致危，例皆难疗。"

**5. 孕期活动**　适当运动可促进孕妇和胎儿的血液循环，有利于胎儿发育，也有利于分娩顺利进行。过劳则动伤气血，对胎元不利；过逸则气滞，也不利于胎儿发育。在妊娠的不同阶段，劳逸的安排有所不同。如徐之才《逐月养胎法》提出：孕早期，由于妊娠反应，胃纳差，应"不为力事""无太疲劳"，只可做一般的家务劳动，切勿搬抬、举重，晚间操作、重体力劳动均不适宜，也不宜长途颠簸；应常出户外散步，呼吸新鲜空气，接受阳光。妊娠中期，不可过于安逸，应从事一定的体力劳动和适量的运动，但应避免剧烈运动。妊娠后期，应当以逸为主，但不宜久卧贪睡，可常散步，做适当的活动，俟时而生。《玉房秘诀》提出"劳倦重担，志气未安，以合阴阳，筋腰苦痛，以是生子，必夭残"。《千金翼方》提出"不痴必狂者是大劳之子"。《产孕集》提出孕妇应劳逸适度，"不可过逸，逸则气滞；不可过劳，劳则气衰"。

**6. 孕期用药**　我国历代医生主张对孕妇用药应当十分审慎。在临床中既有安胎的药物，也有损胎的药物，临床应注意无病不可妄投药物；然而有病也不能讳疾忌医，需谨慎用药，中病即止。《素问·六元正纪大论》云："黄帝问曰：妇人重身，毒之何如？岐伯曰：有故无殒，亦无殒也。帝曰：愿闻其故何谓也？岐伯曰：大积大聚，其可犯也，衰其大半而止，过者死。"《经效产宝》云："因母病以动胎，但疗母疾，其胎自安；又缘胎有不坚，故致动以病母，但疗胎则母瘥，其理甚效，不可违也。"

**7. 限烟酒**　烟酒对胎儿的影响很大。目前已有大量的研究证实，酒精对男性睾丸、女性卵巢和胎儿有很大的负面影响。古代医家早就提出酒后禁欲和孕后禁酒。《景岳全书·妇人规》说："酒性淫热，非惟乱性，亦且乱精。精为酒乱，则湿热其半，真精其半耳。精不充实，则胎元不固，精多湿热，则他日痘疹、惊风、脾败之类，率已受造于此矣。"吸烟同样会给胎儿带来严重危害，导致构成胎体的细胞因缺氧而发育迟滞，同时烟中的尼古丁等有害物质也会通过胎盘直接损伤胎儿。

# 第二节　胎教启蒙

## 一、古代医家对胎教启蒙的认识

古人认为胎儿在母体中能受孕妇言行的感化，所以孕妇必须谨守礼仪，给胎儿以良好的影响，名为胎教。《大戴礼记·保傅》曰："古者胎教，王后腹之七月，而就宴室。"其中记载太任怀周文王时讲究胎教的事例，一直被奉为胎教典范，并在此基础上提出了孕期有关行为、摄养、起居各方面的注意事项，如除烦恼、禁房劳、戒生冷、慎寒温、宜静养等节养方法，以达到保证孕妇身体健康，预防胎儿发育不良，以及防止堕胎、小产、难产等目的。胎教和胎养的区别在于胎教偏重于精神、心理、道德等方面，而胎养偏重于物质方面。

## 二、胎教启蒙对儿童保健的重要意义

**1. 令子健康聪慧、性格中正平和**　目前研究发现，母亲在怀孕期间如果能保持良好的心态和稳定的情绪，胎儿在出生后性格平和、情绪稳定。同时也有研究发现，如果母孕期受到较多不良情绪的影响，会增加胎儿发生畸变的概率，同时这些胎儿出生后喂养困难、性格偏执等的发生率也较高。我国古代很早就认识到了这一点，因此尤其重视母孕期的情绪调节。如《列女传·母仪传》曰："太任之性，端一诚庄，惟德之行。及其有娠，目不视恶色，耳不听淫声，口不出敖言，能以胎教。溲于豕牢，而生文王。文王生而明圣，太任教之，以一而识百，卒为周宗。"《论衡·命义》曰："子在身时，席不正不坐，割不正不食，非正色目不视，非正声耳不听……受气时，母不谨慎，心妄虑邪，则子长大，狂悖不善，形体丑恶。"康有为《大同书》指出，合理的胎教可使其子"其性必能广大、高明、和平、中正、开张、活泼，而少险诐、反侧、悲愁、妒隘者矣"。这提示孕母在怀孕期间采用合理的胎教，可使孩子出生以后健康、聪明、品德高尚、性格中正平和。

**2. 固本培元，减少先天性疾病**　《素问·奇病论》曰："人生而有病癫疾者……病名为胎病。此得之在母腹中时，其母有所大惊，气上而不下，精气并居，故令子发为癫疾也。"《保婴撮要·惊痫》曰："小儿发痫……亦有因妊娠七情惊怖所致者。"提示合理的胎教可减少胎儿出生以后罹患先天性疾病的概率。

**3. 安和五脏**　孕母的情绪对胎儿也有较大影响。如《妇人秘科·养胎》云："受胎之后，喜怒哀乐，莫敢不慎……母气既伤，子气应之，未有不伤者也。"又如《万氏家藏育婴秘诀·胎养以保其真》云："儿在母腹中，借母五脏之气以为养也。苟一脏受伤，则一脏之气失养而不足矣。"均显示了孕母的喜怒哀乐可对胎儿脏腑功能造成影响。

## 三、胎教启蒙在中医儿童保健中的应用

**1. 怡情志，修心性**　古人要求母亲在怀孕期间一定要保持良好的、稳定的情绪，乐观豁达，节制喜、怒、哀、乐等情感及各种欲念。"太任胎教"的典故说明古人已经认识到孕妇的情绪会对体内的胎儿产生影响。因此，古人要求孕妇要做到"笑而不喧""虽怒不骂"，达到"庶事清静"的境界，可见古人十分重视母体精神因素对胎儿的影响。现代研究已证明，孕妇的情绪会引起体内生理与生化的改变，如惊恐、暴怒会引起肾上腺素分泌增多，而肾上腺素增多会促使血管收缩，子宫供血减少，进而会对胎儿造成损伤。现代研究发现，妇女在孕期若有严重的焦虑和高度紧张的情况，则小儿日后易出现情绪不稳定，容易激动，更易出现人格或情绪障碍。《妇人秘科·养胎》就有记载："受胎之后，喜怒哀乐，莫敢不慎，盖过喜则伤心而气散，怒则伤肝而气上，思则伤脾而气郁，忧则伤肺而气结，恐则伤肾而气下，母气既伤，子气应之，未有不伤者

也。"《济阴纲目·逐月养胎法》提出："妊娠三月名始胎，当此之时，未有定仪，见物而化。欲生男者，操弓矢；欲生女者，弄珠玑。欲子美好，数视璧玉；欲子贤良，端坐清虚。"

**2. 少淫欲，戒房事**　西医学基于对女性生殖生理、性激素研究及控制论，提出了"大脑皮层－下丘脑－垂体－卵巢"轴系统理论。中医学结合中医理论认为相应地存在"肾气－天癸－冲任－胞宫"轴系统。当情绪激奋时信息传到大脑皮层，大脑皮层指令垂体释放大量性激素及其他神经激素，这些激素进入胎儿体内对胎儿产生危害。另外，性生活时对母体腹壁的压力传给胎儿，破坏胎儿在母体中的舒适体位，甚至会致流产，因此孕期应慎房事。《医宗金鉴·妇科心法要诀》载有"受孕分房宜静养"，提示孕后夫妻双方应分房睡，避免进行性生活。《达生编·保胎》亦提出"保胎以绝欲为第一义，其次亦宜节欲，盖欲寡则心清，心清则胎气宁谧，不特胎之安，且兼易生易育"。如果父母双方在孕期色欲过旺，一则相火妄动，强行交合，易生胎毒，使孕妇及胎儿宫内感染的机会增多；二则房事不节，耗伤肾之精气，天癸衰少，易致胎元不固、滑胎、早产、胎萎不长、胎儿先天不足等。其实，历代医家均把节欲、寡欲当作养胎护胎的第一要务，主张孕妇与丈夫分房寝居，并认识到房事不节会导致胎病的发生。"夫何后世风俗渐偷，鲜能悟道，男妇纵欲，无往弗胜，怀孕之时殊不加意，以致临产气血乖张，不能顺应，生儿下地，惊搐无时"，这是《古今医统大全·妊妇不守禁忌生子多疾论》关于孕期性生活对胎儿影响的述说。

再如《妇科备考·胎前章》云："孕妇至六七个月，胎形已全，不知禁忌，恣情交合，以致败精瘀血聚于胞中，子大母小，临产必难。"《仁寿镜·益母集·胎前》云："禁房劳：保胎以绝欲为第一要事……只宜分床独宿，清心静养，则临盆易生易育，得子少病多寿。倘或房劳不节，必致阴虚火旺，半产滑胎，可不慎欤！"

**3. 提高父母文化素养**　有研究发现，小学生的学习成绩和父母尤其母亲的文化水平联系较为密切。除了学习成绩，母亲的文化水平对孩子的情绪、智商、语言发育、运动发育等方面均有显著的影响。我国古代很早就认识到了这一点，尽管古代女性的文化层次都比较低，但在女性怀孕后，却非常重视其对胎儿的文化熏陶。如《妇人大全良方·胎教门》云："自妊娠之后……令人讲读诗书、陈礼说乐。"又云："欲子贤能，宜读诗书。"《饮膳正要·妊娠食忌》亦提到孕母当"令瞽诵诗，道正事"。均提示了母孕期文化学习和文化熏陶对胎儿的影响。

**4. 提供良好的居处环境因素**　现代研究发现，居处嘈杂、多噪声会对胎儿的大脑发育、听力等造成明显的影响；同时，如果身处环境的空气、水、土壤等受到污染，可增加死胎、流产、先天畸形等异常妊娠的发生率。我国古人认为"天人相应""天人合一"，如《素问·宝命全形论》所云"人生于地，悬命于天，天地合气，命之曰人"，就提示天地之气，即自然变化和人的关系密切，因此外部环境对人的影响很大。古人认为胎儿"禀质未定""逐物变化"，因而外部环境的各种影响都会通过母体波及胎儿。因此，在"外象内感"理论的指导下，古人强调要为怀孕的母亲创造一个尽可能良好的环境，以避免各种不良事物对胎儿的影响；主张孕妇应"居处简静"，这样既有利于孕妇休息，又能避免胎儿受到噪声的刺激。《颜氏家训·教子》载："古者，圣王有胎教之法：怀子三月，出居别宫，目不邪视，耳不妄听。"这里"出居别宫"的目的也是"庶事清静"，便于安胎、养胎，其实质都是在进行胎教。《钱氏儿科》指出"欲子女之清秀者，居山明水秀之乡"，康有为《大同书》提到"胎孕多感地气……院地当择平原广野、丘阜特出、水泉环绕之所"，均说明了良好的居处环境对养胎的重要性。

# 第九章　蓐养 ▷▷▷▷

## 第一节　新生儿期保健

小儿初生，乍离母腹，如嫩草之芽，气血未充，脏腑柔弱，胃气始生，所处环境发生了根本性变化，其适应能力和调节能力较差，抵抗力弱，全赖悉心调护。正如《医学正传·小儿科》云："夫小儿之初生，血气未足，阴阳未和，脏腑未实，骨骼未全。"若稍有疏忽，易致患病，甚至夭折。新生儿发病率和死亡率均为一生最高峰，因而新生儿期保健需要高度重视。

新生儿有几种特殊生理状态，不可误认为病态。新生儿上腭中线和齿龈部位有散在黄白色、碎米大小隆起颗粒，称为"马牙"，生后数周或数月自行消失，不需挑刮。女婴生后 3～5 天乳房隆起如蚕豆到鸽蛋大小，可在 2～3 周后消退，不需处理或挤压。女婴生后 5～7 天阴道可有少量流血，持续 1～3 天自止，称为假月经，不必特殊处理。新生儿口腔两侧颊部各有一个隆起的脂肪垫，称为"螳螂子"，有助吮乳，不能挑割。还有新生儿生理性黄疸等，均属于新生儿的特殊生理状态。

### 一、拭口洁眼

小儿出腹，必须立即做好体表皮肤黏膜的清洁护理。新生儿在娩出后、开始呼吸前，应立即用消毒纱布探入口内，轻轻拭去小儿口中秽浊污物，包括羊水、污血及胎粪等，以保证气道畅通，避免啼哭时呛入气道或咽入腹内。正如《备急千金要方·少小婴孺方上》曰："若不急拭，啼声一发，即入腹成百病矣。"同时，要轻轻拭去眼睛、耳朵中的污物。新生儿皮肤上的胎脂有一定的保护作用，不要马上拭去。

### 二、断脐护脐

胎儿在母体中，依赖脐带作为纽带与母体气血经络相通。婴儿降生，啼声一发，口鼻气通，百脉流畅。新生儿出生后即需结扎脐带，断脐后，新生儿方开始独立生存，因此可将断脐作为先天与后天的分界线。我国古代已认识到，新生儿断脐护脐不可不慎，若处理不洁会因感染邪风而患脐风。新生儿娩出 1～2 分钟，即需结扎脐带后剪断，处理时必须无菌操作，脐带残端要用干法无菌处理，然后用无菌敷料覆盖。若在特殊情况下未能保证无菌处理，则应在 24 小时内重新消毒、处理脐带残端，以防止感染及脐风。

断脐后还需护脐。脐部要保持清洁、干燥，并注意保暖以防风冷外袭，若护理不当，亦可致感染及脐风。脐带残端经 4 ～ 10 天可自然脱落，脱落前沐浴时勿浸湿脐部，注意避免污水、尿液及其他污物污染脐部，以预防脐风、脐湿、脐疮等疾病的发生。

### 三、祛除胎毒

胎毒，指胎中禀受之毒，主要指热毒。胎毒重者，出生时常表现为面目红赤、多啼声响、大便秘结等，易于发生丹毒、痈疖、湿疹、胎黄、胎热、口疮等病证，或造成易患热性疾病的体质。

自古以来，我国有给初生儿祛除胎毒的传统方法，即给新生儿服用少量具有清热解毒作用的中药，以清除胎毒，减少遗患，对改善小儿热性体质、减少疾病的发生具有积极作用。常用方法如下。

**1. 银花甘草法**　金银花 6g，甘草 2g。煎汤。用此药液拭口，并以少量给儿喂服。

**2. 豆豉法**　淡豆豉 10g。浓煎取汁，频频饮服。尤适用于胎毒兼脾虚者。

**3. 黄连法**　黄连 2g。用水浸泡令汁出，滴汁入儿口中。黄连性寒，胎禀热毒者可用之，胎禀气弱者勿用。

**4. 大黄法**　生大黄 3g。沸水适量浸泡或略煮，取汁滴儿口中，胎粪通下后停服。脾虚气弱者勿用。

### 四、洗浴衣着

初生儿体温调节功能不全，常出现低体温，因此，必须注意保暖，尤其胎怯儿，寒冷季节更需防冒受风寒，可以采用暖气、热水袋、辐射式保暖床、暖箱等保暖方法。夏季则需防暑，衣被不能过厚或包裹过严，环境温度不宜过高，以免发生中暑。新生儿衣着应尽量选择柔软、浅色、吸水性强的纯棉织物。衣服样式宜简单，容易穿脱，宽松而少接缝，不用纽扣、松紧带等，以免损伤娇嫩的皮肤。临产前应将给婴儿准备的衣服取出吹晒，藏衣服的箱子里不可放樟脑丸。我国传统上夏季只给新生儿围一只布肚兜，既凉爽又护腹。天冷时将婴儿包入褓褓，包扎松紧要适宜，过松易被蹬开，过紧则妨碍活动。尿布也要柔软而且吸水性强，尿布外不可加用塑料包裹，以保持阴部皮肤干燥清洁。

### 五、生后开乳

母乳喂养是最适合婴儿生长发育需要的喂哺方法，新生儿强调要尽早开乳。产妇分娩之后，应将小儿置于母亲身边，给予爱抚。生后应尽早让小儿吸吮母亲乳头，鼓励母亲坚持哺乳，以促使母乳分泌，有利于哺乳成功。一般足月新生儿吸吮能力较强，吞咽功能基本完善。尽早开乳可以使新生儿早期获得乳汁，减轻新生儿生理性黄疸，减少生理性体重下降及低血糖的发生，并有利于母体的恢复。产后 2 ～ 3 天乳汁分泌不多，但也可满足婴儿的需要。若婴儿有明显的饥饿表现或体重减轻过多，可在哺乳后补授适量糖水或配方乳，切不可以糖水或牛奶取代母乳。为了保证母乳喂养成功，必须坚持哺乳，代乳法不利于泌乳的建立。只有在无法由母亲喂养的情况下，才用购置的配方乳喂养。

## 六、母婴同室

母婴同室是中医历来所倡导的。母亲与其婴儿24小时全天候生活在同一居室，随时可将婴儿抚抱怀中，亲昵、哺乳、轻拍，使其安睡，观察婴儿的异常表现。《妇人大全良方·产乳集将护婴儿方论》曰："夜间不得令儿枕臂，须作一二豆袋令儿枕，兼左右附之。可近乳母之侧。"古代医籍中关于母婴同室的记载，与今天所倡导的母婴同室观点是一致的，其科学性已被世界重新认识，并得到肯定和广泛应用。

## 七、日常养护

新生儿居室应定时开窗通风，保持室内空气清新。新生儿专用的食具和用具，使用前后要清洁消毒。母亲在哺乳和护理前应先洗手。尽量减少亲友探视和亲吻，避免交叉感染。注意防止因包被蒙头过严、哺乳姿势不当等造成新生儿窒息。

近年来，随着医学的发展，初生婴儿，特别是生后1周内的新生儿发病率和病死率已明显下降，但仍显著高于其他时期的小儿。脏腑柔弱、成而未全、全而未壮的小儿生理特点和发病容易、易虚易实、易寒易热的小儿病理特点在新生儿期表现得尤为突出。因此，应高度重视新生儿期保健。

# 第二节　婴儿期保健

婴儿期是出生后生长发育最为迅速的时期。由于生长迅速，婴儿对水谷精微的需要量相对较大，但脾胃成而未全，全而未壮，容易发生消化紊乱和营养不良等脾胃疾病，因此合理喂养显得特别重要。婴儿生后半年，因从母体获得的被动免疫力逐渐消失，易患感染性疾病。婴儿期保健需要做好喂养、护养和预防接种等工作。

## 一、婴儿喂养

婴儿喂养方法分为母乳喂养、人工喂养和混合喂养3种。

### （一）母乳喂养

以母乳为主要食物，喂哺出生后6个月内婴儿的喂养方式，称为母乳喂养。我国自古就有倡导母乳喂养的传统，古代医家就此论述颇多。初生小儿，哺以母乳为最佳。如《女学篇·自乳之得宜》指出："欲子女强，仍宜乳，盖天之生人，食料也随之而生，故婴儿哺育，总以母自乳为佳，每见儿女自乳者，身体较为强壮。"《寿世保元·小儿初生》曰："儿生四五个月，止与乳吃；六个月以后，方与稀粥哺之。"指出四五个月以内应当以母乳喂养为主。母乳喂养最能满足婴儿需要，应大力提倡母乳喂养，宣传母乳喂养的优点。

**1. 母乳喂养的优点** 《活幼口议·饭多伤气》云："已诞之后，继时吻之以乳。乳者，化其气血，敷养肌肤，百脉流和，三焦颐顺，身肢渐舒，骨力渐壮，三周所芘，一生为幸……凡人生子，究乳为上。"母乳含有的蛋白质、脂肪、糖等营养丰富，最适合婴儿的生理需要。母乳中的蛋白质主要是乳清蛋白和酪蛋白，且乳清蛋白含量多于酪蛋白，故在胃内形成的凝块小，易被消化吸收。母乳脂肪中不饱和脂肪酸较多，特别是亚油酸较丰富，还含有卵磷脂、鞘磷脂及牛磺酸、DHA 等，对婴儿脑发育十分重要。母乳中脂肪颗粒小，又含乳脂酶，有利于消化吸收。母乳中乳糖含量较牛乳高，又以乙型乳糖为主，促进肠道乳酸杆菌生长。母乳含微量元素如锌、铜、碘较多，尤以初乳含量高，钙磷比例适宜（2∶1），且乳汁中维生素 A、C、E 含量多，能满足婴儿需要。母乳含有免疫球蛋白等免疫物质，具有增进婴儿免疫力的作用。母乳几乎无菌，直接喂哺不易污染，温度适宜，随时可喂，最为简便而又经济。同时，母乳喂养有利于增进母子感情，便于观察小儿变化，随时照料护理。产后哺乳可刺激子宫收缩早日恢复，哺乳的妇女可减少乳腺癌、卵巢癌的发病率。

**2. 不宜哺乳的情况**　若母亲是 HIV 感染者，或患有其他严重、慢性疾病，如严重心脏病、活动性肺结核、巨细胞病毒感染、人类免疫缺陷病毒感染、糖尿病、恶性肿瘤、精神病，以及长期服用抗癌药、抗癫痫药、抗精神病药、激素、抗生素等时，不宜哺乳。乳头皲裂、感染时可暂停哺乳，但要吸出乳汁，以免病后无乳，吸出的乳汁经消毒后仍可哺喂小儿。乙型肝炎的母婴传播主要发生在临产或分娩时，主要通过胎盘或血液传递，因此乙型肝炎病毒携带者仍可哺乳。若母亲为结核菌感染者，在无临床症状的情况下可继续哺乳。

**3. 母乳喂养的方法**　应由乳母细心观察婴儿的个体需要，以按需喂给为原则。一般说来，第 1、2 个月不需定时喂哺，可按婴儿需要随时喂。此后按照小儿睡眠规律，可由每 2～3 小时喂 1 次，逐渐延长到 3～4 小时 1 次，夜间适当延长间歇、逐渐停 1 次，一昼夜共 6～7 次，4～5 月龄后可减至 5 次。每次哺乳 15～20 分钟。根据各个婴儿的不同情况，适当延长或缩短每次哺乳时间，以吃饱为度。每次哺乳前要用温开水拭净乳头，乳母取坐位，将小儿抱于怀中，让婴儿吸空一侧乳房后再吸另一侧。哺乳完毕后将小儿轻轻抱直，头靠母肩，轻拍其背，使吸乳时吞入胃中的空气排出，可减少溢乳。

**4. 断奶时间**　视母婴情况而定。一般可在小儿 8～12 个月时断奶，此时婴儿的消化功能日趋完善，能适应非流质软食。若母乳量多者也可适当延期。断奶应逐渐减少喂哺次数，直至完全停止哺乳，不可骤断。若正值夏季或小儿患病之时，应推迟断奶。

### （二）混合喂养

因母乳不足且无法改善，需添加牛、羊乳或其他代乳品的喂养方式，称为混合喂养，或称部分母乳喂养。混合喂养的方法有两种：补授法与代授法。

**1. 补授法**　母乳不足，婴儿体重增长不满意时，除母乳喂养外，可用配方奶或牛羊乳加以补充的方法，称为补授法。每日母乳喂养的次数照常，每次先哺母乳，将乳房吸空，然后再补充一定量的代乳品，直到婴儿吃饱。这种喂养方法可因经常吸吮刺激而维持母乳的分泌，因而较代授法为优。

**2. 代授法**　一日内有一至数次完全用乳品或代乳品代替母乳的方法，称为代授法。

使用代授法时，每日母乳哺喂次数最好不少于3次，并维持夜间喂乳，否则母乳会很快减少。

### （三）人工喂养

因各种原因母亲不能喂哺婴儿，完全以乳制品、牛乳、羊乳或其他兽乳等喂养出生后6个月内婴儿的喂养方式，称为人工喂养。

根据当地习惯和条件选用动物乳，其中牛奶最为常用。牛奶所含营养成分与人奶有差别。虽含蛋白质较多，但以酪蛋白为主，在胃内形成凝块较大，不易消化。含乳糖较少，故喂食时最好加5%～8%的糖。一般市售配方奶粉配有统一规格的专用小勺，按重量1∶7或按体积1∶4加开水冲调成乳汁。鲜羊奶成分近似于牛奶，使用方法可参照牛奶。

### （四）添加辅食

无论母乳喂养、人工喂养或混合喂养的婴儿，都应根据小儿所需及消化吸收功能的成熟情况，按月龄顺序添加各类辅助食品，并遵循以下原则。

**1. 添加辅食的原则**

（1）从少到多，使婴儿有一个适应过程。如添加蛋黄，从1/4个开始，如无不良反应，2～3天后增至1/3～1/2个，渐渐加至1个。

（2）由稀至稠。如从米汤开始到稀粥，再渐增稠到软饭。

（3）从细到粗。如增添绿叶菜，应从菜水至菜泥，乳牙萌出后可试食碎菜。

（4）由一种到多种。习惯一种食物后再加另一种，避免同时添加几种。

（5）应在婴儿健康、消化功能正常时添加。

**2. 添加辅食的顺序** 添加辅食的顺序可参照表9-1。

表9-1 添加辅食顺序

| 月龄（月） | 添加辅食 |
| --- | --- |
| 1～3 | 菜汤，鲜果汁，维生素A、D制剂 |
| 4～6 | 米糊、乳儿糕、稀粥、蛋黄、鱼泥、菜泥、豆腐、水果泥 |
| 7～9 | 粥、烂面、鱼、肝泥、碎菜、肉末、饼干、馒头片、窝窝头、熟土豆、芋头等 |
| 10～12 | 稠粥、软饭、挂面、面包、豆制品、碎菜、碎肉、带馅食品等 |

## 二、婴儿护养

婴儿期间脏腑气血未充，生长发育迅速，护养方面除了要合理喂养，还必须根据这一时期儿童的生理特点安排户外活动。《诸病源候论·养小儿候》云："宜时见风日，若都不见风日，则令肌肤脆软，便易伤损……天和暖无风之时，令母将抱日中嬉戏，数见风日，则血凝气刚，肌肉硬密，堪耐风寒，不致疾病。若常藏在帏帐之内，重衣温暖，譬如阴地之草木，不见风日，软脆不任风寒。"要经常带孩子到户外活动，才能增强小儿体质，增加对疾病的抵抗力。《诸病源候论·养小儿候》又云："小儿始生，肌肤未成，不可暖衣，暖衣则令筋骨缓弱。"《备急千金要方·少小婴孺方》曰："不可令衣厚……儿衣绵帛特忌厚热，慎之慎之。"婴儿衣着不可过暖，要适当宽松，不可紧束而妨碍气血流通，影响发育。此外，婴儿要有足够的睡眠，在哺乳、戏耍等的安排上，要逐步形成白天以活动为主、夜间以睡眠为主的作息习惯。婴儿期是感知觉发育的重要时期，视觉、听觉及其分辨能力迅速提高，要结合生活实践，教育、训练他们由近及远地认识生活环境，促进感知觉发育，培养他们的观察力。

### 三、预防接种

婴儿时期对各种传染病都有较高的易感性，1岁以内的婴儿必须切实按照我国卫生管理部门制定的《全国计划免疫工作条例》规定的计划免疫程序，完成预防接种的基础免疫。

# 第十章　鞠养 ▷▷▷▷

# 第一节　肺系病证

## 一、概述

肺系病证包括感冒、鼻鼽、乳蛾、咳嗽、哮喘、肺炎喘嗽、反复呼吸道感染等疾病。任何年龄均可患病，婴幼儿的发病率更高。一年四季均可发病，以冬春两季多发，在季节变换或气候骤变、冷暖失调、调护不当时更易发病。肺系病证若得到及时调治，一般预后良好；若治疗不当，调护失宜，可反复迁延。

## 二、肺系病证的保健要点

### （一）感冒

【定义】

感冒，中医学又称为"伤风""冒风""伤寒""冒寒"等，是感受外邪引起的一种常见的外感疾病，以发热、鼻塞、流涕、喷嚏、咳嗽、头痛、全身酸痛为主要临床特征。因小儿肺脏娇嫩，脾常不足，神气怯弱，感邪后易出现夹痰、夹滞、夹惊的兼证。

【病因病机】

**1. 正虚因素**　小儿脏腑娇嫩，肺脏尤甚，形气未充，腠理疏薄，卫表不固，易感外邪出现感冒。《素问·评热病论》曰："邪之所凑，其气必虚。"《幼科释谜·感冒》云："感冒之原，由卫气虚，元府不闭，腠理常疏，虚邪贼风，卫阳受摅。"

**2. 外感因素**　主要病因是感受外邪，以风邪为主，风为百病之长，风邪常兼夹寒、热、暑、湿等六淫邪气及时行疫毒，经口鼻或皮毛侵犯肺卫，肺卫失宣而出现感冒。根据感受风寒、风热、暑湿、时邪等不同，临床表现为风寒感冒、风热感冒、暑邪感冒、时疫感冒等。《婴童百问·伤寒咳嗽伤风》云："然肺主气，应于皮毛，肺为五脏华盖，小儿感于风寒，客于皮肤，入伤肺经……"

**3. 兼证**　小儿肺常不足，外邪犯肺，肺失清肃，气机不利，津液凝聚为痰，痰阻气道，出现咳嗽加剧、喉间痰鸣，则为感冒夹痰。小儿脾常不足，感受外邪后影响中焦气机，运化功能失常，致乳食停积不化，阻滞中焦出现不思乳食、脘腹胀满、呕吐腹泻等，则为感冒夹滞。小儿神气怯弱，筋脉未盛，心肝常有余，感邪后出现烦躁不宁，惊惕不安，甚至神昏、抽搐等，则为感冒夹惊。《婴童百问·小儿伤寒与时气同异》云："夫小儿伤寒，得之与大人无异，所异治者，兼惊而已，又有因夹惊而得……"

**【综合保健措施】**

**1. 起居调护**

（1）清淡饮食　小儿感冒后肺病及脾，脾失健运，易致乳食积滞，中焦不化，故饮食宜清淡、易消化，少食多餐，如米粥、蔬菜、水果等，忌食辛辣、冷饮、油腻等食物。

（2）居室通风　开窗通风有利于房间内的空气流动，增加空气新鲜感。

（3）食疗方法　①葱姜豆豉饮：葱白2根切断，生姜2片，淡豆豉20g，煎煮200～400mL，趁热顿服，或用葱白、生姜捣碎加用粳米熬粥喝。用于风寒感冒，症见鼻塞流清涕、头痛、畏寒等。②金银花水：金银花30g，陈皮5g，芦根30g，煎水频服。用于风热感冒，症见发热、咽痛、口渴等。③藿香叶粥：藿香叶10g，粳米200g，藿香叶煎水后捞出，加入粳米熬粥，或加入绿豆、赤小豆与粳米一起熬煮。用于暑湿感冒，症见头身困重，食欲不振，或呕吐，胸闷恶心等。

**2. 外治保健措施**

（1）推拿疗法（视频1-1）

治疗原则：疏风解表。

基本操作手法：①开天门50～100次：两眉中间向上至前发际呈一直线。②推坎宫50～100次：由眉头至眉梢呈一横线。③揉太阳50～100次：眉梢和目外眦中间向外后一横指凹陷处。④揉耳后高骨50～100次：耳后入发际，乳突后缘高骨下凹陷中。

视频1-1　感冒的推拿疗法

其他操作手法

1）辛温解表法（风寒感冒）　掐揉二扇门，推三关，揉一窝风，揉外劳宫，揉迎香。

2）辛凉解表法（风热感冒）　清肺经，推天柱骨，退六腑，清天河水，揉迎香，推脊。

3）兼证　①化痰（夹痰）：清肺经，清天河水，运内八卦，推小横纹，揉丰隆，擦膻中，擦肺俞。②消食（夹滞）：清大肠经，运内八卦，揉中脘，顺时针摩腹，退下七节骨。③镇惊（夹惊）：清心经，清肝经，捣小天心，清天河水，退六腑，推脊。

（2）刮痧疗法　适用于小儿各型感冒。具体操作：患儿取俯卧位或坐位，充分暴露颈背部，用刮痧板蘸上刮痧油后，在患儿天柱骨、脊柱两侧膀胱经从上向下刮拭，以刮拭部位发红出痧为宜，但不强求出痧。风寒感冒者，配以风府、大椎；风热感冒者，配以曲池、尺泽。咽痛明显者，从廉泉穴向天突穴刮痧治疗。

（3）拔罐疗法　取穴：大椎、肺俞、风门。采用单纯拔罐法，或刺络拔罐法，留罐5～10分钟，每日1次，3～5次为1个疗程。

（4）药浴疗法　对于服药困难的患儿可以采用药浴疗法，煎水约3000mL，候温沐浴。①羌活30g，独活30g，细辛10g，紫苏叶30g，葱白30g，生姜10g。1日1～2次，用于风寒感冒证。②金银花30g，连翘30g，柴胡30g，黄芩20g，大青叶20g，薄荷10g。1日1～2次，用于风热感冒证。③香薷30g，金银花30g，连翘30g，扁豆30g，荷叶20g。1日1～2次，用于暑邪感冒证。

**3. 注意休息**　感冒期间患儿要注意休息，保持充足睡眠，有利于机体康复。

**4. 日常管理**　感冒患儿多体质虚弱，日常护理要注意经常户外活动，呼吸新鲜空气，多晒太阳，加强体格锻炼，增强体质。根据气候变化适时增减衣物，切勿过热。小儿脾胃薄弱，饮食不节，易成食积，郁久化热，里热外蒸，腠理开泄，易感外邪，内外因相合而发病，故切勿过饱。《万氏家藏育婴秘诀·鞠养以慎其疾》曰："若要小儿安，常受三分饥与寒。"另外，在感冒高发期尤其流感季节，避免带小儿去人员密集场所，如商场、超市等，要养成戴口罩、勤洗手的习惯，勿用手揉眼、鼻子。

## （二）鼻鼽

**【定义】**

鼻鼽，中医学称为"鼽""嚏""鼽嚏"等，以突然或反复发作的鼻痒，喷嚏频频，清涕如水，鼻塞等为特征。本病无性别差异，常年性者，一年四季发作不断，清晨起床时尤易发生。季节性者，以春秋两季易发。城镇儿童比农村儿童更易罹患。父母罹患增加儿童的发病风险。患病率呈逐年升高趋势。北方（西北和东北）地区过敏原主要为杂草花粉，南方（华东、华中和华南）地区过敏原以粉尘螨和屋尘螨为主。饲养宠物导致儿童对猫毛和狗毛过敏也受到关注。长期不愈者，可诱发或伴发哮喘，影响生活质量。

**【病因病机】**

**1. 肺气虚寒**　小儿肺常不足，若先天不足、后天失养，导致肺气虚弱，卫阳不固，腠理疏松，风寒异气乘虚侵袭，犯及鼻窍，邪正相搏，可致鼻痒、反复打喷嚏，肺气不得通调，津液停聚，鼻窍壅塞，可致流清涕、鼻塞。如《诸病源候论·鼻涕候》云："夫津液涕唾得热即干燥，得冷则流溢不能自收，肺气通于鼻，其脏有冷，冷随气入，乘于鼻，故使津液不能自收。"

**2. 脾气虚弱**　小儿脾常不足，若喂养不当，或久病伤脾，脾胃虚弱，运化无权，失升清降浊之职，肺失所养，复为外邪侵袭，邪正相搏，可致鼻痒、反复喷嚏；脾虚运化失职，津液壅滞于鼻，乃致流清涕、鼻塞。

**3. 肾阳不足**　小儿肾常虚，若小儿先天禀赋不足，肾阳亏虚，蒸腾气化无权，则温煦卫外之功不足，易为外邪所乘；子病及母，肺肾同病，虚寒内生，肺气不利，鼻窍失养，可导致反复发作性的鼻塞、打喷嚏、流清涕等。《素问·宣明五气》曰："五气所病……肾为欠为嚏。"《医法圆通·鼻流清涕》指出："鼻流清涕一证，有从外感而致者，有从内伤而致者……肾络通于肺，肾阳衰而阴寒内生，不能收束津液，而清涕亦出。其人定无外感足征，多困倦无神。"

**4. 肺经郁热**　若因热病肺经素有蕴热，或加外感风热、风寒化热，邪热郁于肺经，鼻窍不利，灼液为涕，亦可发为鼻痒、喷嚏、流清涕或黄脓涕、鼻塞等症。如《素问玄机原病式·六气为病》曰："鼽者……肺热甚则出涕。"

**【综合保健措施】**

**1. 饮食、营养指导**

（1）母乳喂养　婴儿出生后给予至少 6 个月的母乳喂养。

（2）五味调和　在婴儿 4 ～ 6 个月时提倡合理添加辅食，食物品种要丰富多样。

（3）食疗方法　于冬季食用当归、生姜炖羊肉。

**2. 外治保健措施**

（1）穴位贴敷　用冬病夏治方（炒白芥子 3g，延胡索、甘遂、细辛、丁香、白芷各 10g。研粉备用。临用时以姜汁调糊，涂纱布上，撒适量肉桂粉）贴穴位，或代温灸膏，贴穴如大椎、肺俞、膏肓、肾俞，保留至皮肤稍有烧灼感。每周 1 次，连续 3 次为 1 个疗程。

（2）耳针贴压　可取内鼻、神门、内分泌、肺、脾、肾耳穴。用王不留行籽贴压，二耳交替施针，2 ～ 3 日 1 次，10 次为 1 个疗程。

（3）按摩导引　双手食指摩其眼眶缘，点压上下迎香、人中、肺俞等。

（4）灸法　主穴取印堂、上星、百会、禾髎，配穴取身柱、膏肓、命门、肺俞、肾俞、足三里、三阴交，每次各 1 ～ 2 穴，艾条悬灸 15 ～ 20 分钟，至局部发热焮红为度，每日 1 次，7 ～ 10 次为 1 个疗程。

（5）推拿疗法（视频 1-2）　①方法一：取穴上星、印堂、鼻通、迎香、曲池、合谷，以及四大手法（采用开天门、推坎宫、揉太阳、揉耳后高骨）；②方法二：开天口、推坎宫、运太阳、揉印堂、揉鼻通、按揉迎香、按揉上星、掐山根，自印堂向下直推至迎香。

视频 1-2　鼻鼽的推拿疗法

**3. 心理疏导**　对季节性发作的患儿，应在症状发作前 2 ～ 4 周使用西药等进行预防性治疗。因此应做好与患儿及其监护人的沟通，强调积极治疗控制症状的必要性。医务人员应耐心解释常用药物的作用机制、用法用量、疗程及不良反应，指导患儿正确使用药物，减少其对长期用药的恐惧，并对在治疗过程中出现的问题及时作出科学、合理的解答，提高患儿及其监护人对治疗的依从性，从而优化治疗效果。

**4. 行为训练**　掌握正确的擤鼻方法，有鼻涕时要按住一侧鼻翼，擤出对侧鼻涕。不可强行擤鼻，以免邪毒入里窜耳，引起中耳炎等。

**5. 日常管理**

（1）积极寻找并尽量避免诱发因素　①花粉过敏者：在致敏花粉播散季节应关注本地区花粉预报，尽量减少外出，或外出时佩戴防护口罩、防护眼镜等。口罩选择隔离粉尘的即可，比如普通医用口罩、普通外科口罩及防止粉尘的 N95 口罩都可以，其目的是阻断过敏原，使小儿与过敏原之间形成一个防护屏障。②尘螨过敏者：应保持室内清洁和空气流通，勤晒被褥，定期清洗空调过滤网，远离毛绒玩具，不用地毯，季节交替时橱柜内的衣物应晾晒后再穿着。③宠物皮毛、皮屑过敏者：不再饲养或远离宠物。

④食物过敏者：避免接触或进食易引起机体过敏的食物，忌辛辣刺激食物。

（2）更换生活环境 在春季或秋季对花粉过敏的患儿，从我国北方移居到南方后，其症状可明显改善甚至消失；对尘螨、蟑螂或真菌严重过敏的患儿，从南方移居到北方（特别是冬季）后，其症状显著改善。农村或农场生活环境在一定程度上可减少发病。因此，可根据情况在条件允许的情况下选择适合的地区生活。

（3）加强体育锻炼时间 多做户外运动，适度的体育锻炼，比如跑步、球类等运动，可以预防和减少发病。

## （三）乳蛾

### 【定义】

乳蛾，中医学称为"鹅风""急蛾""烂头蛾""飞蛾""喉蛾"等。乳蛾有急、慢性之分。急乳蛾是以咽部喉核（腭扁桃体）肿大或伴红肿疼痛甚至溃烂化脓为主症。慢乳蛾以急乳蛾反复发作，常伴咽部干痒微痛，哽哽不利，经久不愈为主症，甚则引发水肿、心悸、痹证等病证。因喉核肿大，状如乳头或蚕蛾，故名乳蛾，又称喉蛾。该病四季均可发病，冬春季发病率较高，尤以季节更替、气温骤变时易发病。可发生在任何年龄，多见于学龄前期和学龄期儿童。男女发病无明显差异，无地域性。急性反复发作迁延，可致慢乳蛾。乳蛾导致水肿、心悸、痹证等病证者，宜手术摘除腭扁桃体。本病一般预后良好。

### 【病因病机】

**1. 风热搏结** 风热邪毒从口鼻而入，咽喉首当其冲。热毒搏结于咽喉，气血壅滞，脉络受阻，肌膜受灼，乳蛾红肿疼痛。《仁斋直指方论·咽喉论》曰："风邪客于喉间，气郁而热，则壅遏而为咽疼。"《疡科心得集·辨喉蛾喉痈论》曰："夫风温客热，首先犯肺，化火循经上逆入络，结聚咽喉，肿如蚕蛾，故名喉蛾。"

**2. 热毒炽盛** 邪热入里，或素体肺胃热盛，或平素嗜食辛辣煎炸肥甘之品，致食滞胃肠，积而化热，复感外邪，循经上攻，搏结喉核，热毒炽盛，乳蛾肿大，血败肉腐成脓。如《灵枢·痈疽》所言："大热不止，热胜则肉腐，肉腐则为脓。"《喉症指南·乳蛾》曰："乳蛾……由肺经积热，受风邪凝结，感时而发，生咽喉之旁，状如蚕蛾，其候咽喉红肿，难以吞咽……"《普济方·咽喉门》亦曰："脾肺壅盛，风热毒气不能宣通。""脾胃有热，风毒乘之，其气上冲，经络肾应，故咽喉为之肿痛。"

**3. 肺胃阴虚** 小儿稚阴未长，热病伤阴，或素体阴虚，均可致肺胃阴虚，虚火上炎，灼结乳蛾，则乳蛾肿大，日久不消。《喉科白腐要旨》曰："双单蛾症亦属于里，惟肺象虚损……凡治此症，亦宜以养阴清肺汤为主。"《石室秘录·内伤门》云："阴蛾之症，乃肾水亏乏，火不能藏于下，乃飞越于上，而喉中关狭，火不得直泄，乃结成蛾。"

**4. 邪毒留伏** 急乳蛾反复发作，或失治误治，致热毒结于乳蛾，未能廓清，气机不畅，痰浊内生，积久必瘀，热痰瘀互结于乳蛾，致乳蛾肥大甚至肿硬，梗阻于咽喉，形成慢乳蛾。邪毒久羁，则耗气伤阴。

**【综合保健措施】**

**1. 饮食、营养指导**

（1）饮食宜清淡　急性发病时咽痛剧烈，进食流质或半流质饮食，多饮开水，加强营养，保持大便通畅。少食肉类等不易消化食物，如果进食过多，要增强活动，防止食积。多食用山楂、鸡内金等。

（2）避免食用辛辣香燥之品　避免大便干燥，可预防急乳蛾的发生。平时可常食用瓜蒌子以保持大便通畅。

**2. 外治保健措施**

（1）推拿疗法

1）急乳蛾（视频1-3）　①清肺经300～500次：从无名指掌面指根往指尖方向推。②清大肠经300～500次：从食指桡侧缘虎口至指尖方向推。③清脾经300～500次：在拇指桡侧缘的指根与指尖之间往返来回推。④清胃经300～500次：在大鱼际桡侧赤白肉际处从手腕向拇指指根方向推。⑤退六腑300～600次：在前臂尺侧缘从手肘

视频1-3　急乳蛾的推拿疗法

向手腕方向推。⑥运内八卦200～300次：以掌心（劳宫穴）为圆心，以圆心至中指根横纹内2/3和外1/3交界点为半径，画一圆，顺时针方向运。⑦揉二马200～300次：在患儿手背无名指与小指掌指关节后凹陷处按揉。⑧摩腹300～500次：取仰卧位，在确定室温合适的前提下，让患儿裸露腹部，顺时针摩腹部。⑨按揉涌泉穴：整理患儿衣物后，在其双足足底第2、第3跖趾缝纹头端与足跟连线的前1/3与后2/3交点上按揉。排便困难者，从命门至尾骨端方向直推300～600次。每天1次。

2）慢乳蛾（视频1-4）　①推摩咽喉：医者位于患儿身后，医者的拇指固定于患儿后项部，其余四指置于颈前，先以食指桡侧贴于喉结两侧，横行推抹去重回轻约1分钟，后以食、中二指的指腹从喉结两旁自上而下推摩10余次。②点揉廉泉：取坐位或仰卧位，医者以食、中二指

视频1-4　慢乳蛾的推拿疗法

分别置于下颌下缘与舌骨体之间的凹陷中，揉3次，点按1次，约1分钟。③点揉喉核：在喉结与两侧下颌角连线的外上1/3与内下2/3交界处，以拇指和食指相对，置于两侧喉核体表投影区，向扁桃体方向3揉1点，约1分钟。④揉天突30～50次：医者在胸骨上窝正中用中指端按或揉。⑤揉膻中50～100次：医者在胸前正中线上，两乳头连线的中点用中指端揉。⑥拿揉风池、风府穴50～100次：医者以拇指和其余手指相对用力，拿揉双侧风池，用食、中二指的指端按揉风府穴。⑦按揉翳风穴50～100次：医者用拇、食二指的螺纹面置于翳风穴部位，前臂和手指施力，进行节律性按压揉动。⑧按揉肺俞50～100次：医者在$T_3$棘突下旁开1.5寸，用食、中二指端揉。⑨按揉脾俞50～100次：医者在$T_{11}$棘突下旁开1.5寸，用食、中二指端揉。⑩按揉肾俞50～100次：医者在$L_2$棘突下旁开1.5寸，用食、中二指端揉。

（2）耳穴贴压疗法　急乳蛾者，取扁桃体、咽喉、肺、胃、肾上腺耳穴，用王不留行籽贴压，每日按压3次，双耳交替贴压。

（3）按摩疗法　常用穴为风池、风府、天突、曲池、合谷、肩井等。

**3. 心理疏导**　并发水肿、心悸、痹证者，或乳蛾过大，影响呼吸者，需要手术治疗。医务人员应向患儿或监护人解释手术治疗的必要性和术后的影响，减少对手术的担心和误解。

**4. 行为训练**

（1）积极锻炼身体。体虚与屡患感冒为本病的主要致病因素，故平素应注意锻炼身体，多做户外活动，增强体质，以增强抗病能力，减少感冒。

（2）注意休息，保持充足睡眠。

**5. 日常管理**

（1）调摄冷暖，随之增减衣物，避免长时间处于空调屋内，避免感受外邪。

（2）保持室内空气流通、新鲜。

（3）积极治疗邻近器官疾病，如鼻部疾病、其他咽喉疾病，减少诱发机会。

## （四）咳嗽

### 【定义】

咳嗽是以咳嗽或伴咳痰为主要症状的小儿常见肺系病证。《幼幼集成·咳嗽证治》曰："凡有声无痰谓之咳，肺气伤也；有痰无声谓之嗽，脾湿动也；有声有痰谓之咳嗽，初伤于肺，继动脾湿也。"本病多数预后良好，部分可反复发作，迁延不愈，成为慢性咳嗽，或病情加重，发展为肺炎喘嗽。

### 【病因病机】

小儿咳嗽有外感咳嗽和内伤咳嗽之分。小儿因肺脏娇嫩，卫外不固，易为外邪所侵，故以外感咳嗽多见。

**1. 外感咳嗽**　主要是感受外邪，以风邪为主。风为六淫之首，百病之长，易夹杂其他邪气侵犯肺卫。肺为邪侵，致肺气壅遏不宣，肺失宣肃，肺气上逆，发为咳嗽。《河间六书·咳嗽论》云："寒、暑、燥、湿、风、火六气，皆令人咳。"若风夹寒邪，风寒束肺，肺气失宣，则咳嗽频作，咽痒声重，痰液清稀，鼻塞流清涕；若风夹热邪，风热犯肺，肺失清肃，则咳嗽不爽，痰黄黏稠，口渴咽痛，鼻流浊涕。

**2. 内伤咳嗽**　主要为肺脾虚弱，致生痰蕴热，或痰湿蕴肺，又可因肺脾虚弱而久咳难止。《素问·咳论》云："五脏六腑皆令人咳，非独肺也。"《景岳全书·咳嗽》也指出："盖外感之咳，其来在肺，故必由肺以及脏……内伤之咳，先因伤脏，故必由脏以及肺。"

（1）痰热壅肺　小儿平素脾胃积热，或肝火犯肺，或外感邪热稽留不去，炼液成痰，痰热互结，阻于气道，肺失清肃，则咳嗽痰多，痰稠色黄，不易咯出。

（2）痰湿蕴肺　小儿脾常不足，易为生冷、乳食所伤，脾失健运，水湿不化，聚为痰浊，上贮于肺，上逆为咳嗽痰多，色白而稀。正如《证治汇补·痰症》云："脾为生痰之源，肺为贮痰之器。"

（3）肺脾气虚　小儿肺脾素虚，或久咳不愈，耗伤正气，脾虚不运，肺虚气不布津，痰湿内生，留滞肺络，气道不利，则久咳不止，咳嗽无力，痰白清稀。

（4）阴虚肺热　小儿素体阴虚，内热滋生，灼伤肺络或咳嗽日久不愈；热伤肺津，则久咳不止，干咳无痰，声音嘶哑。

**【综合保健措施】**

**1. 起居调护**

（1）淡薄饮食　饮食宜清淡，避免辛辣、油腻之品，多饮水。《养生三要·贫家有暗合养子之道》云："人身肠胃，以清虚为和顺，在小儿则尤要。"

（2）排痰　卧床患儿应经常变换体位及空掌拍背促进痰液排出。痰既是咳嗽致病因素，又为咳嗽的病理产物，痰液潴留，因痰而咳。

（3）食疗方法　①藕、荸荠、梨各250g，洗净去皮榨汁，加入白开水及少许白糖调味，频饮。用于痰热壅肺。②川贝蒸梨：雪梨1个，川贝粉5g，冰糖少许，隔水蒸。用于阴虚咳嗽。③黄芪粥：黄芪20g，山药30g，大米100g。先煮黄芪400mL去渣，纳山药、大米煮粥，每日服2次。用于肺脾气虚。④薏苡仁杏仁粥：薏苡仁50g，杏仁10g，陈皮10g，山楂10g。薏苡仁洗净，加水煮成半熟，放入杏仁、陈皮、山楂熬成粥。用于痰湿蕴肺。

**2. 外治保健措施**

（1）推拿疗法　治疗原则：宣肺止咳。

1）外感咳嗽（视频1–5）

基本操作手法：开天门50次，推坎宫50次，揉太阳50次，清肺经100～200次，按揉肺俞、膻中、天突100～200次。

视频1–5　外感咳嗽的推拿疗法

其他操作手法：①风寒咳嗽，加揉二扇门、拿风池；②风热咳嗽，加清天河水、退六腑。

2）内伤咳嗽（视频1–6）

基本操作手法：揉肺俞、膻中100～200次，清补肺经、运内八卦100次，揉掌横纹200次。

视频1–6　内伤咳嗽的推拿疗法

其他操作手法：①清热化痰法（痰热蕴肺证）：清肺经，擦膻中，擦肺俞，清天河水，退六腑；②健脾化痰法（痰湿蕴肺证）：补脾土，补肺经，揉足三里，按揉丰隆，摩腹，捏脊；③补益肺脾法（肺脾气虚证）：补脾土，补肺经，运内八卦，揉足三里，捏脊；④养阴润肺法（阴虚肺热证）：清肺经，揉二马，揉涌泉，补肾经。

（2）穴位贴敷　适用于风寒咳嗽、痰湿咳嗽、气虚咳嗽。选方如下：炒白芥子、延胡索、甘遂、细辛等分，共研细末，调成膏状，置于空贴上，敷贴于定喘、肺俞、膏肓、天突、膻中等穴位。每日1次，每次1～3小时，根据患儿年龄及体质决定具体贴敷时间，3～5天为1个疗程。

（3）拔罐疗法 取穴：双侧肺俞为主。外感咳嗽，加风门、大椎；痰湿咳嗽，加中脘、脾俞；咳嗽明显者，加膻中、天突穴。采用单纯拔罐法，或刺络拔罐法，留罐5～10分钟，每日1次，3～5次为1个疗程。

**3.心理疏导** 咳嗽病因多样，除了外感，部分小儿所欲不遂，郁怒伤肝，肝气不疏，肝郁化火，木火刑金，出现咳嗽。注意情志调护，培养良好的性格，切勿训斥打骂患儿。

**4.行为训练** 肺与大肠相表里，若大肠传导功能失常，肺气壅闭，气逆不降，易生咳嗽。保持大便通畅，养成定时排便习惯。注意多饮水，多参加户外活动，呼吸新鲜空气，增强体质。

**5.日常管理** 咳嗽患儿多由感冒发展而来，日常护理需要注意随气候变化增减衣物，夏季勿贪凉吹空调，避免过食生冷之物。受凉后易伤肺气，而致咳嗽。故《难经·四十九难》云："形寒饮冷则伤肺。"此外，肺喜润恶燥，勿服用过多滋补、辛热之品，如羊肉、龙眼肉、薯条等；多食平和、平性或偏凉之物，如莲藕、冬瓜、银耳、百合、雪梨等白色食物。

## （五）哮喘

### 【定义】

哮喘，中医学又称为"哮吼""齁喘""喘嗽""食哮""咸哮"等，是小儿时期常见的一种肺系慢性疾病。哮喘在临床上以反复发作性喘促气急，喉间哮鸣，呼气延长，严重者不能平卧，呼吸困难，张口抬肩，摇身撷肚，唇口青紫为特征，常在夜间或清晨发作或加剧。哮与喘在概念上有所不同，哮指声响而言，喘指气息而言，因哮必兼喘，故通称为哮喘。

本病有反复发作，难以根治的临床特点。正如《幼科发挥·喘嗽》云："或有喘病，遇寒冷而发，发则连绵不已，发过如常，有时复发，此为宿疾，不可除也。"

中医学的哮喘包括西医学的支气管哮喘、毛细支气管炎、喘息性支气管炎等。发病年龄以1～6岁多见，大多在3岁以内初次发作。本病经积极规范治疗和调护，随着年龄的增长，多数患儿可不再出现哮喘发作；若失治误治，反复发作，会影响肺功能，可遗患终身或严重发作而危及生命。

### 【病因病机】

哮喘的发作是外因作用于内因的结果。外因是诱发因素，内因是凤根。如《证治汇补·哮病》曰："哮即痰喘之久而常发者，因内有壅塞之气，外有非时之感，膈有胶固之痰，三者相合，闭阻气道，搏击有声，发为哮病。"

**1.肺脾肾不足，痰饮留伏** 人体水液代谢主要依赖肺、脾、肾三脏。肺主一身之气，为水之上源，通调水道，为贮痰之器。脾主运化水湿，为生痰之源。肾主一身水液调节，肾阳蒸化水液。《小儿药证直诀·变蒸》言："小儿……五脏六腑，成而未全……全而未壮也。"小儿生理特点为肺常不足，脾常不足，肾常虚，若三脏功能失调，津液失于输布，津液停聚于肺成为痰饮，形成哮喘发作的凤根。

哮喘具有一定的遗传倾向，常有家族史，即患儿一二级亲属中常有哮喘病患者，起病愈早遗传倾向愈明显。禀赋有异，形成肺脾肾不足的体质，易致痰饮留伏。

**2.感受外邪，接触异物** ①感受外邪是儿童哮喘最常见的外因，六淫之邪以风寒、风热居多。②接触异物：如吸入花粉、尘螨、油漆、油烟味、冷空气、动物毛屑等。③饮食不慎：嗜食生冷咸酸厚味、鱼腥发物等。④情志劳倦：生气、受责、大喜、大笑、大哭等情志改变，学习紧张、活动量过大、疲劳过度等也是哮喘发作的重要诱因之一，这些因素均可以刺激机体，致气机不利，触动伏痰，影响肺的宣发肃降功能，痰气交阻于气道，发为哮喘。《症因脉治·哮病论》云："哮病之因，痰饮留伏，结成窠臼，潜伏于内，偶有七情之犯，饮食之伤，或外有时令之风寒，束其肌表，则哮喘之症作矣。"

**【综合保健措施】**

**1.起居调护**

（1）调饮食　饮食宜清淡，避免辛辣、油腻及海鲜鱼虾等可能引起过敏的食物，避免吸入烟尘和刺激性气体等，改善居住环境。《婴童百问·喘急》云："有因食咸酸伤肺气发虚痰作喘者，有食热物毒物，冒触三焦，肺肝气逆作喘者。"

（2）慎起居　哮喘患儿常可检测到特定的过敏原，尤其需要避免接触吸入性的过敏原。如对动物毛屑过敏者，避免养狗、养猫；对花粉、蒿草等过敏者，外出注意佩戴口罩；对尘螨过敏者，应保持室内空气流通及清洁。

**2.外治保健措施**

（1）推拿疗法

1）哮喘发作期（视频1-7）

治疗原则：宣肺祛痰平喘。

基本操作手法：开天门50次，推坎宫50次，揉太阳50次，清肺经100～200次，按揉肺俞、膻中、天突100～200次，逆运内八卦50次。

视频1-7　哮喘发作期的推拿疗法

其他操作手法：①寒证，加揉按一窝风、推上三关；②热证，加清天河水、退六腑、推脊。

2）哮喘迁延期（视频1-8）

治疗原则：调理肺脾肾，祛痰平喘。

基本操作手法：补脾经、补肺经、补肾经各100～200次，推揉膻中50次，揉天突50次，搓摩胁肋50次，揉肺俞50次，运内八卦50次，推掌横纹100次。

视频1-8　哮喘迁延期的推拿疗法

其他操作手法：①食积，加清大肠、揉板门、揉中脘、摩腹；②喷嚏频作者，加按揉迎香、黄蜂入洞、一窝风。

3）哮喘缓解期（视频1-9）

治疗原则：补益肺脾肾。

视频1-9　哮喘缓解期的推拿疗法

基本操作手法：补脾经、补肺经、补肾经各 100 ～ 200 次，揉掌小横纹 100 次，推揉膻中 50 次，推揉肺俞 100 次，捏脊 6 次。

其他操作手法：①肺脾气虚，加推三关，按揉足三里、脾俞；②脾肾阳虚，加推三关、按揉肾俞、上推七节骨；③肺肾阴虚，加清天河水、揉二马、揉涌泉。

（2）穴位贴敷　选方如下：炒白芥子、延胡索、甘遂、细辛共研为细末，用生姜汁调成糊状，置于空贴上，敷贴于定喘、肺俞、膏肓、天突、膻中等穴位，贴敷时间为每年夏天第一伏、第二伏、第三伏前 3 天贴敷治疗，贴敷时间为 1 ～ 2 小时。适用于寒哮及哮喘缓解期。

（3）拔罐疗法

取穴：双侧肺俞、膀胱经为主。

具体操作：先沿督脉及膀胱经行闪罐法，然后沿膀胱经从上向下走罐治疗，沿着肩胛骨从内向外走罐治疗，最后在双肺俞留罐 5 ～ 10 分钟。每日 1 次，3 ～ 5 次为 1 个疗程。

（4）耳穴压豆　适用于哮喘各个证型。

主穴：肺、气管、平喘、神门、肾上腺、过敏区、内分泌。

配穴：肺脾气虚加脾，肾不足加肾，热性哮喘加耳尖放血。

具体操作：用 75% 酒精棉球消毒耳穴，然后将王不留行籽粘于小胶布上，再按压在上述穴位上。每日自行按压穴位 3 ～ 5 次，每次 3 ～ 5 分钟，使局部产生酸、麻、胀、痛等感觉。每次贴压一侧耳朵，左右耳交替取穴，保留 3 ～ 5 天。每 5 ～ 10 次为 1 个疗程。

**3. 心理疏导**　儿童患哮喘的外因多样，除了外感因素外，部分患儿因情志失调，气机逆乱，引发哮喘。注意调畅情志，减轻患儿学习压力，不要打骂小儿，消除紧张情绪，营造一个舒适和谐的学习、生活环境。

**4. 行为训练**　哮喘患儿在哮喘缓解期根据自身情况进行适当运动，增加肺活量，提高抵抗力，如轮滑、步行、慢跑、游泳、脚踏车、体操、乒乓球、羽毛球、篮球等运动方式，但不要过度运动，运动时避免冷空气刺激，并备好哮喘急救药品。

**5. 日常管理**

（1）避免诱发因素　哮喘患儿多由诱因触发，尤其过敏原，日常护理注意避免接触过敏原，如尘螨、花粉、动物毛屑、油烟、冷空气等，改善居住环境，勿饲养小动物。饮食慎重，回避过敏食物，勿过食生冷、咸酸厚味、海鲜发物。正如《医说·治齁喘》所言："因食盐虾过多，遂得齁喘之疾。"《幼科释谜·咳嗽哮喘》亦言："……或嗜咸醋，膈脘煎熬……乃合成哮。"

（2）共患病的管理　哮喘患儿易出现一些共患病，如过敏性鼻炎、鼻窦炎、肥胖、胃食管反流等，这也是哮喘不易控制的因素。过敏性鼻炎和哮喘同属呼吸道疾病，有"同一气道，同一疾病"之说，过敏性鼻炎控制不良也影响哮喘的控制水平，上下气道要同时治疗。肥胖患儿要积极控制体重。

此外，还要坚持用药，定期复查肺功能、呼出气 NO 等评估哮喘的控制水平。

### （六）肺炎喘嗽

**【定义】**

肺炎喘嗽是小儿时期常见的肺系疾病，临床以发热、咳嗽、气促、鼻扇、痰鸣为主要症状，重者可见张口抬肩、呼吸困难、面色苍白、口唇青紫等症。清代谢玉琼《麻科活人全书·气促发喘鼻扇胸高》曰："气促之症，多缘肺热不清所致……如肺炎喘嗽。"

本病好发于婴幼儿，年龄越小，发病率越高，病情越容易转为重症，可出现心阳虚衰和邪陷厥阴的变证。如早期诊断、及时治疗，则预后良好。

**【病因病机】**

**1. 风邪闭肺**　肺主皮毛，开窍于鼻，风邪从口鼻或皮毛而入，首先侵犯肺卫，致肺气郁阻，失于宣肃，肺气上逆则发热，咳嗽；邪闭肺络，水道通调失职，水液输布无权，留滞肺络，凝聚为痰，故见痰鸣。小儿为纯阳之体，感受风寒邪气易从阳化热，故临床上以风热闭肺多见。正如《临证指南医案·幼科要略》所云："小儿热病最多者，以体属纯阳，六气着人，气血皆化为热也。"

**2. 痰热闭肺**　邪热炽盛，或外邪失治，或素体虚弱，致邪热不解而内传，外邪由表入里，内闭于肺，肺失宣肃，津液失于输布，炼液成痰，痰热互结，壅滞于肺，则见热、咳、痰、喘、扇的典型证候。

**3. 正虚邪恋**　在疾病过程中，正邪交争，易耗气伤阴，形成肺炎喘嗽。后期正虚邪恋，邪气渐衰，正气已伤。体质虚弱者易耗损肺脾之气，痰湿不化，出现咳嗽无力、痰多、疲倦乏力、便溏等肺脾气虚证。若素体阴虚者，邪热伤阴出现干咳无痰、舌红少苔或花剥苔等阴虚肺热证。

综上所述，小儿肺炎喘嗽的病机以肺气郁闭为关键，痰热为主要病理产物。

**【综合保健措施】**

**1. 起居调护**

（1）调饮食　注意清淡饮食，减少肥甘油腻之品，以免加重肺热。痰多者，多食用祛湿化痰之物，如川贝、枇杷、雪梨、白萝卜等。

（2）慎起居　开窗通风有利于房间内的空气流动，增加空气新鲜感，保持室内温度和湿度适宜，室温以 20 ～ 24℃为宜，相对湿度约 60%，避免空气干燥。

（3）保持呼吸道通畅　及时清除呼吸道分泌物，定时翻身拍背，变换体位，以利痰液排出。多喝水，有助于湿润呼吸道。

（4）保持大便通畅　肺与大肠相表里，肺失肃降则影响脾胃升降，致使大肠之气不能下行，则见便秘；反之，腑气不通，肺气不降，咳喘难平，故要保持大便通畅。注意食用一些富含膳食纤维的蔬菜，如笋类、蕨菜、菜花、菠菜等，以及具有润肠通便作用的水果，如猕猴桃、火龙果、香蕉、苹果等。

此外，还要密切观察患儿发热、咳嗽等病情变化，及早发现变证。

**2. 外治保健措施**

（1）推拿疗法（视频 1-10）

治疗原则：宣肺开闭，化痰平喘。

基本操作手法：清肺平肝 200 次，运内八卦 100

视频 1-10　肺炎喘嗽的推拿疗法

次，擦膻中、肺俞，局部发红发热，按揉天突。

其他操作手法：①风邪闭肺：开天门，推坎宫，揉太阳，退上三关，按揉外劳宫；②痰热闭肺：清天河水，退六腑，推脊；③肺脾气虚：补脾经，运内八卦，按揉足三里、丰隆，捏脊；④阴虚肺热：清天河水，揉二马，揉涌泉。

（2）刮痧疗法　适用于小儿风热闭肺及痰热闭肺证。具体操作：患儿取俯卧位或坐位，充分暴露颈背部，用刮痧板蘸上刮痧油后，在患儿天柱骨、脊柱两侧膀胱经从上向下刮拭，从肺俞沿着肩胛骨自内向外刮拭，以刮拭部位发红出痧为宜，每个部位刮拭30 次，但不能强求出痧。

（3）拔罐疗法　肺炎喘嗽后期啰音明显时，加拔罐治疗促进啰音消退。取双侧肺俞、两肺底闻及啰音部位。采用闪罐法，先操作后留罐 5 ～ 10 分钟，每日 1 次，3 ～ 5次为 1 个疗程。

（4）敷背疗法　大黄粉、芒硝粉与蒜泥按 4：1：4 比例配伍，以清水调成糊状，将上药调好均匀平摊于敷料上，敷在背部肩胛区及肺部听诊湿啰音密集处或 X 线检查病灶明显处。根据不同年龄选择敷药时间，一般 10 ～ 15 分钟，每日 1 次，7 天 1 个疗程。用于肺炎喘嗽风热闭肺证、痰热闭肺证。

**3. 注意休息**　患儿要注意休息，保持充足睡眠，有利于机体康复。

**4. 日常管理**　肺炎喘嗽患儿多由感冒、咳嗽发展而来，日常护理要注意预防感冒，要保证每天一定时间的户外活动，接受日光照射，呼吸新鲜空气，加强体育运动，可以根据小儿具体情况，选择跳绳、踢毽子、保健操、跑步、羽毛球、游泳等运动项目。气候寒暖不调时注意随时增减衣物，防止感冒。在肺炎高发期如冬春季，接种肺炎疫苗预防肺炎。

## （七）反复呼吸道感染

【定义】

反复呼吸道感染，中医学又称为"复感儿""体虚感冒""虚人感冒"等，是指凡小儿 1 年内上呼吸道感染或下呼吸道感染次数频繁，超过了一定范围，也即在一段时间内反复发生感冒、乳蛾、咳嗽、肺炎喘嗽等呼吸道感染疾病。上呼吸道感染包括感冒、乳蛾、喉痹，下呼吸道感染包括咳嗽、肺炎喘嗽。

本病多见于 6 个月～ 6 岁小儿，婴幼儿更为常见，一般到学龄期前后明显好转。若反复呼吸道感染治疗不当，易发生咳喘、心悸、水肿、痹证、厌食、疳证等病证，甚至影响小儿的生长发育与身心健康。

**【病因病机】**

**1. 禀赋不足，体质虚弱**　小儿禀赋承自父母，若父母体弱或母孕期调养不当或罹患疾病，或早产、多胎、胎气孱弱，生后肌肤薄弱，腠理疏松，不耐四时邪气，感邪即病。正如《格致余论·慈幼论》所言："儿之在胎，与母同体，得热则俱热，得寒则俱寒，病则俱病，安则俱安。母之饮食起居，尤当慎密。"

**2. 喂养不当，脾胃受损**　人工喂养或母乳不足，过早断乳，辅食添加不当，或偏食、厌食，饮食精微摄入不足，或嗜食寒凉、肥甘厚腻之品，或用药苦寒，损伤脾胃，脾胃虚弱，母病及子，土不生金，易受外邪侵袭。《幼幼新书·哺儿法》曰："小儿多因爱惜过当，往三两岁犹未与饮食，致脾胃虚弱，平生多病。"《保婴撮要·肺脏》曰："若脾气虚冷，不能相生，而肺气不足，则风邪易感，宜补脾肺。"

**3. 少见风日，不耐风寒**　户外活动少，日照不足，致肌肤薄弱，卫外不固，一旦形寒饮冷，感冒随即发生。如《诸病源候论·养小儿候》所云："小儿始生，肌肤未成，不可暖衣，暖衣则令筋骨缓弱。宜时见风日，若都不见风日，则令肌肤脆软，便易伤损。

**4. 素禀体热，遇感乃发**　平素嗜食肥甘厚腻、辛辣炙煿之品，致肺胃蕴热或肠胃积热，里热蒸腾，腠理开泄，致卫表不固，感邪易发。另外，积热内蕴，上攻于咽喉易致反复咽炎、扁桃体炎。如《临证指南医案·暑》所云："乱进食物，便是助热。惟清淡之味，与病不悖。"

**5. 情志失调，肝气不疏**　小儿有肝常有余、脾常不足、肺常虚的生理特点。小儿娇姿任性，情绪易波动，情志改变时易使肝木亢盛，侮金乘土，土不生金，肺卫不固，脾失健运，运化失职，气血生化乏源，卫外不固，反复易感。如《万氏家藏育婴秘诀·啼哭》所言："盖儿初生，性多执拗……勿使怒伤肝，气生病也。"

**【综合保健措施】**

**1. 起居调护**

（1）清淡饮食　饮食宜消化，不偏嗜冷饮、冷食及肥甘厚味之品，少食辛燥食品，以免疾病反复。正如《素问·热论》曰："病热少愈，食肉则复，多食则遗，此其禁也。"《诸病源候论·时气食复候》曰："夫病新瘥者，脾胃尚虚，谷气未复，若即食肥肉、鱼鲙、饼饵、枣、栗之属，则未能消化，停积在于肠胃，使胀满结实，因更发热，复为病者，名曰食复也。"

（2）慎起居　开窗通风，增加空气流动性，保持室内温度和湿度适宜，避免空气干燥。

**2. 外治保健措施**

（1）推拿疗法（视频 1-11）

治疗原则：调理肺脾肾。

基本操作手法：捏脊。可采用两指捏脊法或三指捏脊法，由下而上提捏患儿脊旁 1.5 寸处 6 遍，每捏 3 次向上提 1 次，提捏力度要适中。

视频 1-11　反复呼吸道感染的推拿疗法

其他操作手法：①立春加按揉肝俞、肺俞，立夏加按揉心俞、小肠俞、脾俞、胃俞，立秋加揉按肺俞、大肠俞，立冬加揉按肾俞、膀胱俞。②痰湿质加揉按三焦俞、脾俞，内热质加揉按肝俞、心俞、大椎，气虚质加揉按脾俞，气阴两虚加揉按肝俞、脾俞。

其中肺俞、脾俞、肾俞用补法（顺时针揉按），其余俞穴用泻法（逆时针揉按）。每个穴位操作 2 ～ 3 分钟。分别于春、夏、秋、冬四季治疗 1 个疗程，每个疗程 7 ～ 14 天，共 4 个疗程。

（2）耳穴压豆　主穴：咽喉、气管、肺、大肠、脾、肾、内分泌、皮质下、神门耳穴。阴虚质加耳尖放血，扁桃体红肿加扁桃体放血。5 次为 1 个疗程，每 3 ～ 4 天耳轮交替贴压，每日轻轻按压耳穴 3 ～ 5 次，每次按压约 3 分钟。

（3）刮痧疗法　具体操作：患儿取俯卧位或坐位，充分暴露颈背部，用刮痧板蘸上刮痧油后，在患儿督脉、两侧膀胱经从上向下刮拭，食积内热者重点刮脾俞、胃俞及膈俞，肺脾肾虚者重点刮肺俞、脾俞、肾俞，并用刮痧板进行点压，以刮拭部位发红出痧为宜，但不强求出痧。用于肺胃实热证。

（4）穴位贴敷　选方如下：炒白芥子、延胡索、甘遂、细辛共研为细末，用生姜汁调成糊状，置于空贴上，敷贴于定喘、肺俞、膏肓、天突、膻中等穴位，贴敷时间为每年夏天初伏、中伏、末伏的前 3 天，贴敷时间为 1 ～ 2 小时，疗程为 3 年。

**3. 注意休息**　患儿要注意休息，保持充足睡眠。

**4. 日常管理**　复感儿发病与否，取决于正与邪的消长变化，扶正祛邪是预防反复呼吸道感染最好的手段。日常护理要注意多参加户外活动，多晒太阳，加强运动，增强体质。《诸病源候论·养小儿候》曰："天和暖无风之时，令母将抱日中嬉戏，数见风日，则血凝气刚，肌肉硬密，堪耐风寒，不致疾病。"注意随气候变化增减衣服。汗出较多者，随时擦干，也可用干毛巾垫于胸背部，随时抽出换新，以免外邪入侵。《保婴撮要·护养法》曰："衣服当随寒热加减，但令背暖为佳。亦勿令出汗，恐表虚风邪易伤。"《小儿病源方论·养子十法》曰："一要背暖……二要肚暖……三要足暖……四要头凉……"饮食要均衡。《景岳全书·小儿则》曰："小儿饮食有任意偏好者，无不致病。"所以小儿应不偏嗜肥甘厚味，不偏食冷饮，不偏食、挑食，饮食宜多样而富有营养，多进食鱼肉蛋、蔬菜、水果等，荤素搭配，营养均衡。《素问·脏气法时论》曰："五谷为养，五果为助，五畜为益，五菜为充，气味合而服之，以补精益气。"

此外，还要按计划免疫程序预防接种以预防传染病，尤其接种流感疫苗。在感冒高发期尤其流感季节，避免带小儿尤其体虚患儿去人员密集场所，要养成戴口罩、勤洗手的习惯。

# 第二节　脾系病证

## 一、概述

脾系病证包括口疮、鹅口疮、呕吐、腹痛、胃脘痛、泄泻、便秘、厌食、积滞、疳证、营养性缺铁性贫血等疾病。任何年龄均可患病，泄泻发病以夏秋季较多。脾系病证若得到及时调治，一般预后良好。

## 二、脾系病证的保健要点

### （一）口疮

【定义】

口疮是以口腔黏膜、舌体及齿龈等处出现大小不等的淡黄色或灰白色溃疡，局部灼热疼痛，或伴发热、流涎为特征的口腔疾病。若溃疡面积较大，甚至满口糜烂者，称为口糜；若溃疡发生在口唇两侧，称为燕口疮。

【病因病机】

本病的发生与风热乘脾、心脾积热上熏，或阴虚火旺上攻口舌有关。由于脾开窍于口，舌为心之苗，肾脉连舌本，胃经络齿龈，故本病病变部位在心、脾、胃、肾，病机的关键是火热熏灼口舌。

**1. 风热乘脾**　外感风热之邪，由口鼻侵入，犯于肺卫，内乘于脾胃。风热夹毒，循经上攻，熏灼口舌齿龈，发为口疮。

**2. 心脾积热**　调护失宜，喂养不当，嗜食肥甘厚腻、辛辣炙煿，蕴而生热，积于心脾，郁久化火，循经上行，熏蒸口舌齿龈，若口腔不洁或黏膜损伤，秽毒入侵，则可内外合邪，上炎熏灼口舌齿龈，腐蚀肌膜，而致溃烂生疮。

**3. 虚火上浮**　小儿禀赋不足，素体阴虚，或患热病，或久泻不止，阴液亏耗，水不制火，虚火上炎而发口疮。

【综合保健措施】

**1. 调理饮食**

（1）清淡饮食　《幼幼集成·口疮证治》曰："口疮者，满口赤烂，此因胎禀本厚，养育过温，心脾积热，熏蒸于上，以成口疮。"调护失宜，喂养不当，嗜食肥甘厚腻、辛辣炙煿，都可导致蕴而生热，积于心脾，故饮食当以清淡为主。

（2）补脾益胃，慎用寒凉　小儿素体"脾常不足"，若脾胃健旺得以资生营卫，则气血自调、正气可复，诸症除矣。虚证口疮，更忌食寒凉之品，以防伤胃，导致脾胃功能失调，久则可进一步加剧症状。

**2. 外治保健措施**

（1）推拿疗法（视频 2-1）

主穴：清小肠经、天河水各 3 分钟，揉板门、清脾经各 2 分钟，摩腹 3 分钟。

视频 2-1 口疮的推拿疗法

随证加减：①心脾积热型：加揉内劳宫、捣小天心各 2 分钟；②虚火上浮型：加分手阴阳、水底捞明月 3 分钟，揉二马 2 分钟；③风热乘脾型：加清肺经、清大肠经各 2 分钟，清胃经 3 分钟，发热加退六腑、揉二扇门。

（2）穴位贴敷疗法　将吴茱萸 200g 捣碎研成细末（不需过筛），分成每包 10g，共 20 包，放干燥处备用。每晚睡觉前，洗净双脚。取吴茱萸末 1 包，加食醋适量，调成稀糊状，贴敷于双足涌泉穴，次日早晨取下，连用 10 次为 1 个疗程，两疗程间隔 2～3 天。适宜虚火上浮证。

（3）耳针疗法　穴位取口、舌、神门、胃、皮质下、内分泌、肝、脾、心耳穴。每次选数穴，用王不留行籽贴压于穴位上，每日稍加力按摩所贴穴位 3 次，每次 20 下，每 3 次轮换穴位 1 次，双耳交替使用。也可耳穴埋针。适宜口疮各证。

（4）点刺放血疗法　常规消毒，用毫针或三棱针在溃疡面上点刺放血，使血液将溃疡面遮盖以止痛，缓解局部症状，促进愈合。用于溃疡面红肿较重者或口疮愈合较慢者。粟粒样小而多发的溃疡不适宜使用。舌体溃疡者可刺金津、玉液或廉泉。点刺出血，以血能覆盖创面为度，而后漱口，血不止则应压迫止血，每日 2 次。

（5）药物涂敷疗法　①西瓜霜：具有消肿止痛作用。西瓜霜喷剂喷在创面上治疗，针对溃疡面较深的部位，可用无菌棉签蘸生理盐水后，再蘸上西瓜霜均匀涂在溃疡面上，注意喷涂应完全覆盖溃疡面和周边，每日 6 次，治疗 1 周为 1 个疗程。适用于各型口疮。②锡类散：本药具有解毒清热、消肿止痛、祛腐生新的作用。每日 3～6 次擦于患处。用于心脾积热型口疮。

**3. 心理疏导**　口疮患儿可能会因口腔不适而表现出烦躁哭闹，情绪不稳定，家长应多给予安抚。

**4. 行为训练**　平时加强身体锻炼，增强体质，避免感染。保持大便通畅，保证每日有充足的睡眠。

## （二）鹅口疮

**【定义】**

鹅口疮，以口腔、舌上蔓生白屑，状如鹅口为特征的一种口腔疾患。因其色白似雪片，故又名"雪口"。本病西医学亦称为"鹅口疮"，病原菌为白念珠菌。

鹅口疮一年四季均可发生，多见于新生儿、久病体弱的婴幼儿、过用广谱抗生素或糖皮质激素的小儿。本病一般症状较轻，如果治疗及时，预后良好；少数邪盛正虚者，白屑堆积，可蔓延至鼻腔、咽喉、气道、胃肠，影响吮乳、呼吸、消化，甚至危及生命。

**【病因病机】**

本病的发生可由胎热内蕴，或体质虚弱，久病久泻，或调护不当，口腔不洁，感受秽毒之邪所致。其主要病变部位在心、脾、肾，病机的关键是火热之邪循经上炎，熏灼口舌。

**1.心脾积热**　孕妇平素喜食辛热炙煿之品，胎热内蕴，遗患胎儿；或产时孕母产道秽毒侵入儿口；或生后喂养不当，妄加肥甘厚味，脾胃蕴热；或护理不当，口腔不洁，则秽毒之邪乘虚而入，内外合邪，热毒蕴积心脾。舌为心之苗，口为脾之窍，火热循经上炎，熏灼口舌，乃发生鹅口疮。

**2.虚火上炎**　多由先天禀赋不足，素体阴虚，或热病之后灼伤阴津，或久泻损阴，或药物伤阴，以致肾阴亏虚，水不制火，虚火上炎，熏灼口舌，发为鹅口疮。

**【综合保健措施】**

**1.调理饮食**

（1）母子同调，清淡为宜　《诸病源候论·小儿杂病诸候·鹅口候》云："小儿初生，口里白屑起，乃至舌上生疮，如鹅口里，世谓之鹅口。此由在胎时，受谷气盛，心脾热气熏发于口故也。"此病责于孕母平素喜食辛热炙煿之品，胎热内蕴，遗患胎儿，故常需母子同调，孕母及小儿饮食都需做到荤素搭配适宜，清淡为宜。

（2）滋肾养阴，补其不足　先天禀赋不足，素体阴虚，或患热性病后，灼伤阴液，致肾阴亏虚，虚火上炎，熏灼口舌，可发为鹅口疮。此类儿童，平素可适当增加滋肾养阴食物，如鸭肉、兔肉、桑葚等，以防止阴液不足而发为鹅口疮。

**2.外治保健措施**

（1）推拿疗法（视频2-2）

主穴：揉小天心、退六腑、揉板门各3分钟，清天河水2分钟，摩腹（顺时针）2分钟。

随证加减：①心脾积热型：清补脾、揉总筋各2分钟，退六腑、清小肠各3分钟；②虚火上炎型：补肾经、揉二马各3分钟，水底捞明月、揉涌泉各2分钟。

视频2-2　鹅口疮的推拿疗法

（2）穴位贴敷疗法　吴茱萸100g，研成粉末储瓶中备用，使用时取3～5g药粉用醋调成糊状，贴于双足涌泉穴，外用纱布覆盖，胶布固定，每次贴敷3～5小时，每日更换1次，连用1～3天。

（3）拔罐疗法　取穴：中脘、天枢、气海。采用单纯拔罐法，留罐5～10分钟。

**3.心理疏导**　小儿可因口腔疼痛引起哭闹或进食减少，甚或夜不能寐。家长应注意及时进行安抚，可播放小儿平素喜欢的轻音乐，营造良好的睡眠环境。

**4.行为训练**　指导小儿做好口腔护理，注意口腔卫生；鼓励小儿多饮水，保持口腔黏膜湿润和清洁；纠正小儿吮指等不良习惯。

### （三）呕吐

**【定义】**

呕吐是因胃失和降，气逆于上，胃中乳食上逆经口而出的一种病证。古人将有声有物谓之呕，有物无声谓之吐，有声无物谓之哕。因呕与吐常同时出现，故多称呕吐。本证发病无年龄及季节限制，但临床以婴幼儿多见，好发于夏秋季节。本病经积极治疗，一般预后良好；但若呕吐严重，则可致津液耗伤，日久可致脾胃虚损、气血化源不足而影响生长发育。

**【病因病机】**

小儿呕吐的病因有外邪犯胃、乳食积滞、胃中积热、脾胃虚寒、肝气犯胃等，病变部位主要在胃，亦与肝脾相关。基本病机为胃失和降，气逆于上。

**1. 寒邪犯胃** 小儿脏腑娇嫩，肌肤薄弱，若调护失宜，寒邪乘虚而入，客于胃肠，扰动气机，胃失和降，胃气上逆则作呕。

**2. 乳食积滞** 小儿乳食不知自节，若喂养不当，乳食过多，或进食过急，或恣食肥甘厚味、生冷难化食物，使乳食停留，蓄积中焦，脾胃失健，气机升降失调，胃气上逆则生呕吐。

**3. 胃中积热** 胃为阳土，性喜清凉，如乳母喜食辛辣炙煿之品，乳汁蕴热，儿食母乳，致热积于胃；或小儿过食辛热、膏粱厚味，或乳食积滞化热，热积胃中；或感受暑热、湿热之邪，邪热蕴结。热积胃中，胃热气逆而呕吐。

**4. 脾胃虚寒** 先天禀赋不足，脾胃素虚，中阳不振；或乳母平时喜食寒凉生冷之品，乳汁寒薄，儿食其乳，脾胃受寒；或小儿恣食生冷瓜果，寒积于胃；或患病后寒凉克伐太过，损伤脾胃，皆可致脾胃虚寒，中阳不运，胃气失于和降而呕吐。

**5. 肝气犯胃** 较大儿童情志失和，如环境不适、所欲不遂，或被打骂，均可致情志怫郁，肝气不舒，横逆犯胃，气机上逆而呕吐。

**【综合保健措施】**

**1. 调理饮食**

（1）重在养胃，多温少寒 《石室秘录·顺医法》云："胃之性最喜温和，不喜过湿，湿则必上壅呕，下积而泻矣。今顺土之性而温补之，则饮食自进，而大小便各安其位矣。"若多食寒凉之品，可致脾胃虚寒，中阳不运，胃气失于和降而呕吐。因此饮食方面强调多温少寒。

（2）食饮有节，按需喂养 俗话说"若要小儿安，常受三分饥与寒"，若喂养不当，乳食过多，或进食过急，或恣食肥甘厚味，都可使乳食停留，蓄积中焦，脾胃失健，气机升降失调，胃气上逆而生呕吐。故家长不可强行喂食，以按需喂养为原则。

（3）清淡生津，健脾开胃 小儿过食辛热、膏粱厚味，或乳食积滞化热，热积胃中，或受暑热、湿热之邪，都可导致热积胃中，胃热气逆而呕吐。饮食方面则以清淡生津的汤粥为主，一方面可防止呕吐所致津液丢失过多；另一方面可调养胃气，使胃气得复。

**2. 外治保健措施**

（1）推拿疗法　①寒邪犯胃型：揉一窝风、补脾经、揉外劳宫各 2 分钟，横纹推向板门、推三关 2 分钟，下推天柱骨 1 分钟，摩腹（顺时针）3 分钟（视频 2-3）。②乳食积滞型：清胃经、补脾经 3 分钟，横纹推向板门、顺运内八卦 2 分钟，掐揉四横纹、分腹阴阳 1 分钟，摩腹（顺时针）3 分钟（视频 2-4）。③胃中积热型：清胃经、清脾经各 3 分钟，平肝经、清大肠、退六腑、顺运内八卦各 2 分钟，推下七节骨 2 分钟，摩腹（顺时针）3 分钟（视频 2-5）。④脾胃虚寒型：揉外劳宫、推三关各 3 分钟，补脾经、揉板门各 2 分钟，揉中脘、分腹阴阳各 2 分钟，摩腹（顺时针）3 分钟（视频 2-6）。⑤肝气犯胃型：平肝经、分手阴阳各 3 分钟，补脾经、捣小天心各 2 分钟，顺运内八卦、揉板门各 2 分钟，摩腹（顺时针）3 分钟（视频 2-7）。

视频 2-3　寒邪犯胃型呕吐的推拿疗法

视频 2-4　乳食积滞型呕吐的推拿疗法

视频 2-5　胃中积热型呕吐的
推拿疗法

视频 2-6　脾胃虚寒型呕吐的
推拿疗法

视频 2-7　肝气犯胃型呕吐的
推拿疗法

（2）针灸疗法　①体针：取中脘、足三里、内关。热盛加合谷，寒盛加上脘、大椎，食积加下脘，肝郁加太冲。实证用泻法，虚证用补法，每日 1 次。年小不配合留针者，可采用快针刺法，不留针。②耳穴压豆：取胃、肝、脾、交感、皮质下、神门耳穴。每次 2～3 穴，强刺激，留针 15 分钟。用王不留行籽贴压于穴位上，每日稍加力按摩所贴穴位 3 次，每次 20 下，每 3 次轮换穴位 1 次，双耳交替使用。

（3）穴位贴敷疗法　①大蒜 5 个，吴茱萸（研末）10g。大蒜捣成糊状，加入吴茱萸粉末，用水调和成糊状，外敷双足心。每日 1 次。用于脾胃虚寒证。②鲜生姜，切成厚 0.1～0.3cm，直径 1cm 的姜片。以胶布固定于双侧太渊穴上，压于桡动脉处 5 分钟，可预防服药呕吐及晕车晕船呕吐。

**3. 心理疏导**　小儿容易因呕吐带来的不适引起哭闹，家长要给予及时的安慰和关心，防止哭闹中造成呕吐物的误吸。

**4. 行为训练**　教导小儿正确的呕吐姿势，避免仰卧位呕吐，以防呕吐物呛入呼吸道；并且培养小儿呕吐后用温开水漱口的习惯。

**5. 日常管理**　哺乳时不宜过急，以防空气吞入；哺乳后，将小儿竖抱，轻拍背部，使吸入的空气排出，然后再让其平卧。

### （四）腹痛

**【定义】**

腹痛指胃脘以下、脐之四旁及耻骨以上部位的疼痛。其中发生在胃脘以下，脐部以上部位的疼痛，称为大腹痛；发生在脐周部位的疼痛，称为脐腹痛；发生在小腹两侧或一侧部位的疼痛，称为少腹痛；发生在下腹部正中部位的疼痛，称为小腹痛。腹痛为小儿常见的临床证候，可见于任何年龄与季节。

**【病因病机】**

引起小儿腹痛的原因较多，主要与腹部中寒、乳食积滞、胃肠热结、脾胃虚寒和瘀血内阻等有关。病位主要在脾、胃、大肠，亦与肝有关。病机的关键为脾胃肠腑气滞，不通则痛。

**1. 腹部中寒**　小儿脏腑娇嫩，形气未充，且寒温不知自调，若因衣被单薄，腹部受寒，或过食生冷寒凉之品，邪客胃肠，导致寒邪凝滞，气机不畅，经络不通，不通则痛，故发腹痛。

**2. 乳食积滞**　小儿脾常不足，易为乳食所伤，加之乳食不知自制，若喂养不当，乳哺不节，或暴饮暴食，或过食不易消化之物，导致乳食积于中焦，脾胃运化失常，气机壅塞不通而出现腹胀、腹痛之症。

**3. 胃肠热结**　乳食停滞，日久化热，或恣食肥甘、辛热之品，胃肠积滞，或感受外邪，入里化热，均可致热结阳明，腑气不通而成腹痛。

**4. 脾胃虚寒**　小儿稚阳未充，若先天禀赋不足，素体阳虚，或过用寒凉攻伐之品，损伤脾胃，或病后体质虚弱，中阳不振，则寒自内生，脏腑、经脉失于温煦，气机不利，血脉凝滞，而出现腹痛。

**5. 瘀血内阻**　因跌打损伤，或术后腹内经脉损伤，瘀血内留，或久病不愈，瘀阻脉络，均可导致气机不利，血运受阻而腹痛。

**【综合保健措施】**

**1. 调理饮食**

（1）乳贵有时，食贵有节　《备急千金要方·少小婴孺方上·初生出腹》曰："凡乳儿，不欲太饱，饱则呕吐。每候儿吐者，乳太饱也。"《活幼心书》在倡导节制乳哺时曰："四时欲得小儿安，常要三分饥与寒。但愿人皆依此法，自然诸疾不相干。"《幼科发挥·原病论》又云："脾胃壮实，四肢安宁；脾胃虚弱，百病蜂起。故调理脾胃者，医中之王道也；节戒饮食者，却病之良方也。"

（2）寒温均衡，以平为期　饮食不可过冷，若小儿过食生冷寒凉之品，邪客胃肠，会导致寒邪凝滞，气机不畅，经络不通，不通则痛；同样，饮食不可过热，热则火气郁积为毒，邪热壅滞胃肠，同样可发为腹痛。故饮食方面要求寒温均衡，以平为期。

（3）未病先防，调养正气　《素问·四气调神大论》曰："是故圣人不治已病治未病，不治已乱治未乱。"久病不愈，瘀阻脉络，可导致气机不利，血运受阻而发为腹痛。故平时应注意固护小儿正气，对于体质虚弱者可针对性地进食一些补中益气之品，提高免疫力。

**2. 外治保健措施**

（1）推拿疗法　①腹部中寒型：揉一窝风、推三关、揉外劳宫各 3 分钟，补脾经、揉板门各 2 分钟，拿肚角 20 次，摩腹（顺时针）3 分钟（视频 2-8）。②乳食积滞型：清胃经、补脾经 3 分钟，揉板门、揉外劳宫、顺运内八卦 2 分钟，分腹阴阳、拿肚角各 20 次，摩腹（顺时针）3 分钟（视频 2-9）。③胃肠热结型：清胃经、清大肠经、退六腑各 3 分钟，平肝经、顺运内八卦各 2 分钟，拿肚角 20 次，摩腹（顺时针）3 分钟（视频 2-10）。④脾胃虚寒型：补脾经、补肾经、推三关各 3 分钟，揉外劳宫、揉一窝风各 2 分钟，拿肚角 20 次，摩腹（顺时针）3 分钟（视频 2-11）。⑤瘀血内阻型：平肝经、顺运内八卦、揉外劳宫各 3 分钟，揉板门、补脾经各 2 分钟，拿肚角 20 次，摩腹（顺时针）3 分钟，捏脊 5 ～ 7 遍（视频 2-12）。⑥肝气犯胃型：平肝经、分手阴阳各 3 分钟，补脾经、捣小天心各 2 分钟，顺运内八卦、揉板门各 2 分钟，摩腹（顺时针）3 分钟。

视频 2-8　腹部中寒型腹痛的推拿疗法

视频 2-9　乳食积滞型腹痛的推拿疗法

视频 2-10　胃肠热结型腹痛的推拿疗法

视频 2-11　脾胃虚寒型腹痛的推拿疗法

视频 2-12　瘀血内阻型腹痛的推拿疗法

兼有腹部中寒者，加摩腹、揉外劳宫；乳食积滞者，加揉中脘、分腹阴阳；脾胃虚寒者，加推三关、按足三里；气滞血瘀者，加摩腹、揉脐。每日 1 次，每次 15 ～ 30 分钟。

（2）艾灸疗法

1）普通灸法

取穴：中脘穴、天枢穴、气海穴、神阙穴。

具体操作：患者取仰卧位，暴露腹部，点燃艾条，医者右手持灸条，在距离皮肤约 3cm 处，以肚脐为中心，呈环形顺时针旋灸腹部，再以雀啄灸法灸中脘、天枢、气海、神阙等穴，每日 1 次，每次灸 10 ～ 20 分钟。雷火灸治疗同上。适用于腹部中寒、脾胃虚寒、瘀血内阻证。

2）隔药灸疗法　桂枝 15g，白芍 15g，乌药 6g，木香 6g，香附 6g，延胡索 9g，砂仁 6g，枳实 3g，侧柏叶 3g，酒大黄 1g。上述药物共研细末，炒至微黄，取黄酒 1 杯调至糊状，外敷神阙穴，医者左手放于患儿脐周，右手持艾条做环状熏灸约 20 分钟，以患儿鼻尖微汗为止，用胶布固定 4～6 小时后自行揭下，每日 1 次，1 周为 1 个疗程。适用于腹部中寒、脾胃虚寒证。

（3）拔罐疗法　患儿取仰卧位，暴露腹部，医者选用小号火罐，使用 95% 酒精棉球，采用闪火法将火罐置于神阙穴上，留罐 5～8 分钟，使局部皮肤充血，最好见到皮肤出血点为宜，然后起罐。每日 1 次，7 天为 1 个疗程。适用于乳食积滞、胃肠热结证。

（4）中药泡洗疗法　①腹部中寒：白胡椒 9g，艾叶 15g，透骨草 9g，加清水 2000mL，煎取药汁，倒入盆中，熏洗小儿双脚，没过足踝，泡洗 15～20 分钟，每日 2 次，连用 2～3 天。②脾胃虚寒：胡椒、吴茱萸各 30g，加清水 1000mL，煎取药汁，倒入盆内，趁热熏洗患儿腹部，待温后浸泡双足，每次熏洗 20 分钟，每日 1 次，治愈为度。

**3. 心理疏导**　创造轻松的学习环境，使用良好的语言安慰，减轻小儿的心理负担，避免产生不良的情绪。

**4. 行为训练**　养成规律进食的好习惯，注意饮食卫生。防止便秘，多食含纤维素食物，养成定时排便的习惯。

## （五）胃脘痛

### 【定义】

胃脘痛是儿童常见的消化系统疾病，好发于学龄前期及学龄期，临床表现为胃脘部疼痛，可伴有恶心呕吐、食纳欠佳、嗳气泛酸等症状。

### 【病因病机】

小儿胃脘痛的病因主要与寒邪犯胃、食滞胃肠、湿热中阻、肝胃气滞、脾胃虚寒、胃阴不足有关。病位主要在胃，与脾、肝二脏密切相关。病机的关键为胃失和降，气机壅滞，不通则痛。

**1. 寒邪犯胃**　小儿脾胃虚弱，经脉未盛，易为饮食、外邪等因素所干扰。六腑以通为顺，若胃腑感受寒邪，可使中焦气机壅阻，胃气凝滞不通而出现胃脘疼痛。

**2. 食滞胃肠**　小儿脾常不足，易为乳食所伤，加之乳食不知自制，若喂养不当，乳哺不节，或暴饮暴食，或过食不易消化之物，导致乳食积于中焦，脾胃运化失常，气机壅塞不通而出现胃胀、胃痛之症。

**3. 湿热中阻**　六腑以通为顺，若胃腑感受湿热之邪，或为乳食所伤，皆可使中焦气机壅阻，胃气凝滞不通而出现胃脘疼痛。

**4. 肝胃气滞**　小儿若因情志怫郁，肝失疏泄，肝气横逆犯胃，可导致中焦气机阻滞，不通则痛，发为胃脘痛。

**5. 脾胃虚寒**　小儿稚阳未充，若先天禀赋不足，素体虚寒，脏腑虚冷，或寒湿内停，损伤阳气，则阴寒内盛，气机不畅，故出现胃脘痛。

**6. 胃阴不足**　小儿阳常有余，阴常不足，若素体阴虚，或热病伤阴，致阴虚胃火偏亢，灼伤胃络而出现胃脘疼痛。

【综合保健措施】

**1. 调理饮食**

（1）饮食以时，饥饱得中　《三元参赞延寿书·饮食》云："善养性者，先渴而饮，饮不过多，多则损气，渴则伤血；先饥而食，食不过饱，饱则伤神，饥则伤胃。"小儿脾常不足，易为乳食所伤，加之乳食不知自制，若喂养不当，乳哺不节，或暴饮暴食，或过食不易消化之物，易导致乳食积于中焦，脾胃运化失常，气机壅塞不通而出现胃胀、胃痛之症，故喂养要求定时定量。

（2）凉热均衡，戒忌生冷　小儿脾胃虚弱，易为饮食、外邪等因素所伤，若进食生冷或炙煿之品，可使中焦气机壅阻，胃气凝滞不通而出现胃脘疼痛。故进食不可过热，不可过凉，尤忌生冷。

（3）益胃养阴，增其有益　小儿阳常有余，阴常不足，所犯常为热病，热病伤阴，或素体阴虚，致阴虚胃火偏亢，灼伤胃络而出现胃脘疼痛。故日常可适当进食益胃养阴之品，如山药、玉竹、麦冬、石斛等，以防阴液不足导致胃火偏亢。

**2. 外治保健措施**

（1）推拿疗法（视频 2-13）

主穴：揉外劳宫、揉板门各 3 分钟，补脾经、揉中脘各 2 分钟，拿肚角 20 次，摩腹（顺时针）2 分钟，捏脊 5～7 遍。

随证加减：①寒邪犯胃型：揉一窝风、推三关各 2 分钟；②食滞胃肠型：清胃经、清大肠经各 2 分钟；

视频 2-13　胃脘痛的推拿疗法

③湿热中阻型：清小肠、清大肠各 2 分钟；④肝胃气滞型：平肝经、顺运内八卦各 2 分钟；⑤脾胃虚寒型：揉一窝风、揉关元穴各 2 分钟；⑥胃阴不足型：揉二马、揉涌泉各 2 分钟。

（2）穴位贴敷疗法　①寒邪犯胃型和脾胃虚寒型：白蔻仁、吴茱萸、苍术、炒莱菔子各 3 份，白胡椒、荜茇各 2 份，肉桂、丁香各 1 份。共研细末，每次取 2.5～5g，用料酒或黄酒调成糊状，外敷脐部，每日 1 次，每次 4～5 小时，5 天为 1 个疗程。②肝胃气滞型：檀香、莪术、川芎、砂仁按 1∶2∶2∶1 的比例研粉，每次取 6～10g，用白醋调成糊状，于上脘、中脘、下脘、神阙贴敷，每次取两个穴，穴位交替更换，每日 1 次，每次 4～5 小时，2 周为 1 个疗程。③湿热中阻型：黄连、木香、延胡索各 10g，研成细粉，加料酒或黄酒 3～5mL 调成膏状贴于中脘穴、神阙穴，每日 1 次，每次 4～5 小时，14 天为 1 个疗程。④食滞胃肠型：炒麦芽 10g，焦山楂 10g，鸡内金 10g，延胡索 6g，厚朴 10g。研末，取药末 3g，加料酒调糊，每天 1 次，每次敷脐 4～5 小时，5 天为 1 个疗程。

（3）艾灸疗法　隔姜灸中脘、天枢两穴，灸 4～6 壮，以局部皮肤潮红为度，每日 1 次，10 天为 1 个疗程。适用于脾胃虚寒及寒邪犯胃证。

（4）中药热熨疗法　吴茱萸 250g，川椒 50g，莱菔子 50g，枳壳 50g，小茴香 25g，丁香 25g。将药物纳入布袋中封好，置微波炉中，加热 2 ～ 3 分钟后取出，反复熨烫上脘、中脘、关元、气海、神阙等穴，操作 10 分钟后热敷于胃区 10 ～ 20 分钟，每日 1 次，5 天为 1 个疗程。适用于寒邪犯胃和脾胃虚寒证。

**3. 心理疏导**　培养小儿积极乐观的性格，保持稳定的情绪和愉快的精神状态，避免容易生气而出现肝气犯胃导致胃脘痛。

**4. 行为训练**　培养小儿良好的饮食习惯，不吃生冷及隔夜食物，注意卫生，勤剪指甲，养成饭前便后勤洗手的习惯。

## （六）泄泻

### 【定义】

泄泻是以大便次数增多，粪质稀薄或如水样为特征的小儿常见病。一年四季均可发病，夏秋季节发病率高，不同季节发生的泄泻，证候表现有所不同。2 岁以下小儿发病率高，是我国婴幼儿最常见的疾病之一。本病轻证治疗得当，预后良好；重证则预后较差，可出现气阴两伤，甚至阴竭阳脱；久泻迁延不愈者，则易转为慢惊风或疳证。

### 【病因病机】

小儿泄泻的病因，以感受外邪、伤于饮食、脾胃虚弱多见，病位主要在脾胃。病机的关键为脾困湿盛，升降失司，水反为湿，谷反为滞，清浊合而下降，形成泄泻。

**1. 感受外邪**　小儿脏腑娇嫩，肌肤薄弱，若调护失宜，易为外邪侵袭。若外感风、寒、暑、热诸邪，与湿邪相合而导致泄泻。由于时令季节不同，风寒致泻四季均有，但泄泻以夏秋多见，长夏多湿，故前人有"无湿不成泻""湿多成五泻"之说，其中又以湿热泻最多见。

**2. 伤于饮食**　小儿脾常不足，饮食不知自节，若调护失宜，乳哺、饮食不当，过食生冷及难以消化食物，皆能损伤脾胃，发生伤食泻。

**3. 脾胃虚弱**　小儿素体脾虚，脾虚则运化失职，胃弱则腐熟无能，不能化生精微，因而水反为湿，谷反为滞，并走于下，而成脾虚泄泻。亦有泄泻实证，因失治误治，久病迁延，导致脾胃虚弱，转成脾虚泄泻者。

**4. 脾肾阳虚**　脾虚致泻，病程迁延，先耗脾气，继损脾阳，日久则脾伤及肾，致脾肾阳虚。肾阳不足，脾失温煦，阴寒独盛，水谷不化，并走肠间，形成澄澈清冷、洞泄而下的脾肾阳虚泻。

### 【综合保健措施】

**1. 调理饮食**

（1）五味淡泊，饮食务洁　清代朱彝尊《食宪鸿秘·饮食宜忌》云："五味淡泊，令人神爽气清少病。务须洁。酸多伤脾，咸多伤心，苦多伤肺，辛多伤肝，甘多伤肾。"小儿脾常不足，胃肠功能薄弱，骤然受寒，或者感受外邪，过食五味，饮食不洁都可发为泄泻。

（2）健脾和胃，尤忌生冷　《幼幼集成·泄泻证治》云："夫泄泻之本，无不由于脾胃。盖胃为水谷之海，而脾主运化，使脾健胃和，则水谷腐化而为气血以行荣卫。若饮食失节，寒温不调，以致脾胃受伤，则水反为湿，谷反为滞，精华之气不能输化，乃致合污下降，而泄泻作矣。"故泄泻患儿尤忌生冷。

（3）食不欲急，食饮有节　《医说·饮食忌》云："食不欲急，急则损脾，法当熟嚼令细。"《万氏家藏育婴秘诀·五脏证治总论》云："胃主纳谷，脾主消谷。饥则伤胃，饱则伤脾。小儿之病，多过于饱也。"小儿饮食不当，饮食过快，皆能损伤脾胃，严重者可发生伤食泻。

**2.外治保健措施**

（1）推拿疗法

主穴：龟尾七节，摩腹揉脐，称为"止泻四法"。推上七节骨，逆时针摩腹，轻手法摩、揉、振、按肚脐和龟尾轻刺激为补，用于虚证泄泻；而推下七节骨，顺时针摩腹、肚脐和龟尾重刺激为泻，用于实证泄泻。

随证加减：①风寒泻：补脾经、推三关、补大肠各3分钟，揉外劳宫、揉一窝风各2分钟，揉龟尾20次（视频2-14）。②伤食泻：揉板门、清胃经、清补大肠各3分钟，补脾经、逆运内八卦各2分钟，摩腹（顺时针）2分钟，揉龟尾20次（视频2-15）。③脾虚泻：补脾经、补大肠各3分钟，推上七节骨20次，捏脊5～7遍，重提脾、胃、大肠俞（视频2-16）。④湿热泻：补脾经、清大肠、清小肠各3分钟，揉天枢1分钟，推下七节骨20次（视频2-17）。

视频2-14　风寒泻的推拿疗法

视频2-15　伤食泻的推拿疗法

视频2-16　脾虚泻的推拿疗法

视频2-17　湿热泻的推拿疗法

（2）穴位贴敷疗法　①风寒泻：小茴香、藿香、苍术、吴茱萸、木香各10g。②湿热泻：葛根10g，黄芩10g，黄连6g，藿香10g，苍术10g。③脾虚泻：白术10g，茯苓10g，炒山药15g，炒薏苡仁10g，砂仁6g，苍术10g，陈皮10g。④伤食泻：陈皮10g，姜半夏6g，连翘10g，莱菔子10g，焦山楂、焦神曲、焦麦芽各10g，厚朴8g。⑤脾肾阳虚泻：煨肉豆蔻10g，熟诃子10g，肉桂8g，吴茱萸8g，丁香5g。以上药物研磨成粉，每次取2～3g，加料酒调匀成药饼，外用无菌纱布或胶贴贴敷于神阙穴，婴儿贴敷0.5～1小时，幼儿贴敷2～4小时，学龄前及学龄期儿童贴敷4～6小时，每日1次，5天为1个疗程。

（3）艾灸疗法

主穴：足三里、中脘、神阙。配穴：脾俞、胃俞、天枢、气海、大肠俞、上巨虚。

操作方法：隔姜灸或艾条温和灸。每日施灸 1 次，每次 15 分钟，7 天为 1 个疗程。用于脾胃虚弱泻和脾肾阳虚泻。

**3. 心理疏导** 小儿精神紧张或焦虑时也可导致泄泻，家长应注意对其进行疏导，可教导小儿采用注意力转移法缓解紧张情绪。

**4. 行为训练** 培养小儿健康的饮食习惯，注意饮食卫生，以防病从口入；饭前便后需要仔细洗手；鼓励小儿平时积极锻炼身体，注意保暖，在空调房睡觉时注意腹部保暖。

## （七）便秘

### 【定义】

便秘是指大便秘结不通，排便次数减少或间隔时间延长，或便意频而大便艰涩、排出困难的病证。其可单独存在，也可继发于其他疾病的过程中。便秘为小儿常见的临床证候，可见于任何年龄，一年四季均可发病。

### 【病因病机】

小儿便秘的发生与乳食积滞、邪热伤津、气机郁滞、气血亏虚有关。主要病位在大肠，常与脾、肝、肾三脏相关。病机的关键是大肠传导功能失常。

**1. 乳食积滞** 小儿脾常不足，乳食不知自节，若饮食喂养不当，损伤脾胃，运化失常，停滞中焦，积久化热，耗伤津液，肠道失润，发为便秘。

**2. 邪热伤津** 小儿易感温热时邪，邪热稽留，或过食肥甘炙煿，灼津伤阴，肠道津少失濡，大便干结，形成便秘。

**3. 气机郁滞** 小儿因生活环境、习惯改变，所欲不遂，情志不舒；或小儿久坐少动，因排便困难，使之对排便形成恐惧心理，有便意而不愿排便，使气机郁滞，大便秘结。

**4. 气血亏虚** 小儿若禀赋不足、后天失调，或疾病影响、药物克伐等，均可导致气血不足，气虚则传导无力，血虚则肠道失润。若病及于肾，耗阴损阳，则不能蒸化津液温润肠道，致肠道干涸，便秘由生。

### 【综合保健措施】

**1. 调理饮食**

（1）辛辣炙煿，不可过食 《诸病源候论·小儿杂病诸候》曰："小儿大便不通者，脏腑有热，乘于大肠故也。"现代社会饮食种类众多，且多辛辣香燥、油煎炙煿之品，深受儿童喜爱，加之家长溺爱，喂养无度，损伤脾胃，因积热搏结导致气机不利，大肠传导失职，故而便秘。因此，家长应改变小儿的饮食结构，平常要少吃辛辣炙煿的食物，应清淡饮食。

（2）科学喂养，合理饮食 适当进食富含膳食纤维的粗粮果蔬，避免长期食用精细的食物；并且避免小儿过多进食零食、甜腻肥甘之品，以免脾胃更伤，内生痰湿，便秘更甚；建立一个定时排便的日程，每天清晨为小儿排便的最佳时间，久而久之可以养成良好的排便习惯。

（3）食疗方法　①方法一：莱菔子100g。将莱菔子炒黄后研成细末，装瓶备用。每晚用蜂蜜水送服，根据年龄大小，每次5～15g，服用3天。适宜实证便秘。②方法二：柏子仁10g，芝麻15g，粳米50g。芝麻炒香，研末待用，柏子仁煮水，去渣取汁，加粳米熬煮成稀粥，煮熟后加入芝麻末，再煮5分钟即可。喝粥，每日1次，服用3～5天。适宜肠燥便秘。

**2. 外治保健措施**

（1）推拿疗法　①乳食停滞型：清胃经、补脾经、清大肠各3分钟，揉板门、掐揉四缝各2分钟，摩腹（顺时针）3分钟（视频2-18）。②邪热伤津型：清胃经、清大肠、退六腑各3分钟，清天河水、揉二马、水底捞明月各2分钟，摩腹（顺时针）3分钟，推下七节骨20次（视频2-19）。③气机郁滞型：平肝经、补脾经、顺运内八卦各3分钟，清大肠、揉板门各2分钟，摩腹（顺时针）2分钟，揉龟尾20次（视频2-20）。④气血亏虚型：补脾经、补肾经各3分钟，清大肠、推三关各2分钟，揉足三里、气海各1分钟，揉龟尾20次，捏脊5～7遍（视频2-21）。

视频 2-18　乳食停滞型便秘的推拿疗法

视频 2-19　邪热伤津型便秘的推拿疗法

视频 2-20　气机郁滞型便秘的推拿疗法

视频 2-21　气血亏虚型便秘的推拿疗法

（2）穴位贴敷疗法　大黄、芒硝各50g，枳实、厚朴各30g，冰片20g，气虚者加黄芪30g，血虚者加当归20g，气滞者加木香20g，食积者加陈皮20g。药物研为细末，以温开水调和成糊状。根据患儿的年龄取适量的药膏（每穴取1～2g），外用无菌纱布或者胶贴贴敷于神阙穴，婴儿贴敷0.5～1小时，幼儿贴敷2～4小时，学龄前及学龄期儿童贴敷4～6小时，每日1次，5天为1个疗程。

（3）耳穴压豆疗法

取穴：便秘点、直肠下段、大肠、脾、皮质下、三焦耳穴。

操作方法：以王不留行籽贴压，每日按压3次，每次3～5分钟，每5天更换1次，3次为1个疗程。

（4）艾灸疗法

主穴：足三里、中脘、神阙。

操作方法：隔姜灸或艾条温和灸。每日施灸1次，每次15分钟，7天为1个疗程。用于气血亏虚型便秘。

**3.心理疏导**　培养孩子良好的精神风貌，避免因学习紧张、生活节奏过快及精神因素等干扰正常的排便习惯。

**4.行为训练**　培养小儿按时就餐的好习惯，适当增加饮水，避免偏食，少吃辛辣刺激食物；养成良好的排便习惯，教育小儿在排便时不要看书或有其他分散注意力的行为。

## （八）厌食

### 【定义】

厌食，中医学称为"不思食""不嗜食""纳呆""恶食"等，以小儿较长时期食欲不振，甚则拒食，食量较同年龄正常儿童明显减少为特征。本病多发于学龄前儿童，1～3岁最多见。长期不愈者，可使气血生化乏源，抗病能力低下而易患他病，甚至转为疳证，影响生长发育。

### 【病因病机】

小儿厌食多由饮食不节、他病伤脾、先天不足、暑湿熏蒸、情志失调引起。其病变脏腑主要在脾胃。病机的关键为脾胃失健，纳化失和。

**1.饮食不节**　小儿脾常不足，饮食不知自节，餐食过饱，或恣食生冷油腻肥甘之品，易致脾胃虚弱，日久形成厌食。《诸病源候论·伤饱候》云："小儿食不可过饱，饱则伤脾。脾伤不能磨消于食，令小儿四肢沉重，身体苦热，面黄腹大是也。"

**2.他病伤脾**　小儿脾气稚弱，患病之后易受侵扰，或病后误用苦寒温燥之品，均可致受纳运化失常，厌恶进食。如《幼幼集成·伤食证治》云："或因病有伤胃气，久不思食。"

**3.先天不足**　《脾胃论·脾胃虚实传变论》云："元气之充足，皆由脾胃之气无所伤，而后能滋养元气。若胃气之本弱，饮食自倍，则脾胃之气既伤，而元气亦不能充，而诸病之所由生也。"脾阳受肾阳的温煦推动，胎禀不足的患儿，脾胃薄弱，若后天再失于调养，更易形成厌食证。

**4.暑湿熏蒸**　脾应长夏，夏季暑湿易于困遏中焦，脾阳失于运化，易使食欲减退，若夏季嗜食生冷，更易困阻脾阳而日久形成厌食。

**5.情志失调**　小儿心神怯弱，若卒受惊吓或打骂，或忧思过度，或环境变更等，均可致情志怫郁，肝失条达，气机不畅，乘脾犯胃，形成厌食。

### 【综合保健措施】

**1.调理饮食**

（1）五味调和　脾气通于口，小儿脏气轻灵，随拨随应，日常饮食五谷调和，蔬菜水果合理搭配，辅食添加均衡，营养全面，可以固护脾胃。正如《景岳全书·小儿则》

云："小儿饮食有任意偏好者，无不致病，所谓爽口味多终作疾也，极宜慎之。"

（2）淡薄饮食 《养生三要·贫家有暗合养子之道》云："人身肠胃，以清虚为和顺，在小儿则尤要。"如果过食肥甘腻补之物，则致呆胃伤脾，有损健康。正如《活幼心书·小儿常安》云："有数岁者，娇惜太过，不问生冷、甘肥、时果，听其贪食，岂能知足。爱之实以害之，遂伤脾胃，不吐则泻，或成疳积浮肿，传作异证。此则得于太饱之故。"

（3）慎医药，适寒暑 《全幼心鉴·调理之法》云："治病之法，当以胃气为本。"小儿脾胃稚弱，慎用攻伐，避免过用苦寒或燥热之药伤及脾胃，形成厌食。特别是夏季脾胃功能较为虚弱，食欲减退，此时食用清淡之品，有助于开胃增食，健脾助运。

（4）食疗方法 ①方法一：大枣肉250g，生姜50g，生鸡内金60g，白术120g，桂皮9g，白糖适量。将上诸药焙干，研末和匀，加糖和面粉做成小饼，烘熟。每次服2～3个，空腹作点心食。适宜脾胃气虚证。②方法二：山楂50g，炒麦芽50g，大米100g，红糖15g。先煎山楂，再入麦芽、大米、红糖煮粥，每日服2次。适宜食积证。

**2. 外治保健措施**

（1）推拿疗法 ①脾失健运型：补脾经、揉板门各3分钟，掐揉四缝穴、顺运内八卦各2分钟，摩腹（顺时针）3分钟，捏脊5～7遍，重提脾俞、胃俞（视频2-22）。②胃阴不足型：补脾经、补胃经各3分钟，揉二马、揉板门、掐揉四缝穴各2分钟，分手阴阳（阴重阳轻）1分钟，摩腹（顺时针）3分钟（视频2-23）。③肝木乘脾型：平肝经、补脾经各3分钟，顺运内八卦、揉板门、掐揉四缝穴各2分钟，摩腹（顺时针）3分钟（视频2-24）。④脾肾气虚型：补脾经、补肾经各3分钟，揉板门、掐揉四缝穴、点揉足三里各2分钟，摩腹（顺时针）3分钟，捏脊5～7遍，重提脾俞、胃俞、肾俞（视频2-25）。

视频 2-22 脾失健运型厌食的推拿疗法

视频 2-23 胃阴不足型厌食的推拿疗法

视频 2-24 肝木乘脾型厌食的推拿疗法

视频 2-25 脾肾气虚型厌食的推拿疗法

（2）敷脐疗法 对于服药困难或不愿接受其他疗法的患儿，可采用药物敷贴脐部的方法。选方如下：炙黄芪、鸡内金、焦白术、五谷虫各6g，炒山药10g。研末，一次取5～6g，调成糊状，敷贴于脐部，以胶布固定。每周2～3次，10次为1个疗程。

（3）艾灸疗法

主穴：足三里、神阙。

操作方法：隔姜灸或艾条温和灸。每日施灸 1 次，每次 15 分钟，7 天为 1 个疗程。用于脾失健运及脾肾气虚型厌食。

**3. 心理疏导** 在孩子进食时，家长既不能无原则地迁就，也不可过分勉强，更不能因孩子不愿进食而打骂或恐吓，避免造成心理创伤而加剧厌食。

**4. 行为训练** 厌食患儿要注意适当运动，不可过逸过劳，注意每天排便 1 ~ 2 次，避免积食而进一步损伤脾胃。同时，需要保持充足的睡眠。

## （九）积滞

### 【定义】

积滞是小儿内伤乳食，停聚中焦，积而不化，气滞不行所形成的一种胃肠疾病。以不思乳食，食而不化，脘腹胀满或疼痛，嗳气酸腐或呕吐，大便酸臭溏薄或秘结为临床特征。本病相当于西医学的功能性消化不良。

### 【病因病机】

小儿积滞的病因主要与喂养不当，乳食不节，损伤脾胃，致脾胃运化功能失调，或脾胃虚弱，腐熟运化不及，乳食停滞不化有关。本病病位在脾胃。其基本病机为乳食停聚中脘，积而不化，气滞不行。

**1. 乳食内积** 小儿脾常不足，乳食不知自节。若调护失宜，喂养不当，则易为乳食所伤。伤于乳者，多因哺乳不节，过频过量，冷热不调；伤于食者，多由饮食喂养不当，偏食嗜食，暴饮暴食，或过食肥甘厚味，煎炸炙煿，或贪食生冷、坚硬难化之物，或添加辅食过多过快等所致。若乳食不节，脾胃受损，受纳运化失职，升降失调，宿食停聚，积而不化，则成积滞。伤于乳者，为乳积；伤于食者，则为食积。

**2. 脾虚夹积** 若禀赋不足，脾胃素虚，或病后失调，脾气亏虚，或过用寒凉攻伐之品，致脾胃虚寒，腐熟运化不及，乳食稍有增加，即停滞不化，而成积滞。若积久不消，迁延失治，则可进一步损伤脾胃，导致气血生化乏源，营养不足，生长发育障碍，形体日渐消瘦而转为疳证。

### 【综合保健措施】

**1. 调理饮食**

（1）食贵有节，乳贵有时 《儿科萃精·积滞解》云："乳贵有时，食贵有节。若父母过爱，乳食无度，虽曰爱之，其实害之。脾虚不运，气不流行，而积滞成矣。"小儿脾常不足，加之年幼，乳食不知自节，则更伤脾胃。因此，小儿尤其需要注意"三分饥与寒"，要注意三餐定时定量，保持脾胃正常纳运功能。

（2）实则去积，消食导滞 《幼幼集成·诸疳症治》云："谷肉果菜恣其饮啖，因而停滞中焦，食久成积。"积滞一证，多因食积日久而成，家长不可对孩子过度溺爱，任其暴饮暴食或急于给孩子补充营养，使小儿获得过多难以消化的高热量食物，造成积滞。因此，可在日常饮食中适当加用消食导滞之品，如炒麦芽、炒山楂、炒神曲等。

**2. 外治保健措施**

（1）推拿疗法 ①乳食内伤型：补脾经、清胃经、清大肠各 3 分钟，揉板门、掐揉四缝穴、顺运内八卦各 2 分钟，分腹阴阳 1 分钟，摩腹（顺时针）3 分钟（视频 2-26）。②脾虚夹积型：补脾经、清补小肠、补胃经各 3 分钟，揉外劳宫、顺运内八卦、掐揉四缝穴各 2 分钟，点揉足三里 1 分钟，摩腹（顺时针）3 分钟（视频 2-27）。

视频 2-26 乳食内伤型积滞的推拿疗法

视频 2-27 脾虚夹积型积滞的推拿疗法

（2）穴位贴敷法 肉桂 60g，丁香 30g，苍术 30g，焦山楂 30g，焦六神曲 30g，炒麦芽 30g，枳壳 10g，玄明粉 10g。药物打成细末，混合均匀，装瓶备用；每次取 6g，用鲜姜汁 3g、醋 3g 或适量的凡士林、甘油调和成糊状（泥状或饼状）。患儿取平卧位，暴露所取穴位（神阙、上脘、中脘、下脘或足三里等穴），注意保暖，将调好的适量药糊（药泥或药饼）涂敷于穴位，以纱布覆盖并用胶布固定。每次贴敷保留 4 小时左右，每天 1 次，3 ～ 5 天为 1 个疗程，治疗 1 ～ 2 个疗程。适宜乳食内积型。

（3）针刺疗法 取穴：四缝穴放血，配合点刺中脘、梁门。若乳食内积，加内庭、天枢；若积滞化热，加曲池、大椎、神门；若脾虚夹积，加脾俞、胃俞、气海。每次取 3 ～ 5 穴，中等刺激，不留针，实证以泻法为主，辅以补法；虚证以补法为主，辅以泻法。四缝穴放血可每周 1 次，其他穴位可每日点刺 1 次，1 周为 1 个疗程，一般 1 ～ 3 个疗程。

（4）耳穴压豆疗法 取脾、胃、交感、神门、大肠耳穴。耳郭皮肤常规消毒后，将王不留行籽或白芥子黏附在 0.6cm×0.6cm 大小胶布中央，用镊子夹住，贴敷在对应的耳穴上，用手指轻轻揉压，以耳郭略红而小儿不哭闹为度。每次取 3 ～ 5 穴，每日家长给患儿按压 3 ～ 5 次，每次每穴按压 30 ～ 60 秒，3 天更换 1 次，双耳交替，2 ～ 3 次为 1 个疗程。适宜各型积滞。

**3. 心理疏导** 保持良好心情，不要强迫进食，出现情绪问题时应给予耐心疏导。

**4. 行为训练** 引导小儿每天到户外活动，让孩子接受阳光照射，呼吸新鲜空气，增强体质，增加食欲。

## （十）疳证

### 【定义】

疳证是由喂养不当或多种疾病影响，导致脾胃受损，气液耗伤，不能濡养脏腑、经脉、筋骨、肌肤而形成的一种慢性消耗性疾病，临床以形体消瘦、面色无华、毛发干枯、精神萎靡或烦躁、饮食异常、大便不调为特征。本病发病无明显季节性，各年龄段均可罹患，临床多见于 5 岁以下小儿。

【病因病机】

引起疳证的病因较多，临床以饮食不节、喂养不当、营养失调、疾病影响及先天禀赋不足为常见，其病变部位主要在脾胃，可涉及五脏。

**1. 喂养不当**　小儿"脾常不足"，乳食不知自节，若喂养不当，辅食添加失宜，乳食太过或不及，均可损伤脾胃，形成疳证。太过指乳食无度，过食肥甘厚味、生冷坚硬难化之物，或妄投滋补食品，以致食积内停，积久成疳。正所谓"积为疳之母"也。不及指母乳匮乏，代乳品质量低下，未能及时添加辅食，或过早断乳，摄入食物的数量、质量不足，或偏食挑食，致营养失衡，长期不能满足生长发育需要，气液亏损，形体日渐消瘦而形成疳证。

**2. 疾病影响**　因小儿久病吐泻，或反复外感，罹患时行热病、肺痨诸虫，失于调治，或误用攻伐，致脾胃受损，津液耗伤，气血亏损，肌肉消灼，形体羸瘦，而成疳证。

**3. 禀赋不足**　先天胎禀不足，或早产、多胎，或孕期久病、药物损伤胎元，致元气虚惫，脾胃功能薄弱，纳化不健，水谷精微摄取不足，气血亏耗，脏腑肌肤失于濡养，形体羸瘦而成疳证。

【综合保健措施】

**1. 调理饮食**

（1）合理膳食，食饮有节　《金匮要略·禽兽鱼虫禁忌并治》云："凡饮食滋味，以养于生，食之有妨，反能为害……所食之味，有与病相宜，有与身为害，若得宜则益体，害则成疾，以此致危，例皆难疗。"小儿脏腑娇嫩，形气未充，"脾常不足"，若喂养失宜，或乳食太过，过食肥甘厚味，或喜食生冷之物，或过早断乳、未能及时添加辅食，或偏食、挑食，致营养失衡等，皆可伤及脾胃。故小儿饮食讲究度和合理搭配。

（2）进补有益，但需有度　小儿先天胎禀不足，或早产、多胎，或孕期久病、药物损伤胎元，致元气虚惫，脾胃功能薄弱，纳化不健，水谷精微摄取不足，气血亏耗，脏腑肌肤失于濡养，形体羸瘦，而成疳证。此类儿童，应当注意滋养其元气，但因小儿脾常不足，容易引起食滞，故要求进补有度。

（3）食疗方法　①方法一：太子参30g，山药120g，芡实120g，莲子（去心）120g，陈皮5g。将上药洗净焙干，打成细面备用，每次取20～30g，加温开水适量调成糊状，加少许白糖调味。每天服用1～2次，服1～2周。适宜以脾气虚为主者。②方法二：鳝鱼300g，当归10g，党参10g，大葱20g，生姜10g。鳝鱼洗净切丝，当归、党参装入纱布袋，共放砂锅内，加适量清水煎煮1小时，捞出药包，加葱、姜、食盐调味，再煮二三沸即可。1周食用1～2次。适宜气血不足者。

**2. 外治保健措施**

（1）推拿疗法（视频2-28）　主穴：补脾经、清补小肠、补肾经各3分钟，揉外劳宫、顺运内八卦、掐揉四缝穴各2分钟，点揉天枢、足三里1分钟，摩腹（顺时针）3分钟，捏脊5～7遍，重提肝俞、脾俞、肾俞。若乳食内

视频2-28　疳证的推拿疗法

伤加揉板门，大便干加清大肠、退六腑，汗多加揉二马。

（2）穴位贴敷疗法　苍术 9g，山栀仁 9g，炒鸡内金 8g，蝉蜕 8g，香附 5g，焦槟榔 9g。上药研成细末，混匀后取适量用料酒调成稠膏状，敷于患儿神阙穴，每次 3～5 小时，隔日 1 次，共治疗 4 周。适宜疳积证。

（3）针刺疗法　取中脘、四缝、足三里等穴。针刺四缝穴的具体操作：于食指、中指、无名指、小指掌面的一、二指节之间横纹中点处取穴，局部消毒后以一次性采血针迅速点刺，深约 1.5mm，挤压四缝穴，可见淡黄色或透明样液体或少许血液，用消毒棉球擦干后按压针孔。左右手交换。嘱针刺后 2 小时内勿给患儿洗手，避免接触污物。每周 3 次。中脘、足三里用毫针浅刺，补法，每日 1 次，每次留针 30 分钟。适宜疳气证、疳积轻证。

（4）耳穴压豆疗法　取脾、胃、肝、大肠、神门、内分泌耳穴。操作方法：消毒一侧耳郭后，将王不留行籽贴于耳部相应穴位，每日家长给患儿按压 3～5 次，每次每穴按压 30～60 秒，3 天更换 1 次，双耳交替，2～3 次为 1 个疗程。适宜各型疳证。

（5）艾灸疗法　太子参 10g，茯苓 10g，木香 6g，炒神曲 10g，研成细末，混匀后取适量药粉敷于神阙穴。操作方法：隔姜灸或艾条温和灸。每日施灸 1 次，每次 15 分钟，7 天为 1 个疗程。用于脾肾亏虚型疳证。

**3. 心理疏导**　尽量减少小儿紧张、愤怒、抑郁等强烈情绪变化，同时避免在情绪不佳时勉强其进食。

**4. 行为训练**　要培养孩子良好的饮食习惯，细嚼慢咽可以有助于食物的消化与吸收；同时要增加户外活动时间，保证充足的睡眠。

**5. 日常管理**　提倡母乳喂养，乳食定时定量，按时按序添加辅食，适时断奶，膳食均衡，以满足生长发育的需要。

### （十一）营养性缺铁性贫血

**【定义】**

营养性缺铁性贫血是指由于体内贮存铁缺乏，导致血红蛋白合成减少所致的疾病，临床以皮肤黏膜苍白或苍黄、倦怠乏力、食欲不振、烦躁不安为特征。其具有小细胞低色素性、血清铁和转铁蛋白饱和度降低、铁剂治疗效果良好等特点；是小儿贫血中最常见的类型，多见于婴幼儿，好发年龄为 6 个月～3 岁。本病属于中医学"血虚""虚劳"范畴。

**【病因病机】**

小儿营养性缺铁性贫血的病因主要与先天禀赋不足、后天喂养不当、脾胃虚弱，或大病之后失于调养，或急慢性失血有关。病位主要在脾胃，涉及心肝肾。病机的关键为气血不足，血虚不荣。

**1. 禀赋不足**　孕母素体体弱或孕期失于调护，饮食摄入不足，或多产、多胎，胎元受损等，致使孕母气血化生不足，影响胎儿生长发育，导致精髓不足，气血内亏而发病。

**2. 脾胃虚弱**　小儿生机蓬勃，发育迅速，迫切需要营养物质，但小儿脾常不足，运化功能薄弱，若母乳不足，又因喂养不当，不及时添加辅食，或偏食少食，或感染诸虫，或病后失调，以致脾胃受损，受纳、运化功能失常，化生气血不足，而成贫血。常见于轻、中度贫血。

**3. 心脾两虚**　血虚日久，脾胃虚弱，水谷精微化生不足，气血生化乏源，不能奉心赤化而为血，致使心血不足，血不养心，表现为心脾两虚。多见于中度贫血。

**4. 肝肾阴虚**　血虚日久，久病伤阴，五脏之伤，穷必及肾，肝肾同源，肝藏血，肾藏精，肾生骨髓，髓生肝，肝肾阴虚则骨髓不充，血无所藏，而出现贫血。常见于中重度贫血。

**5. 脾肾阳虚**　脾为后天之本，肾为先天之源，脾肾阳虚，精血无以化生，兼之久病耗伤精血，而成贫血。常见于重度贫血。

**6. 精血丢失**　不良饮食卫生习惯致使感染虫卵，虫卵进入人体后既可耗伤气血，又可盘踞于肠腑直接吮吸血液，皆可导致本病。此外，外伤致失血过多或长期小量失血也可致贫血。

【综合保健措施】

**1. 调理饮食**

（1）膳食均衡，营养全面　《幼幼集成·诸血证治》曰："营者，水谷之精也，调和于五脏，洒陈于六腑，乃能入于脉也。生化于脾……"若小儿饮食摄入不足，气血生化乏源，会影响儿童的生长发育，导致精髓不足，气血内亏而发病。因此，儿童食物摄入要求营养均衡，荤素搭配要合理。

（2）饮食务洁，生食勿进　《食宪鸿秘·饮食宜忌》云："养生之人：饮必好水（宿水滤净），饭必好米（去砂石、谷稗，兼戒饐而餲），蔬菜鱼肉但取目前常物，务鲜、务洁、务熟、务烹饪合宜。"故饮食务洁，生食勿进，防止感染虫卵等而致发病。

（3）饮食宜调，当慎药饵　《幼幼集成·药饵之误》所云："小儿气血未充，一生盛衰之基，全在幼时，此饮食之宜调，而药饵尤当慎也。"故儿童饮食应调摄得当，避免用药不当或盲目进补造成的脾胃损伤。

（4）养阴扶阳，以平为期　此类儿童平时饮食调护应重视温肾扶阳，做到温而不燥、补而不腻；同时注意补充益精养阴食物。

（5）食疗方法　①方法一：龙眼肉、枸杞子、黑米（血糯米）、粳米各 10～15g，白糖适量。将龙眼肉、枸杞子、黑米分别洗净，一同放入锅中，加清水适量，大火煮沸后，改小火煨煮，至米烂汤稠，调入白糖调味即可，待温服食。每日 1 剂，连服 5～7 天为 1 个疗程，连服 2～3 个疗程。适宜脾胃虚弱型贫血。②方法二：枸杞子 10g，猪肝 30g，生姜 2 片。猪肝切片，与枸杞子、生姜一起放入炖盅，加冷开水 200mL，炖40 分钟，加少许食盐调味。喝汤食猪肝，可常吃。适宜各证贫血。

**2. 外治保健措施**

（1）推拿疗法（视频 2-29）　主穴：补脾经、推三关、清补小肠各 3 分钟，顺运内八卦、揉板门各 2 分钟，揉足三里、中脘各 1 分钟，捏脊 5～7 遍，重提心俞、脾俞、肝俞、肾俞。如大便干加清大肠、退六腑，汗多加补肾经、揉二马，食多便多加清胃经、清补大肠。

（2）针灸疗法　主穴：膈俞、足三里、隐白、三阴交；配穴：气海、命门。采用补法，每日针1次，针后加灸。10天为1个疗程。亦可单用灸法。

（3）耳穴压豆疗法　取脾、肝、心、神门、内分泌、小肠耳穴。消毒一侧耳郭后，将王不留行籽贴于耳部相应穴位，每日家长给患儿按压3～5次，每次每穴按压30～60秒，3天更换1次，双耳交替，2～3次为1个疗程。

**3. 心理疏导**　培养孩子树立良好的精神状态和乐观向上的情绪，避免因不良的精神因素刺激干扰其饮食及睡眠。

**4. 行为训练**　加强体格锻炼，增强体质；同时做到作息时间有规律，避免过晚睡觉或过度劳累。

视频 2-29　营养性缺铁性贫血的推拿疗法

# 第三节　肾系病证

## 一、概述

肾系病证包括肾病综合征、急性肾小球肾炎、尿血、尿频、遗尿、五迟、五软、性早熟，任何年龄均可患病。肾藏精，为先天之本，主骨生髓。小儿肾精不足会出现五迟、五软；肾阴不足，阴虚火旺，灼伤肾络，出现尿血；阴不制阳，虚火妄动，则"天癸"早至。主水是肾脏极为重要的功能，小儿肾常虚，肾气不足，气化不利，聚水为肿；肾阳不足，水液失去温化，寒水下趋，出现小便清长、频数，遗尿，尿失禁等。

万全在《万氏家藏育婴秘诀》中提出"预养以培其元""胎养以保其真""蓐养以防其变""鞠养以慎其疾"的育婴观念。肾藏精，为先天之本，培其元则可强其身，在日常保健中不但需顾护阳气和滋养肾精，也需饮食调摄，用药时慎用有肾毒性的药物。要点如下。

**1. 顾护阳气**　小儿"稚阳未充"，阳气稚弱，易遭损伤，外感寒邪、过食生冷及过度发汗等均可伤及体内阳气。故应调适寒温，天气转寒及时添加衣物，以防外来寒邪损伤人体阳气；勿过食生冷，以防伤及脾阳，由脾及肾，损及肾阳。

**2. 滋养阴精**　小儿"稚阴未长"，肾阴稚弱，外感温热邪气及过度熬夜均可伤及肾之阴精。故在以热性为主的疾病中需顾护阴液，以防邪热伤及阴津。《素问·生气通天论》曰："阳气者，烦劳则张，精绝……"过度熬夜，人体阴精得不到及时补养，过度消耗，日久会导致机体阴精不足，故应养成早睡早起的好习惯。

**3. 饮食调摄**　小儿肾常虚，日常生活中在饮食中可稍加健脾益肾的中药，如枸杞子、薏苡仁、山药、白扁豆等，药食同源；但应注意不可过度补益，"气有余皆是火"，以免生火助热。

**4. 谨慎用药**　慎用具有肾毒性的药物，如马兜铃、关木通、木防己、益母草、天仙藤、青木香等，即使使用，也应避免长期或大量使用。

## 二、肾系病证的保健要点

### （一）肾病综合征

【定义】

肾病综合征是一组由多种原因引起的肾小球基底膜通透性增加，导致血浆内大量白蛋白从尿中丢失的临床综合征。其临床有以下 4 大特点：①大量蛋白尿；②低白蛋白血症；③高脂血症；④不同程度的水肿。以上①、②两项为必备条件。本病多发于学龄前儿童，3～5 岁为发病高峰。肾病综合征按病因可分为原发性、继发性和先天性 3 种类型。以下主要论述原发性肾病综合征。肾病综合征属中医学"水肿"范畴，多属阴水。

【病因病机】

《景岳全书·肿胀》云："凡水肿等证，乃肺、脾、肾三脏相干之病。盖水为至阴，故其本在肾；水化于气，故其标在肺；水惟畏土，故其制在脾。"指出水肿之发病与肺、脾、肾三脏有关。小儿禀赋不足、久病体虚、外邪入里均可导致肺、脾、肾三脏亏虚，气化运化功能失常，封藏失职，精微外泄，水液停聚。其病机以正气虚弱为本，邪实蕴郁为标，属本虚标实、虚实夹杂之病证。正虚是指气虚、阳虚、阴虚或气阴两虚，结合脏腑又可分为肺脾气虚、脾肾阳虚、肝肾阴虚等，此为肾病病机变化之关键，故为本；邪实是指外感、水湿、湿热、瘀血与湿浊等病理产物，此为标。

**1.肺脾气虚**　小儿肺脾常不足，脾气虚，无力传输水精于上，肺气虚，不足以通调水道于下，水液代谢失调，水湿内停，泛溢肌肤，发为水肿。如《医门法律·水肿门》所云："使足太阴脾，足以转输水精于上，手太阴肺，足以通调水道于下，海不扬波矣。惟脾、肺二脏之气，结而不行，后乃胃中之水日蓄，浸灌表里，无所不到也。是则脾肺之权，可不伸耶？"

**2.脾肾阳虚**　水湿内停，影响脾阳之运化，脾虚及肾，命门火衰，无以温化水湿从膀胱而去，关门不利则聚水而为水肿。正如《医门法律·水肿门》所言："肾者，胃之关也。肾司开阖……肾气从阴则阖，阴太盛则关门常阖，水不通而为肿。"

**3.水湿内停**　久居湿地，或冒雨涉水，水湿之气内侵，或平素饮食不节，过食生冷，均可使脾为湿困，而失其健运之职，致水湿不得下行，泛于肌肤，而成水肿。

**4.湿毒浸淫**　肌肤疮痍湿毒未能及时消散，内归肺脾，致肺不能通调水道，脾不能运化水湿，三焦为之壅滞，水道不通而成水肿。

**5.瘀血阻滞**　湿郁气机，气滞血瘀，血瘀又加重气滞，气化不利，发为水肿。

【综合保健措施】

**1.调理饮食**

（1）五味调和　脾气通于口，小儿脏气轻灵，随拨随应，日常饮食五谷调和，蔬菜水果合理搭配，辅食添加均衡，营养全面，忌食辛辣肥甘之品，可以固护脾胃，培土制水。正如《景岳全书·小儿则》云："小儿饮食有任意偏好者，无不致病，所谓爽口味多终作疾也，极宜慎之。"

（2）限盐限水　急性水肿、高血压时，应限制水盐摄入，食盐每日 1～2g 为宜；肿退后，亦应注意饮食不宜过咸。

（3）蛋白摄入　蛋白质每日摄入 1.5～2g/kg，供给优质蛋白如乳、蛋、鱼、瘦肉等，避免过高或过低。

（4）食疗方法　①赤小豆鲫鱼汤：赤小豆 50g，鲫鱼 1 尾，陈皮、草果各 6g，葱、姜、胡椒少许。煮汤服用，每日 1 次，连服 1 个月。②茯苓赤小豆粥：茯苓 15g，赤小豆 30g，大枣 10 枚，大米 100g。先将赤小豆冷水浸泡半日后，同茯苓、大枣、大米煮为粥，早晚餐温服食。

**2. 外治保健措施**

（1）推拿疗法（视频 3-1）　选穴：足三里、气海、关元、肾俞、命门、涌泉。在穴位上做轻缓按揉运动，以患者感到微热及舒适为度，每日 1～2 次，7 天为 1 个疗程。

视频 3-1　肾病综合征的推拿疗法

（2）艾灸疗法　取穴：阳池、中脘、水分、气海、关元、曲池、足三里、三阴交、太溪、身柱、脾俞、肾俞、三焦俞。施补法艾灸，在艾灸后快速按压施灸穴位，使余焰热感透入穴内，至局部皮肤泛起红晕为止，每日 1 次，每个穴位艾灸 5 分钟。

（3）体针疗法　取穴：三焦俞、肾俞、水分、气海、复溜、脾俞、足三里、阴陵泉。采用补法，每日 1 次，10 次为 1 个疗程。

（4）耳针疗法　取穴：肺、肾、脾、膀胱、交感、肾上腺、腹穴耳穴。每次选 2～3 穴，毫针中等刺激，隔日 1 次，可两耳交替，10 次为 1 个疗程。

**3. 心理疏导**　对儿科病房内的环境进行布置，放置患儿喜欢的玩具及器械，消除患儿恐惧及抵触情绪。对于因服用激素出现向心性肥胖等副作用的患儿，医生和家长应给予充分的关爱，避免小儿产生自卑心理。肾病复发率高，系统治疗很关键，应鼓励患儿及家长树立战胜疾病的信心。

**4. 行为训练**　肾病患儿明显水肿时应卧床休息，勿剧烈活动，疾病好转后可逐渐增加活动量；疾病恢复后要注意锻炼身体，增强体质，提高抗病能力。同时，应保持充足睡眠，养成早睡早起的好习惯。

**5. 日常管理**　肾病患儿极易患各种感染，日常护理需要在风和日丽之时适当运动，天寒日冷之时要注意保暖，预防呼吸道感染；保持皮肤及外阴、尿道口清洁，防止皮肤及尿道感染；若有皮肤疮疖痒疹、龋齿或扁桃体炎等病灶，应及时处理。

## （二）急性肾小球肾炎

### 【定义】

急性肾小球肾炎简称急性肾炎，属中医学"水肿"之"阳水""尿血"等范畴。多有前驱感染，临床表现为急性起病，浮肿、少尿、血尿、蛋白尿及高血压为主要特征。

本病是小儿时期常见的一种肾脏疾病，以 3～12 岁多见，男性多于女性。临床可分为急性链球菌感染后肾小球肾炎和非链球菌感染后肾小球肾炎。

【病因病机】

急性肾炎的病因主要有感受外邪与正气不足两个方面。外邪主要为风邪、湿邪和热毒之邪；小儿先天禀赋不足或素体虚弱，肺、脾、肾三脏功能不足，尤其肺脾气虚，是导致急性肾炎的内在因素。病位主要在肺、脾、肾，少数重症可累及心肝。

**1. 风邪外袭** 风寒或风热外袭，客于肺卫，肺气郁遏，肺失宣降，通调失职，水道不通，以致风遏水阻、泛溢肌肤，发为水肿。《诸病源候论·风水候》曰："汗出逢风，风气内入，还客于肾……故水散溢皮肤，又与风湿相搏，故云风水也。"

**2. 水湿浸渍** 久居湿地，或冒雨涉水，水湿之气内侵，或平素饮食不节，过食生冷，均可使脾为湿困，而失其健运之职，致水湿不得下行，泛于肌肤，而成水肿。

**3. 疮毒内侵** 皮肤疮疖、丹毒等湿热毒邪，未能清解消透，内侵肺脾，继伤及肾，三焦气化失常，导致水液代谢受阻，泛溢肌肤，发为水肿。

**4. 阴虚邪恋** 湿热久羁，三焦气化失常，水道不通，发为水肿；湿热化燥伤阴，故见阴伤；湿热之邪下注膀胱，伤及血络，可见尿痛、尿血。

**5. 气虚邪恋** 素体肺脾气虚，或久病耗伤正气，脾气虚则无力传输水精于上，肺气虚则不足以通调水道于下，水液代谢失调，水湿内停，泛溢肌肤，发为水肿。《医门法律·水肿门》曰："使足太阴脾，足以转输水精于上，手太阴肺，足以通调水道于下，海不扬波矣。惟脾、肺二脏之气，结而不行，后乃胃中之水日蓄，浸灌表里，无所不到也。是则脾肺之权，可不伸耶？"

【综合保健措施】

**1. 调理饮食**

（1）限盐限水 低盐饮食，食盐摄入量以每日＜1g 为佳，严重水肿和高血压者需无盐饮食。

（2）蛋白饮食 有氮质血症者应限蛋白，可给予优质蛋白，如乳、蛋、鱼、瘦肉等，每日摄入量以 0.5g/kg 为宜。

（3）食疗方法 ①方法一：以鲜茅根 100g 加水适量煮，取汁去渣，入赤小豆、粳米各适量，煮粥服食；②方法二：薏苡仁 30g，水煮成粥，加适量白糖服食。

**2. 外治保健措施**

（1）艾灸疗法 于脊柱两旁腧穴处或涌泉穴以艾灸条灸疗，每日 1 次。用于合并急性肾衰竭。

（2）体针疗法 取穴：三焦俞、肾俞、水分、气海、复溜、肺俞、列缺、偏历、合谷。阳水初期采用平补平泻，阳水后期可用补法。每日 1 次，10 次为 1 个疗程。

（3）耳针疗法 取穴：肺、肾、脾、膀胱、交感、肾上腺、腹穴耳穴。每次选 2～3 穴，毫针中等刺激，隔日 1 次，可两耳交替，10 次为 1 个疗程。

**3. 心理疏导** 对儿科病房内的环境进行布置，放置患儿喜欢的玩具及器械，消除患儿恐惧及抵触情绪。积极开导患儿，使其正确对待疾病，树立战胜疾病的信心，积极配合治疗与护理，以利于促进康复。

**4. 行为训练** 肾炎急性期需卧床 2～3 周，直到肉眼血尿消失，水肿减退，血压正常，即可下床轻微活动。血沉正常可上学，但应避免重体力活动。尿检完全正常后方可恢复体力活动。

**5. 日常管理** 积极治疗呼吸道及皮肤感染，对急乳蛾、猩红热及脓疱疮患者应尽早、彻底地用青霉素或其他敏感抗生素联合中药治疗。

## （三）尿血

### 【定义】

尿血，又名"溺血""溲血"，是指小便中混有血液或伴有血块，排尿无疼痛为特征的一种病症。根据血量多少不同，小便可呈淡红色、鲜红色或伴有血块。中医古籍所讲的尿血是指肉眼血尿，而现代中医则将镜下血尿也包括在内。本病的预后取决于原发疾病的预后。西医学中引起血尿的原因很多，可见于全身性疾病和泌尿系统疾病，以下主要针对泌尿系统疾病引起的血尿进行论述。

### 【病因病机】

尿血的病因分为外感和内伤两类，其中外感病因包括感受风热、湿热之邪，内伤病因包括脾肾两虚和阴虚火旺。病位主要在肾和膀胱，与脾、肺、心关系密切。病机的关键为外邪结于下焦，或虚火灼伤脉络，损及膀胱血络；或脾肾统摄无权，致血不归经，溢于水道。

**1. 风热伤络** 外感风热之邪，郁而不解，化热化火，蓄结于肾与膀胱，伤及血络而发病。如《诸病源候论·小便血候》所言："下部脉急而弦者，风邪入于少阴，则尿血。"

**2. 下焦湿热** 感受湿热之邪，或过食辛辣肥甘之品，酿湿生热，湿热蓄结于肾与膀胱，热邪灼伤血络而致尿血。如《明医指掌·溺血》所言："溺血者，小便血也。盖心主血，通行经络，循环脏腑。若得寒则凝涩，得热则妄行，失其常道，则溢渗于脬，小便出血也。"

**3. 脾不统血** 脾主统血，脾气健旺则血在脉中正常循行。若小儿素体脾虚，或疾病损伤，或用药攻伐过度，或喂养不当，皆可致脾气亏虚，气虚不摄，统血无权，血溢肾或膀胱脉外，发为尿血。

**4. 脾肾两虚** 肾为先天之本，脾为后天之本。饥饱劳倦伤脾，久病失养伤肾。脾虚则中气不足，统血无权，血随气陷；肾伤则下元空虚，封藏失职，固摄无力，血随尿出。

**5. 阴虚火旺** 先天禀赋不足，肝肾阴亏，或久病、热病，阴津伤耗，气阴不足，虚火内盛，灼伤血络，血溢脉外，遂成尿血。

### 【综合保健措施】

**1. 调理饮食**

（1）多饮水 平时适当多饮水，勤排尿，养成良好的饮水习惯。

（2）清淡营养，均衡饮食 《养生三要·贫家有暗合养子之道》云："饱人伤肠胃，以清虚为和顺，在小儿则尤要。"如果过食辛辣生冷或肥甘腻补之物，则致呆胃伤脾，酿生湿热。

（3）注意卫生 勤换内裤，保持外阴清洁。

（4）食疗方法 ①方法一：大蓟或小蓟 9g，煎水取汁，炒黄糯米 30g，煮成粥，加冰糖渣一匙服食；②方法二：白茅根 30g，煎水取汁，炒黄糯米 30g，煮成粥，加冰糖渣一匙服食。

**2.外治保健措施**

（1）艾灸疗法 取关元、肾俞、气海等穴位进行艾灸，并给予热敷和按摩膀胱区、腹部，改善排尿。

（2）体针疗法 ①方法一：取行间、中极、劳宫、阴陵泉、小肠俞等穴，用泻法。用于心火亢盛证、下焦湿热证。②方法二：取足三里、隐白、关元、脾俞、膈俞、肾俞、三阴交等穴，用补法。用于脾不统血证。

（3）耳针疗法 取肾、膀胱、内分泌、脾点耳穴，取 1～2 穴，埋针 3～5 天。

**3.心理疏导** 了解患儿心理状态，进行有针对性的咨询，介绍成功案例，告知患者及家属治疗过程中的注意事项和协调点，做好解释工作，消除恐惧心理。

**4.行为训练** 血尿患儿要注意适当运动，不可过逸过劳，每天坚持适当多饮水，勤排尿；同时保持充足睡眠。

**5.日常管理** 日常运动需要在风和日丽之时进行，天寒日冷之时要注意保暖，及时添加衣物，以防感受外邪。

## （四）尿频

**【定义】**

尿频是儿科临床的常见病，以小便频数为特征。婴儿时期因脏腑之气不足，气化功能尚不完善，若小便次数较多，无尿急及其他所苦，不为病态。尿频属中医学"淋证"范畴，西医学所论之尿路感染、结石、肿瘤、神经性尿频（白天尿频综合征）等疾病均可出现尿频。本病一年四季均可发病，多发于学龄前儿童，尤以婴幼儿时期发病率最高，年长儿发病率较低，女孩发病率高于男孩。本病经过恰当治疗，多预后良好。但若迁延日久，则可影响小儿身心健康。

**【病因病机】**

尿频的病因主要有小儿先天禀赋不足，或后天调护失养，或病久失于调治，损伤正气，诸虚终及肾，肾阳不足，以致膀胱气化失常，约束无力而造成小便频数，难以自制。病位主要在肾与膀胱，与心、肝也有一定的关系。

**1.湿热蕴结** 小儿肾常虚，肾气不足，或因下阴不洁，秽浊之邪上犯膀胱，酿生湿热，或因多食辛热肥甘，或外感风寒湿邪入里化热，导致湿热内蕴，下注膀胱，致膀胱气化不利，而尿频自生。如《诸病源候论·淋病诸候》所言："诸淋者，由肾虚膀胱热故也……肾虚则小便数，膀胱热则水下涩，数而且涩，则淋沥不宣，故谓之淋。"

**2. 肝郁脾虚**　小儿先天脾常不足，后天喂养不当，食积内停或过食生冷，致脾虚失运，水液转输不利；小儿所愿不遂，情志抑郁，导致肝气郁结，气郁化火，气火郁于下焦，膀胱气化不利，发为气淋。如《冯氏锦囊秘录杂证大小合参·淋症大小总论合参》所言："《内经》言淋，无非湿与热而已；然有因忿怒，气动生火者。"

**3. 脾肾气虚**　先天禀赋不足，或后天营养失调，或病久失于调养，终致脾肾两虚。肾气不足，阳失温煦，膀胱气化失司，失于固藏；脾气虚则运化失常，水失制约。无论肾虚或脾虚，均可使膀胱失约，排尿异常，而致尿频。

**4. 阴虚内热**　素体阴虚，或热病之后阴液耗伤，肾阴不足，不能潜阳，虚火内生，虚火下移膀胱，膀胱约束无力而致尿频。或肾阴不足，不能上济心火，心火下迫，移热膀胱，亦可致尿频发生。

**【综合保健措施】**

**1. 调理饮食**

（1）摄入水液　平时适当控制饮水量，减少饮料的摄入。

（2）饮食合理　过食辛辣生冷或肥甘腻补之物，易致呆胃伤脾，酿生湿热。体弱患儿，应增加饮食营养，合理搭配饮食。

（3）食疗方法　白茅根 50g，绿豆 100g，同煎煮取汁 500mL 左右，分次饮用。用于热证尿频。

**2. 外治保健措施**

（1）推拿疗法（视频 3-2）

治疗原则：温补脾肾，培元固本。

基本操作手法：补脾经 500 次，补肾经 500 次，推揉气海、关元、肾俞、命门、八髎各 300 次。以脾气虚为主者，加按揉足三里 300 次，三阴交 200 次；以肾气虚为主者，加按揉膀胱俞 200 次，涌泉 200 次。

视频 3-2　尿频的推拿疗法

其他操作手法：揉丹田 200 次，摩腹 20 分钟，揉龟尾 30 次。较大儿童可用擦法，横擦肾俞、八髎，以皮肤透热为度。用于脾肾气虚证。

（2）敷脐疗法　对于服药困难或不愿接受其他疗法的患儿，可采用药物敷贴脐部的方法。选方如下：丁香、吴茱萸、肉桂、五倍子各等分，研粉筛末，装瓶备用。用时取 3～5g，黄酒调成糊状，敷贴于脐部，以胶布固定，每天换药 1 次，5 天为 1 个疗程。

**3. 心理疏导**　家长应注意与患儿之间进行良好的沟通，营造和谐轻松的成长环境，忌打骂训斥患儿。

**4. 行为训练**　平时加强锻炼，增强体质。鼓励患儿养成控制排尿的习惯，预防疾病复发。

**5. 日常管理**　注意个人卫生，常洗会阴与臀部，不穿开裆裤，勤换尿布和内裤，不坐地玩耍，防止外阴部感染。

## （五）遗尿

### 【定义】

遗尿，又称"尿床""遗溺"，是指5岁以上小儿不能自主控制排尿，经常睡中小便自遗，醒后方觉的一种病证。本病多发于10岁以下儿童，男孩多于女孩，部分有家族遗传倾向。长期遗尿，可影响小儿身心健康发育。

### 【病因病机】

遗尿的病因责之于先天禀赋未，后天发育迟滞；肺、脾、肾三脏功能失调；心肾不交，肝经湿热下注。其中，以肾气不固、下元虚寒所致的遗尿最为多见。病机的关键为三焦气化不利，不能约束膀胱。

**1. 下元虚寒** 肾为先天之本，司二便；膀胱主藏溺，与肾为表里。膀胱气化有赖于肾的气化功能来调节。若先天禀赋不足，后天发育迟滞，肾气不足，无以温养，致下元虚寒，闭藏失职，不能约束水道则遗尿。如《幼幼集成·小便不利证治》所言："睡中自出者，谓之尿床。此皆肾与膀胱虚寒也。"

**2. 肺脾气虚** 肺主治节，为水之上源，具有上调水道、下输膀胱之职，肺虚则治节失司，令膀胱失约；脾主固摄，为水液运化之枢纽，脾虚则固摄无权，令水湿不化，直趋下焦而令自遗。如《金匮翼·小便不禁》所言："有脾肺气虚，不能约束水道而病为不禁者……上虚不能制下者也。"

**3. 心肾失交** 心主神明，内寄君火；肾主水液，内藏相火。水火既济，则心有所主，肾有所藏。若外感热病或情志郁结化火，心火独亢，或久病失调，伤及肾阴，致水火不济，心火亢于上，肾水亏于下，膀胱失约，则梦中遗溺。

**4. 肝经湿热** 肝主疏泄，调畅气机，通利三焦，疏通水道，肝之经脉循阴器抵少腹。若肝经湿热，肝失疏泄，三焦水道通利失司，或湿热循经下迫膀胱，膀胱约束不利而遗尿。

### 【综合保健措施】

**1. 调理饮食**

（1）晚间饮食禁忌 晚餐不进汤水、稀饭；睡前2小时避免饮水、牛奶、饮料、汤药等液体类食物，不食用利尿食品。

（2）食疗方法 金樱子根15～30g，鸡蛋1枚，同煎，去渣，连蛋带汤服。

**2. 外治保健措施**

（1）推拿疗法（视频3-3）

治疗原则：补益脾肾。

基本操作手法：揉丹田，摩腹，揉龟尾，补脾经，补肾经，推三关，按百会。较大儿童可用擦法，横擦肾俞、八髎，以热为度，捏脊5～7遍，以患儿感到背部发热为宜。每日1次。

（2）敷脐疗法 对于服药困难或不愿接受其他疗法的患

视频3-3 遗尿的推拿疗法

儿，可采用药物敷贴脐部的方法。①方法一：五倍子、何首乌各 3g 研末，用醋调敷脐部，外用纱布覆盖，每晚 1 次，连用 3～5 次。②方法二：覆盆子、金樱子、菟丝子、五味子、仙茅、补骨脂、山茱萸、桑螵蛸各 60g，丁香、肉桂各 30g，研末装瓶备用。每次 1g，填入脐中，滴 1～2 滴白酒后，外用暖脐膏固定，3 天换药 1 次。

（3）拔罐疗法　取穴：肾俞（双侧）、膀胱俞（双侧）及八髎穴。闪火法将火罐吸拔于以上穴位，留罐 10 分钟，每日 1 次，10 天为 1 个疗程，共治疗 3 个疗程。

**3. 心理疏导**　对患儿进行适当的心理干预，以调节其紧张、焦虑、恐惧、自卑等心理状态，帮助患儿重新树立自信。对患儿父母进行认知心理指导，在教育方法上，父母应以理解、鼓励的态度与患儿交流，而非责骂、惩罚等负面交流模式，重新树立孩子的自信心，并坚持治疗。

**4. 行为训练**　对患儿行为生活进行指导，嘱患儿每晚 8 点以后减少饮水量，嘱其母亲训练患儿每晚 1～4 点定时排尿 1 次，控制患儿白天饮水量及排便时间。

## （六）五迟、五软

### 【定义】

五迟，指立迟、行迟、齿迟、发迟、语迟；五软，指头项软、口软、手软、足软、肌肉软。本病多源于先天禀赋不足，属于古籍中的"胎弱""胎怯"，可见于西医学之脑发育不全、脑性瘫痪、智力低下等病症。五迟、五软诸症既可单独出现，也可同时存在。本病若证候较轻，早期治疗则疗效较好；若证候复杂，病程较长，属先天禀赋不足引起者，往往成为痼疾，采用中西医结合的综合康复方案可改善其部分功能。

### 【病因病机】

五迟、五软的病因多为先天禀赋不足，亦有后天调养失宜所致。病机分为正虚和邪实。正虚包括肝肾心脾不足，气血虚弱，精髓不充；邪实为痰瘀阻滞心经脑络，心脑神明失主所致。

**1. 先天因素**　主要责之父母精血虚损，或孕期调摄失宜，精神、起居、饮食、用药不慎等因素影响胎儿，损伤胎元之气，或年高得子，或堕胎不成而成胎者，先天精气不足，髓脑未充，脏气虚弱，筋骨肌肉失养而成五迟、五软。如《医宗金鉴·幼科心法要诀》所云："小儿五迟之证，多因父母气血虚弱，先天有亏，致儿生下筋骨软弱，行步艰难，齿不速长，坐不能稳，要皆肾气不足之故。"

**2. 后天因素**　主要包括分娩时难产、产伤，使颅内出血，或生产过程中胎盘早剥、脐带绕颈，生后护理不当，发生窒息、中毒，损伤脑髓，瘀阻脑络；或温热病后痰火上扰，痰浊阻滞，蒙蔽清窍，心脑神明失主，肢体活动失灵；或乳食不足，哺养失调，致脾胃虚损，气血虚弱，精髓不充。以上因素皆可致生长发育障碍，而致五迟、五软。如《冯氏锦囊秘录杂证大小合参·行迟》所言："有数岁不能行者，禀受肾元不足也。夫骨属肾，凭髓所养，肾气有亏，则不能充髓满骨，故软弱不能行者。复有重帏深闭，不见风日，或终日怀抱，筋骨不舒，是以难行者。又有离胎多病。肝肾俱虚，肝虚则筋弱，肾虚则骨柔，而不能行者。复有过食甘肥，有伤脾胃。乃绝化源，致成疳症。气血日愈而不行者……"

【综合保健措施】

**1. 调理饮食**

（1）五味调和　脾气通于口，小儿脏气轻灵，随拨随应，日常饮食五谷调和，蔬菜水果合理搭配，辅食添加均衡，营养全面，可以固护脾胃。正如《景岳全书·小儿则》云："小儿饮食有任意偏好者，无不致病，所谓爽口味多终作疾也，极宜慎之。"

（2）淡薄饮食　《活幼心书·小儿常安》云："有数岁者，娇惜太过，不问生冷、甘肥、时果，听其贪食，岂能知足。爱之实以害之，遂伤脾胃，不吐则泻，或成疳积浮肿，传作异证。此则得于太饱之故。"如果过食肥甘腻补之物，则致呆胃伤脾，有损健康。故日常忌过食油腻、辛燥食品，用铁锅煮食而忌用铝锅，平时吃一些新鲜瓜果蔬菜。

（3）慎补药，自调养　《儿科萃精·五软症》曰："惟藉天然培养，寒热适宜，乳食合度，自有不期然而然者，其效较著。"五迟、五软患儿虽宜培补，然也需慎用补药，积极进行康复训练，以增强患儿的运动、言语、认知、沟通等功能。

（4）食疗方法　怀山药 15g，枸杞子 12g，桂圆肉 10g，鹌鹑 1 只。各药材洗净放入碗内，加适量汤水，隔水炖至烂熟，调味后，饮汤吃肉，不能吃肉的小儿可饮汤。

**2. 外治保健措施**

（1）推拿疗法（视频 3-4）

治疗原则：补脾强肾。

基本操作手法：①补脾经：患儿左拇指屈曲，医者右拇指沿拇指尖推向指根，每分钟 180 次左右。②补肾经：医者右拇指沿患儿左小指指根推向指尖，每分钟 180 次左右。③运八卦：患儿掌心朝上，医者左拇指按于患儿左中指指根处，以右拇指指腹由乾卦

视频 3-4　五迟、五软的推拿疗法

顺时针推运 1 周至兑卦止。④摩腹：医者右手掌心平贴于患儿神阙穴，环绕神阙穴轻摩。⑤捏脊：医者食指在前、拇指在后将脊柱皮肤捏起，沿长强捏至大椎 10 遍，然后以右掌根从大椎推至长强 10 遍。补脾经 500 次，补肾经 500 次，运八卦 200 次，摩腹100 次，捏脊 5～7 遍，2 周为 1 个疗程，治疗 4 个疗程。

其他操作手法："脊背六法"。背部督脉、华佗夹脊穴及膀胱经第一侧线各脏腑俞穴采取推脊法、捏脊法、点脊法、叩脊法、拍脊法和收脊法六种手法，以提高背部核心肌群稳定性和协调性，促进运动发育。

（2）艾灸疗法　取穴：心俞、脾俞、肾俞及肢体穴位。采用温和灸，每日 1 次，10次为 1 个疗程。小儿皮肤薄嫩，应避免过度施灸，以免烫伤。

**3. 心理疏导**　向脑瘫患儿父母详细讲解脑瘫疾病基本知识，纠正错误认知，缓解焦虑心理；定期安排和组织脑瘫患儿父母进行心理调节活动，让患儿父母排解心理压力、缓解不安情绪；为患儿家长提供一个倾诉与宣泄的平台，促进患儿父母"共性"发现，增强正性体验，强化意识体验。

**4. 行为训练**　康复指导训练：① Vojta 疗法：用拇指刺激患儿辅助诱发带、主诱发带刺激点，刺激前者可促进远隔部位肌肉、局部肢体发生应答反应，刺激后者可诱发应答运动。② Bobath 疗法：中强度训练，包括控制躯干、控制头部、腹爬、翻身、四肢重力抵抗与承受能力、双上肢防御性伸展、行走或站立时的协调性与灵活性等；利用反射性抑制肢位，抑制异常的运动与姿势，促进正确的运动感觉和运动模式。③手功能训练：如抓握物品、放下重物、穿线、鼓掌、串珠等。

**5. 日常管理**　合理喂养，加强营养，积极预防和治疗各种慢性疾病。

## （七）性早熟

### 【定义】

性早熟是指女孩 8 岁之前、男孩 9 岁以前出现第二性征的内分泌疾病。古代文献中无此病名。临床上性早熟分为真性（中枢性）、假性（外周性）及不完全性 3 种类型，以真性性早熟最常见。真性性早熟中无特殊原因可查明者，称为特发性真性性早熟，80%～90% 的女性患儿为特发性真性性早熟，男孩患儿多为器质性病变引起，故男性真性性早熟应特别注意探查原发疾患。性早熟多发于女孩，其发病率为男孩的 4～5 倍，春夏季节发病的儿童明显多于秋冬季节，经济发达地区的发病率较高。

### 【病因病机】

本病的发生多因社会和环境因素，生活方式的改变，疾病影响，过食某些营养滋补品，或误食某些药物，或情志因素，使脏腑阴阳平衡失调，肾阴不足，相火妄动，或肝气郁结，郁而化火，或痰湿壅滞，冲任失调，导致天癸早至。病变的脏腑主要在肾、肝、脾。

**1. 阴虚火旺**　《素问·上古天真论》曰："女子七岁，肾气盛，齿更发长；二七而天癸至，任脉通，太冲脉盛，月事以时下，故有子……丈夫八岁，肾气实，发长齿更；二八，肾气盛，天癸至，精气溢泻，阴阳和，故能有子。"肾为"先天之本"，肾精肾气充盛到一定程度时具有促进人体生长、发育和生殖的生理机能。小儿肾常虚，在致病因素作用下肾阴阳失衡，肾阴不足，阴不制阳而虚火妄动，虚火内扰，相火偏亢，则第二性征提前出现，月经早潮等性发育提前。

**2. 痰湿壅滞**　小儿"脾常不足"，过食膏粱厚味则易生痰生湿，痰湿更易困阻脾胃，损伤脾气，阻滞气机，加之小儿"肝常有余"，更易影响肝的疏泄。"乳头属肝，乳房属胃"，肝经绕阴器。脾气受损，带脉失约；肝失疏泄，气机郁结；痰结于乳房而成乳核，湿浊下注而使阴道分泌物增多，痰湿蕴久生热，湿热扰动精室，或郁于肝胆，迫精下泄，天癸早至，出现第二性征的发育。

**3. 肝经郁热**　肝藏血，主疏泄，能调达一身之气机。肝经循阴部，抵少腹，布两胁。小儿"肝常有余"，若因疾病或情志因素导致肝气郁结，郁而化火，肝火旺盛，引动相火，血海浮动，则导致"天癸"早至；肝气郁滞，阻遏于胸，则为痛为聚，出现乳核增大、胀痛；肝经郁阻，湿热熏蒸于上则脸部出现痤疮，流注于下则带下增多、色黄。

**【综合保健措施】**

**1. 调理饮食**

（1）五味调和　脾气通于口，小儿脏气轻灵，随拨随应，合理食用肉类食品（如鸡、鸭、鱼、猪肉等），同时还要多吃绿色蔬菜来保证维生素的摄入，将两者结合，做到营养均衡。此外，远离油炸食品、膨化食品（薯片等）、可乐等不健康食品，如此才可不伤脾胃，痰湿不易滋生。正如《景岳全书·小儿则》云："小儿饮食有任意偏好者，无不致病，所谓爽口味多终作疾也，极宜慎之。"

（2）慎补品　孕妇及幼儿禁止服用含有性激素类的滋补品，如人参蜂王浆、鹿茸、新鲜胎盘、花粉等补益助热之品，小儿阴虚火旺，服之使相火更加旺盛，加重原有病变。

**2. 外治保健措施**

（1）推拿疗法（视频 3-5）

治疗原则：疏肝健脾。

基本操作手法：运内八卦、推四横纹、清肝经、补脾经、补肾经各 500 次，按揉丰隆穴 2 分钟，从上到下敲打双下肢外侧胆经各 5 分钟。以上手法，均由小儿推拿医师教会家长或患儿后，自行在家每天操作两次。

视频 3-5　性早熟的推拿疗法

（2）敷脐疗法　对于服药困难或不愿接受其他疗法的患儿，可采用药物敷贴脐部的方法。选方如下：泽泻、茯苓、牡丹皮各 6g，知母、黄柏、山茱萸、山药各 8g，熟地黄 16g。研磨成粉，100 目细筛过筛后，配以 3% 氮酮为促渗透剂，拌适量蜂蜜为黏糊剂，制成膏药，装管。敷脐前清洁脐部，将脐部局部干燥温热后，将膏剂挤入脐窝，捏起脐轮皮肤，将膏药挤入脐窝深处后，将膏药加满至与脐轮平齐，最后用输液贴外贴，睡前及晨起后各敷脐 1 次。每次药耗相当于原药材 1.5g，治疗 3 个月。

（3）艾灸疗法　取穴：双侧足三里、阴陵泉、丰隆及气海。患者取仰卧位，暴露穴位局部皮肤；点燃 18mm×200mm 灸条，在气海、足三里、阴陵泉、丰隆穴周围距离皮肤 2～3cm 处用回旋灸、雀啄灸、温和灸探查热敏穴，出现透热、扩热、传热等灸感反应，即为热敏穴。找到热敏穴后，对其行持续温和灸，直至灸感消失。隔日 1 次，治疗 6 个月。

**3. 心理疏导**　对患儿及家长说明特发性性早熟发生的原因，解除其思想顾虑。提醒家长注意保护儿童，避免遭受凌辱，造成身心创伤。

**4. 行为训练**　控制体重，避免肥胖，积极参加体育运动。

**5. 日常管理**　儿童不使用含激素的护肤品，不看"儿童不宜"的影视作品。

# 第四节　心系病证

## 一、概述

心系病证包括夜啼、汗证、心悸、不寐、注意缺陷多动障碍等疾病。任何年龄均可患病，无四时节气之分。一般儿童夜啼、汗证、心悸、不寐，排除极少数器质性疾病的症状表现，多数属于一过性、功能性证候，若得到及时调治，预后良好。儿童注意缺陷多动障碍综合征系现代病名，古代中医学散见于"躁动""失聪""健忘"范畴。20 世纪 80 年代初开始有本病的中医防治研究，据报道，本病男孩发病多于女孩，14 岁以下儿童患病率为 7% ～ 9%，随着小儿生长发育成熟有好转趋势，约 1/3 患儿在进入青年或成人期后行为症状消失，但仍可遗留注意力缺陷、冲动、社会交往问题，严重者可转为其他精神疾患。

## 二、心系病证的保健要点

### （一）夜啼

【定义】

夜啼是婴儿时期常见的一种睡眠障碍。小儿夜啼是指新生儿或婴儿因多种原因引起的夜间啼哭过频。此病多见于新生儿和半岁以内的婴儿；多表现为小儿入夜啼哭不安，或每夜定时啼哭，甚则通宵达旦，但白天如常。排除器质性病因是治疗的首要，如外感发热、口疮、肠套叠、疝气等所导致的啼哭，如不能及时治疗，易危害儿童健康。

本病包括《诸病源候论》的"夜啼""躽啼"，《颅囟经》的"夜啼"，《小儿药证直诀》的"胃啼"，《幼幼集成》的"拗哭"等。

由于啼哭是新生儿的一种本能反应，新生儿乃至婴儿常以啼哭表达要求或痛苦，故应排除因喂养不当、护理不善而引起的啼哭。此种啼哭主要表现为在哺乳、饮水前，或更换潮湿尿布、调节冷暖前，若抱起亲吻或恢复原有习惯后，啼哭即停，哭时声调一致，并经详细诊查，无异常者，属生理性活动，不属本病讨论范畴。

以下主要讨论婴儿难以查明原因的入夜啼哭不安，时哭时止，或每夜定时啼哭，甚至通宵达旦，而白天如常。临证必须详细询问病史，仔细检查身体，必要时辅以有关实验检查，排除外感发热、口疮、肠套叠、疝气等疾病引起的啼哭。

【病因病机】

本病病因有先天因素和后天因素两个方面。多由禀赋不足、感寒受凉、体内积热、暴受惊恐等因素所致。其病位在心脾，病机为脾寒、心热、惊恐。

**1. 脾寒气滞**　婴儿素禀虚弱，脾常不足。脾为阴中之阴，若护理失宜，寒邪内侵，脾寒乃生。至夜阴盛，脾寒愈盛，寒邪凝滞，气机不通，故入夜腹痛而啼。

**2. 心经积热**　乳母平日恣食辛辣肥甘，或燥炙之品，或贪服性热之药，火扰热郁，积热上炎。心主火属阳，阳为人身之正气，至夜则阴盛而阳衰，阳衰则无力与邪热相搏，正不胜邪，则邪热乘心，而致夜间烦躁啼哭。

**3. 惊骇恐惧**  小儿神气不足、心气怯弱，如有目视异物、耳闻异声，使心神不宁、神志不安，常在梦中哭而作惊，故在夜间惊啼不寐。

**4. 乳食积滞**  婴儿乳食不节，内伤脾胃，胃不和则卧不安，因脾胃运化失司，乳食积滞，入夜而啼。

【综合保健措施】

**1. 调理饮食**

（1）从母亲怀孕期间开始调理，避免婴儿因母体积热或寒凉而受影响；孕期及哺乳期建议饮食清淡，少食辛辣厚味食物或寒凉食物，多食新鲜蔬菜、水果及其他易于消化又富于营养的食品，避免不当饮食通过母乳影响患儿，加重患儿的症状。

（2）对于脾胃虚寒引发的夜啼，应注意婴儿腹部保暖，适当服食温中散寒之品，如在乳汁中或牛乳中滴少量白豆蔻汁或生姜汁。母亲哺乳期间亦可适当摄入温中散寒的食物，如姜、葱、韭菜、红糖等。

（3）因心热受凉而夜啼的患儿适宜食用清心安神的食物，如莲子心、莲子、百合、小麦等。

（4）中医学素有"胃不和而卧不安"之说，做到"乳贵有时，食贵有节"，应高度注意夜啼患儿乳食喂养的科学合理性，切忌过饱导致脾胃运化失调而致"胃不和"。对于超过1周岁的幼儿建议戒掉半夜、睡前喂食的习惯。

（5）食疗方法：①莲子心茶：莲子心0.5g，冰糖适量。制作方法：锅中加适量清水，放入莲子心，武火煮沸后改文火继续煮3分钟，加适量冰糖即可，代茶频饮。适用于心经积热证。②葱姜红糖汁：葱根2个，姜2片，红糖15g。制作方法：葱根切成段备用；所有食材放入锅中，加适量清水，煮沸后继续煮3分钟即可。每日1剂，热饮频服。适用于脾寒气滞证。③消积茶：山楂5g，麦芽5g。制作方法：洗净加水煎，去渣取汁，加少量白糖饮用。适用于脾虚食积患儿。④百合莲子茶：百合、莲子各20g，洗净煮汁饮用。适用于受惊患儿。

**2. 外治保健措施**

（1）推拿疗法（视频4-1）

主穴：捣小天心、掐揉五指节各3分钟，摩腹2分钟。

随证加减：①脾寒气滞型：加补脾经、揉外劳宫各2分钟，推三关1分钟；②心经积热型：加清天河水、清小肠2分钟，揉内劳宫、总筋各1分钟；③惊骇恐惧型：加平肝经、顺运内八卦各2分钟，补脾经1分钟；④乳食积滞型：加清补脾经、清胃经、清大肠经各2分钟，揉板门1分钟。

视频4-1  夜啼的推拿疗法

（2）体针疗法  主穴：少冲、内关、三阴交、足三里。配穴：脾阳亏虚者加下脘、大横，心经积热者加通里、郄门，惊恐伤神者加神门、百会。操作方法：毫针浅刺，用平补平泻法，亦可用快针刺法，隔日1次，10次为1个疗程。

（3）耳穴压豆疗法　　主穴：神门、肝、脾，三焦耳穴。配穴：交感、胃耳穴。操作方法：常规消毒后，用王不留行籽贴压。嘱患儿家长每日自行按压 3～4 次，隔日 1 次，两耳交替进行，或毫针刺法，每次选 2～3 个穴。

（4）艾灸疗法　　主穴：内关、神门、三阴交、涌泉。操作方法：选取穴位进行温和灸，以穴位皮肤有温热感而无灼痛为度，一般每处灸 5～10 分钟，至皮肤出现红晕为度。隔日 1 次，10 次为 1 个疗程。

**3. 日常管理**

（1）仔细观察，找出患儿啼哭的原因。

（2）卧室保持良好的通风、清洁、安静的环境。

（3）平时避免小儿受到惊吓，致使患儿因精神紧张而夜啼。注意保持正常的婴幼儿作息时间，晚间不要让孩子玩得太兴奋，让孩子安静入睡。

（4）小儿夜啼，不宜以巧克力、可可糖果等进行哄劝，这些零食中含有具有神经兴奋作用的物质，易加剧夜啼症状。

（5）运用推拿手法治疗小儿夜啼，宜在晚间进行，中医学认为此时进行推拿治疗可以起到宁心安神的功效。夜啼患儿如同时患有某些急性感染性疾病，也不宜同时进行推拿治疗，可以等疾病痊愈后再施治。

## （二）汗证

**【定义】**

汗证是指小儿在安静状态下，正常环境中，全身或局部出汗过多，甚则大汗淋漓的一种病证。其多发生于 5 岁以内的小儿。

汗是由皮肤排出的一种津液。汗液能润泽皮肤，调和营卫。小儿由于形气未充、腠理疏薄，加之生机旺盛、清阳发越，在日常生活中比成人容易出汗。若因天气炎热，或衣被过厚，或喂奶过急，或剧烈运动，出汗更多，而无其他疾苦，不属病态。小儿汗证有自汗、盗汗之分。睡中出汗，醒时汗止者，称盗汗；不分寤寐，无故汗出者，称自汗。盗汗多属阴虚，自汗多为气虚、阳虚。但小儿汗证往往自汗、盗汗并见，故在辨别其阴阳属性时还应考虑其他证候。至于因温热病引起的出汗，或属危重症阴竭阳脱、亡阳大汗者，均不属本病讨论范畴。

小儿汗证，多属西医学自主神经功能紊乱，而维生素 D 缺乏性佝偻病及结核病、风湿病等也常见多汗。反复呼吸道感染的小儿，表虚不固者，常有自汗、盗汗。临证当注意鉴别，及时明确诊断，以免延误治疗。小儿汗多，若未能及时拭干，易于着凉，也会造成呼吸道感染。

**【病因病机】**

汗是人体五液之一，由阳气蒸化津液而来。如《素问·阴阳别论》所云："阳加于阴谓之汗。"心主血，汗为心之液，卫气为阳，营血为阴，阴阳平衡，营卫调和，则津液内敛。反之，若阴阳脏腑气血失调，营卫不和，卫阳不固，腠理开阖失职，则汗液外泄。小儿汗证的发生，多由体虚所致。其主要病因为禀赋不足，调护失宜。

**1. 肺卫不固**　小儿脏腑娇嫩，元气未充，腠理不密，若先天禀赋不足，或后天脾胃失调、肺气虚弱，均可自汗或盗汗。肺主皮毛，脾主肌肉，肺脾气虚，卫表不固，故汗出不止。

**2. 营卫失调**　营卫为水谷之精气，行于经隧之中者为营气，其不循经络而直达肌表，充实于皮毛分肉之间者为卫气，故有"营行脉中，卫行脉外"之论述。若小儿营卫之气生成不足，或受疾病影响，或病后护理不当，营卫不和，致营气不能内守而敛藏，卫气不能卫外而固密，则津液从皮毛外泄，发为汗证。

**3. 气阴亏虚**　气属阳，血属阴。小儿血气嫩弱，大病久病之后，多气血亏损；或先天不足、后天失养的体弱小儿，气阴虚亏。气虚不能敛阴，阴亏虚火内炽，迫津外泄而为汗。

**4. 湿热迫蒸**　小儿脾常不足，若平素饮食甘肥厚腻，可致积滞内生，郁而生热。甘能助湿，肥能生热，蕴阻脾胃，湿热郁蒸，外泄肌表而致汗出。

由此可见，小儿汗证有虚实之分，虚证有肺卫不固、营卫失调、气阴亏损，实证多因湿热迫蒸所致。

**【综合保健措施】**

**1. 饮食、营养指导**　汗出过多致津伤气耗者，应补充水分及容易消化而营养丰富的食物。勿食辛辣、煎炒、炙煿、肥甘厚味之品。

**2. 外治保健措施**

（1）推拿疗法（视频 4-2）

主穴：补脾经、补肾经各 3 分钟，揉外劳宫 2 分钟，分手阴阳 1 分钟，捏脊 5 ～ 7 遍，重提肾俞、脾俞、肺俞。

随证加减：气阴亏虚型加揉二马、气海 2 分钟；湿热迫蒸型补脾经改为清补脾经，加清小肠 2 分钟。

视频 4-2　汗证的推拿疗法

（2）穴位贴敷疗法　①五倍子粉适量，温水或醋调成糊状，每晚临睡前敷脐中，用橡皮膏固定。用于盗汗。②煅龙骨、煅牡蛎粉各适量，每晚睡前外扑肌肤。用于自汗、盗汗。

（3）耳穴压豆疗法　主穴：肾、肺、脾、交感、皮质下耳穴；配穴：内分泌、枕、肾上腺耳穴。每次 4 ～ 6 穴，用王不留行籽贴压于穴位上，每日稍加力按摩所贴穴位 3 次，每次 20 下，每 3 次轮换穴位 1 次，双耳交替使用。

**3. 行为训练**　进行适当的户外活动和体育锻炼，增强小儿体质。注意养成良好的排便习惯，每天排便 1 ～ 2 次。同时，保持充足睡眠。

**4. 日常管理**

（1）注意个人卫生，勤换衣被，保持皮肤清洁和干燥。拭汗用柔软干毛巾或纱布擦干，勿用湿冷毛巾，以免受凉。

（2）室内温度、湿度要调节适宜。

（3）注意病后调理，避免直接吹风。

（4）做好预防接种工作，积极治疗各种急、慢性疾病。

### （三）心悸

**【定义】**

心悸是自觉心中急剧跳动、心慌不安而不能自主的证候，多见于能诉说自觉症状的较大儿童，在婴幼儿则见心前区明显搏动，甚至其动应衣，脉来数疾促急，或迟涩结代，参伍不调等。

心悸包括惊悸与怔忡。因惊而悸或因情绪激动而悸者，谓之惊悸。惊悸时作时止，不发时一如常人，多由外因引起，以实证居多，病情较短暂，其证较轻。无所触动而悸者谓之怔忡。怔忡发作无时，终日觉心中悸动不安，动则尤甚，多因心血虚损，心气不振引起，病情较为深重。惊悸日久可发展为怔忡，怔忡多伴有惊悸，故临床上往往惊悸与怔忡并称。

**【病因病机】**

**1.精神因素**　小儿神气怯弱，若闻异声，或见异物，或登高涉险、暴受惊恐，惊则气乱，恐则气下，扰动心神，不能自主而发为心悸。此外，由于小儿肝常有余，心火易亢，脉率较数，若因烦躁郁怒，怒则气上，扰动心神发为心悸。《素问·举痛论》曰："惊则心无所倚，神无所归，虑无所定，故气乱矣。"说明精神刺激可致心悸。

**2.外感因素**　小儿脏腑娇嫩，阴阳之气稚弱，卫外功能不固，易为邪毒所侵。邪毒自口鼻而入，内舍于心，先损"心用"，后损"心体"，以致心神不能自主而悸动不安。

**3.饮食因素**　小儿脾常不足，易为饮食所伤，若素体内热，肥甘厚味过度，蕴热内结生痰，痰热扰心发为心悸。若过食生冷，痰湿内生，阻滞中阳，以致脉来停滞，心胸悸动。

**4.先天因素**　胎元不足，禀赋有异，或因畸形，心脉有损，血气循行无序，心律不齐，心前区筑筑然惕动，动则愈甚，日久血脉瘀滞，口唇紫绀，行动困难。

**【综合保健措施】**

**1.调理饮食**

（1）饮食节制，清淡有营养　《伤寒明理论·悸》曰："心悸之由，不越二种：一者气虚也，二者停饮也。"脾胃虚弱，气化不利，水湿痰饮停聚，而致水饮内停，上凌于心，发为心悸；若痰湿久蕴，则易化火，痰火上扰心神，则致心悸。脾胃位于中焦，脾有升清之效，胃有降浊之功，是全身气机升降的枢纽。而心主神明，心藏神的正常发挥与脾胃功能正常密不可分。因此，心悸患儿需节制饮食，可少食多餐，尤其是晚餐不宜过饱，以免引起夜眠不安而诱发心悸；食材多清淡，忌辛辣刺激食物，忌动物脂肪及内脏等；选用优质蛋白，各种营养物质合理搭配。

（2）食疗方法　①方法一：酸枣仁、红糖煎水代茶频饮，或酸枣仁粥每日1次；②方法二：鲤鱼赤小豆汤。取鲤鱼1条（约500g），仅用其肉与赤小豆250g同煮，饮汤食鱼及豆，一日分2次服用，连服5～7天。

**2.外治保健措施**

（1）体针疗法　主穴：内关、心俞、神门、三阴交。配穴：脉数疾取间使，脉缓迟取素髎，胸闷胸痛取膻中。用补法，年幼不配合者可用快针刺法。

（2）**耳针疗法**　取心、皮质下、交感、神门、胸区耳穴。每次 2 ～ 3 穴，留针 15 ～ 30 分钟。

（3）**贴敷疗法**　取穴：脾俞、膈俞、心俞、内关、关元、厥阴俞、巨阙、足三里等穴位。采用由细辛、元胡、甘遂、炒白芥子组成的中药敷贴进行穴位贴敷，根据患儿年龄大小，每次贴 3 ～ 6 小时。

**3. 心理疏导**　《临证指南医案·郁劳》曰："七情之郁……总由于心。"情志与心悸关系密切，相互影响，互为因果。消除患儿顾虑，使其精神愉快轻松，病室保持安静，利于病情缓解及恢复。

**4. 行为训练**　心悸甚者需卧床休息，缓解后适当活动。

**5. 日常管理**　心悸发作时，记录发作的时间及心率等。准时服药，若因疾病服用纠正心律的西药，要注意掌握好剂量、用法、疗程，必要时在心电监护下使用。

## （四）不寐

【**定义**】

不寐是由于心神失养或不安而引起的以经常不能获得正常睡眠为特征的一类病证，主要表现为睡眠时间、深度的不足，以及不能消除疲劳、恢复体力与精力，轻者入睡困难，或寐而不酣、时寐时醒，或醒后不能再寐，重则彻夜不寐。由于睡眠时间不足或睡眠不熟，醒后神疲乏力、头晕头痛、心悸健忘及心神不宁等。不寐在《黄帝内经》中称为"目不瞑""不得眠""不得卧"，《难经》称为"不寐"。西医学称为睡眠障碍。其不但影响儿童生活、学习、生长发育，甚至影响儿童的智能发育及生命质量。本病我国儿童合并报告率为 35.1%，因地区、性别及年龄的不同而存在差异。

【**病因病机**】

**1. 饮食不节**　儿童脏腑成而未全，易受多种因素的影响而致脏腑失和。儿童生机旺盛，需要充足的营养，然而小儿脾常不足，若摄入水谷不足，则无法满足快速生长发育的需要；若过饱，则易致饮食停滞，痰饮内生，影响脾胃功能，进而影响睡眠，即"胃不和则卧不安"。《保婴撮要·不寐》记载："若胃气一逆，则气血不得其宜，脏腑不得其所，不寐之症，由此生焉。"脾胃不和，生化乏源，则营气不足，心神失养，或升降失职，则邪气内扰，心神不安，均可导致睡眠失常。

**2. 先天不足**　小儿肾常不足，心常有余，肾水亏于下则遗尿、夜尿频；心火亢于上，热扰神明，则不寐、夜啼。肺为娇脏，最易被伤，肺主治节，影响气机、水液的输布，肺伤则气机逆乱，导致咳嗽，水液停滞则生痰饮，进而影响睡眠。《血证论·卧寐》曰："肝藏魂，人寤则魂游于目，寐则魂返于肝。若阳浮于外，魂不入肝，则不寐。"如肝脏功能异常，肝不藏魂则易致梦魇、梦游。此外，因"脑主神明""胆主决断"，脑、胆等的损伤也会造成睡眠失常。

**3. 情志失调**　小儿神气怯弱，智慧未充，情绪往往变化迅速且剧烈，易出现五志七情过极，导致心神受伤而引起睡眠障碍。最常见者为惊恐伤神，心神不宁，因惊而或夜啼，或不寐，或夜惊等，不一而足。《幼幼集成·夜啼证治》云："夜间切勿燃灯，任彼啼哭，二三夜自定。"认为儿童啼哭与害怕黑暗的心理因素有关。此外，学龄儿童对周围的事物逐渐形成了自己的认识，不管是学业压力还是生活琐事，都容易对其心理造成影响。儿童学习压力大，或致肝气郁结，肝郁化火，火热扰乱心神则不寐；或忧思伤及心脾，引起不寐。

综上所述，失眠的病因虽多，但其主要病机不外心胆脾肾的阴阳失调，气血失和，以致心神失养或心神不安。失眠实证多由心火炽盛、肝郁化火、痰热内扰，引起心神不安所致；失眠虚证多由心脾两虚、心虚胆怯、阴虚火旺，引起心神失养所致。

**【综合保健措施】**

**1. 生活指导**

（1）本病属心神病变，故尤应注意精神调摄，做到喜怒有节，解除忧思焦虑，保持精神舒畅。睡眠环境宜安静，避免饮用浓茶、咖啡及过度兴奋刺激。注意作息有序，适当地参加体育活动。培养儿童积极乐观的个性，减轻课业压力，提高对影响睡眠的各种生理、心理疾病的认识，是改善儿童睡眠状况的重要措施。

（2）食疗方法：①猪心枣仁汤：猪心1个，酸枣仁、茯苓各10g，远志5g。煲汤，每日1次。②百麦安神饮：小麦、百合各15g，莲子肉、首乌藤各10g，大枣2个，甘草3g。煮水，可日常饮用。

**2. 外治保健措施**

（1）推拿疗法（视频4-3）

基本操作手法：清天河水、补脾经各3分钟，捣小天心2分钟，摩腹（顺时针）2分钟，捏脊5～7遍，重提心俞、脾俞、肝俞。

视频4-3　不寐的推拿疗法

其他操作手法：①脾失健运型：加清胃经、揉板门各2分钟；②肝郁气滞型：加平肝经、顺运内八卦各2分钟；③心火炽盛型：加平肝经、清小肠各2分钟，揉掐五指节，掐精宁、威灵各20次。

（2）穴位贴敷疗法　对于服药困难或不愿接受其他疗法的患儿，可采用药物敷贴脐部的方法。选方如下：大黄、吴茱萸、茯神按1：1：1的比例研极细粉混合，贴敷于双足涌泉穴。每天1次，每次4～6小时，7天为1个疗程。

（3）针刺疗法　取印堂、百会、四神冲及双侧风池、安眠、足三里、三阴交、神门、内关、太冲、丰隆等穴位，并随证加减，均刺入约半寸，头皮针平刺，留针30分钟，背部针斜刺，四肢针直刺，不留针，隔日1次，每周3次，12周为1个疗程。

（4）耳穴压豆疗法　王不留行籽贴单侧神门、交感、心区、肾区、皮质下（夜惊加肝、胆区，消化不良加脾、胃区）耳穴，每穴揉按约10下，3天后贴另一侧耳郭，6次为1个疗程。

**3. 认知疗法**　重点是放在患儿错误或歪曲的认知问题上，纠正患儿对于睡眠和睡眠不足的错误认识，从而减轻焦虑，改善睡眠。

**4. 行为训练**　注意养成儿童健康的睡眠习惯。刺激控制疗法的基本目标是恢复床

作为诱导睡眠信号的功能，并减弱它和睡眠不相容活动的联系，减少对睡眠内源性唤醒的刺激，使患者易于入睡。要点：只在有睡意时上床；不在床上做睡眠以外的事；卧床20分钟后仍不能入睡就离开床；无论夜里睡了多久，每天固定时间睡觉，固定时间起床。睡前不做激烈活动。

## （五）注意缺陷多动障碍

### 【定义】

注意缺陷多动障碍是以儿童智力正常或基本正常，但表现出与年龄不相称的注意力不集中、不分场合的过度活动、情绪冲动，部分患儿可伴认知障碍和学习困难为特征的疾病。中医古籍中无本病的专门记载，根据其临床特点，可归属于中医学"躁动""脏躁"范畴，又与"健忘""失聪"病证有关。本病多发于学龄期儿童，在9岁左右最为集中。儿童注意缺陷多动障碍危害较多，不仅影响学习成绩，对家庭和谐、学校教学秩序及人际交往，甚至对社会都有不同程度的危害。如不能及时关注治疗，注意力不集中、性格异常等特征可持续终生。

### 【病因病机】

**1. 先天禀赋不足** 父母多动冲动病史或父母素体本虚，肾气不足，或母亲多病，精神调养失当，均可致胎儿先天不足，肝肾亏虚，精血不充，脑髓失养。

**2. 产伤外伤瘀滞** 由于早产、难产、产伤、窒息或头部外伤，导致气血瘀滞，瘀阻脑窍，髓海失聪，则神魂不宁。

**3. 后天调护不当** 不良的家庭及社会环境是促发儿童注意缺陷障碍的诱因之一。过食辛热炙煿，则心肝火炽；过食肥甘厚味，易生湿热痰浊；过食生冷，易伤脾胃。以上均可导致心神失养，气血逆乱，阴阳失调，而神不安藏。

**4. 情绪意志失调** 《素问·举痛论》云："怒则气上……惊则气乱。"五志过极，皆为火。小儿为稚阴稚阳之体，肾精未充，肾气未盛，心脾不足，情绪不稳，再加上家长溺爱过度、学习负担过重、环境压力过大、家庭不睦、教育方法失当等因素，导致患儿气机不畅，郁久化火，内扰心神，则冲动任性、躁动不安、失忆善忘。

### 【综合保健措施】

**1. 调理饮食**

（1）营养均衡，五味调和 患儿日常饮食应当注意粗细搭配、荤素搭配，克服偏食挑食的不良习惯，多吃富含B族维生素、蛋白质和卵磷脂的食物，如全谷物、鱼、鸡蛋、大豆、牛奶、动物肝脏、核桃仁等；同时也要注意微量元素的摄入平衡，适当补充含有铁和锌的食物，如瘦肉、血制品、贝壳类食物牡蛎等。

（2）避免刺激性饮食 忌食含酒精的食物；尽量避免过多食用含食品添加剂与调味剂的食物；少食含铅、铝、谷氨酸、水杨酸的食物，如松花蛋、爆米花等。

（3）食疗方法 ①山药莲子粥：鲜山药100g，莲子50g，粳米100g。同煮熟，每天1次。②猪肉莲子汤：瘦肉50g，莲子、百合各20g。共放砂锅内加水煮汤食用，每天1次，连服3个月。

**2. 外治保健措施**

（1）推拿疗法（视频 4-4）

基本操作手法：平肝经、补脾经各 3 分钟，揉内关、神门各 1 分钟，摩腹（顺时针）2 分钟，捏脊 5 ～ 7 遍，重提心俞、肝俞。

其他操作手法：注意力不集中加摩百会、四神聪各 2 分钟；情绪烦躁加头面四大手法各 20 次，揉太冲、涌泉各 1 分钟。

视频 4-4　注意缺陷多动障碍的推拿疗法

（2）体针疗法　主穴取内关、太冲、大椎、曲池；注意力不集中配百会、四神聪、大陵，活动过多配安眠、心俞，情绪烦躁配神庭、膻中、照海。针用泻法，隔日 1 次，10 次为 1 个疗程。

（3）耳针疗法　主穴取脑干、神门、枕、心耳穴；肝肾阴虚配肝、肾耳穴，心脾不足配心、脾、皮质下耳穴。每日 1 次，留针 20 分钟，10 日为 1 个疗程。

（4）耳穴贴压疗法　将王不留行籽耳贴贴于所选穴位，按压刺激，每日不少于 3 次，每次半分钟至 1 分钟，连续 5 日换另一耳，左右耳交替进行，症状较重者也可双耳同时进行贴压。20 日为 1 个疗程，休息一周后重复治疗，共 1 ～ 6 个月。

**3. 心理疏导**　及时关注和体谅患儿，对其行为、学习及社交要进行循序渐进的耐心帮助和训练，以表扬和鼓励为主，忌急躁冒进，忌责骂和体罚。

**4. 行为训练**　注意缺陷多动障碍患儿的特征为视觉注意和听觉注意的持久性和稳定性均较差，在行为训练中使用视觉和听觉训练材料，尽可能诱导患儿的兴趣和动机，循序渐进，由易到难；同时，采用口头表扬、小红花、外出运动等阳性刺激来增加其注意的持久性；在注意力不能集中时，坚决做到不批评、不惩罚、不愤怒，让患儿在游戏中强化视、听觉注意能力。行为指导过程中可以采用自我监测、自我评估训练效果的方式，让儿童逐步形成一种自我控制、自我指导、勤于思考和有效解决问题的能力，以此来逐渐消退不良行为，养成"三思而后行"及在活动中"停停、看看和听听"的行为习惯，从而加强自我调节能力，并把这种能力迁移到学习和生活中去。

**5. 日常管理**　保证儿童有规律的生活，创造和谐的家庭环境，培养良好的生活习惯，电子产品使用要适当。

# 第五节　肝系病证

## 一、概述

肝系病证包括惊风、癫痫、痿证、抽动障碍等疾病。大部分疾病在年龄分布上有一定特点；除惊风之外，多与季节无明显相关性。肝系病证根据不同病种及不同的病因，预后差异较大。

## 二、肝系病证的保健要点

### （一）惊风

惊风为小儿常见的急重病证之一，以抽搐、昏迷为主要症状。《幼科释谜·惊风》云："小儿之病，最重惟惊。"其证候可概括为四证八候，四证指痰、热、惊、风，八候指搐、搦、掣、颤、反、引、窜、视。惊风发作时，四证常混同出现，难以截然分开；八候则不一定全部出现。惊风分为急惊风和慢惊风，前者起病急暴，病性属实属阳属热；后者起病较缓，病久中虚，病性属虚属阴属寒。

惊风相当于西医学的小儿惊厥，好发于 1～5 岁儿童，可见于多种疾病之中，如感冒、肺炎喘嗽、麻疹、病毒性脑炎等。若惊风反复发作或持续存在，则有并发癫痫及认知障碍等风险。

急惊风

**【定义】**

急惊风来势急骤，属阳属实，以高热、抽搐、昏迷为主要表现，痰、热、惊、风四证俱备。

**【病因病机】**

**1. 外感风热**　小儿肺常不足，卫外不固，尤其冬春之季，气候骤变，寒温失调，邪从口鼻或皮毛而入，易于传变，热极生风，或热盛生痰，痰盛动风，发生急惊风。明代王肯堂《证治准绳·幼科·急惊》云："此内挟实热，外感风邪，心家受热积惊，肝家生风发搐，肝风心火，二脏交争，血乱气并，痰涎壅盛，百脉凝滞，关窍不通，风气蕃盛，无所发泄，故暴烈也。"

**2. 感受疫毒**　冬春季节感受温热疫毒之邪，未能清解，内陷厥阴；或夏季感受暑热疫毒，邪炽气营，蒙蔽清窍，引动肝风；或饮食秽浊，致湿热疫毒蕴结肠腑，内陷心肝。以上均可发为急惊风。《医宗金鉴·幼科杂病心法要诀》曰："心热肝盛，一触惊受风，则风火相搏，必作急惊之证。"

**3. 暴受惊恐**　小儿神气怯弱，不耐意外刺激，若目触异物，耳闻巨声，或不慎跌仆，暴受惊恐，致气逆风动，发为急惊风。《幼科发挥·急惊风有三因》云："盖心藏神，惊有伤神，肾藏志与精……故神伤则魂离，精伤则魄散。小儿神志怯弱，猝有惊恐，所以精神溃乱，魂魄飞扬，气逆痰聚，乃发搐也。"

**【综合保健措施】**

**1. 饮食指导**

（1）注意饮食卫生，保持饮食清洁，做好餐具和日常接触物品的消毒，餐前便后要洗手。

（2）膳食合理搭配，不可暴饮暴食。

**2. 外治保健措施**

（1）推拿疗法（视频 5-1）

主穴：掐人中、端正、老龙、十宣、威灵，拿合谷、肩井、仆参、曲池、承山、委中。用拇指指端和示指、中指指端，或用拇指与其他四指相对，提捏一定部位和穴位，做一松一紧的拿捏，每穴 10 次。

视频 5-1　急惊风的推拿疗法

随证加减：①外感风热者，加退六腑、清天河水；②痰蒙心窍者，加清肺经，推揉膻中，揉天突、中脘、丰隆、肺俞。

（2）敷贴疗法　鲜地龙捣烂为泥，加适量蜂蜜摊于纱布上，盖贴囟门，外用油纸覆盖，胶布固定，每日 1 次。

（3）针刺疗法　取人中、十宣穴，强刺激，不留针。

**3. 发作时护理**

（1）将病儿平放，切勿用力强制按压或摇晃，取头侧位；保持呼吸道通畅，及时清除鼻腔、口腔分泌物，必要时吸痰，防止舌咬伤。

（2）严密监测患儿面色、瞳孔、体温、血压、心率、呼吸等情况，必要时予镇静剂控制发作，减少脑损伤，防止病情进展。如《活幼口议·议急惊风证候》所云："急惊先当定搐。"紫绀者给予吸氧；对于发热患儿，尤其既往有热性惊厥史者，及时控制体温。

（3）积极寻找病因，及时治疗原发病，防止惊风反复发作。对于有癫痫高风险的患儿，注意应到专科进一步评估。如《幼幼新书·一切痫》所云："搐来三度便成痫。"

（4）抽搐后患儿常疲乏入睡，应避免噪声，保证患儿休息，使其正气得以恢复。

**4. 日常管理**

（1）小儿肺常不足，卫外不固。在天气急剧变化时，做好患儿的日常护理，尽量避免外感。既往有热性惊厥史者，外感初起即应密切关注体温情况，及时处理。

（2）平素适当锻炼身体，饮食营养均衡，调养正气，但不可过度劳累。如《医旨绪余·宗气营气卫气说》所云："卫气者，为言护卫周身，温分肉，肥腠理，不使外邪侵犯也。"

（3）保证充足睡眠，养成良好的作息规律。

（4）按计划免疫接种，预防传染病。

慢惊风

**【定义】**

慢惊风以来势缓慢、抽搐无力、时作时止、反复难愈为特征，常伴昏迷、瘫痪等症。

**【病因病机】**

**1. 脾胃虚弱**　《明医杂著·小儿病多属肝脾二经》云："若脾胃虚而肝木来侮，亦见惊搐动摇诸症，但其势微缓，名曰慢惊。"小儿脏腑娇嫩，饮食不洁或吐泻等致脾胃受损，土虚木乘，肝亢风动，而致慢惊风。如《万氏家藏育婴秘诀·脾脏证治》云："土主湿，湿伤则为肿，为胀，为黄，为吐泻不止，则成慢惊风。"

**2. 脾肾阳虚**　肾为先天之本，脾为后天之本。胎禀不足，或吐泻日久，或喂养不当，或误用攻伐之品，损伤脾阳，日久及肾，脾肾阳虚，阴寒内盛，筋脉失于温煦，时时搐动，发为慢脾风证。《幼科推拿秘书·察儿病症秘旨》云："小儿脾胃，本自娇嫩，易于损伤，乳食伤胃，则为呕吐；乳食伤脾，则为泄泻；吐泻既久，则成慢惊。"

**3. 阴虚风动**　外感热病迁延日久，或急惊风后，热邪久留，阴液亏损，或他病影响，致精血不足，无以濡养筋脉，发为慢惊风。

**【综合保健措施】**

**1. 饮食指导**

（1）药食宜忌　小儿病情缓解后，应予有营养易消化食物，无自主吞咽功能的患儿可给予鼻饲；攻伐药物中病即止，避免过用苦寒或燥热之药伤及脾胃。

（2）食疗方法　葛根粥（出自《太平圣惠方》）：葛根 15g，粳米 50g，生姜 6g，蜂蜜少许。葛根用水煎煮后，下米作粥，入生姜、蜜各少许食之。

**2. 外治保健措施**

（1）推拿疗法（视频 5-2）

主穴：分手阴阳、补脾经各 2 分钟，揉气海、足三里、脾俞、肝俞、肾俞各 1 分钟，摩腹（顺时针）2 分钟，捏脊 5 ～ 7 遍，重提脾俞、肝俞、肾俞。

随证加减：①脾胃虚弱者，加清补小肠、揉板门、掐四缝；②脾肾阳虚者，加推三关、揉外劳宫、摩丹田；③阴虚风动者，加平肝经、揉二马、清天河水。

视频 5-2　慢惊风的推拿疗法

（2）穴位贴敷疗法　木香 6g，砂仁 3g，白扁豆 9g，茯苓 10g，炒神曲 10g。上药研磨成粉，取 3 ～ 5g，姜汁醋调和，敷于神阙穴，每日 1 次。

（3）艾灸疗法　取神阙、关元、足三里穴，温和灸法，每日 1 次，每次 15 ～ 20 分钟。

**3. 发作时护理**　同急惊风。

**4. 心理疏导**　树立患儿克服疾病的信心，保持心情舒畅，避免焦虑情绪。

**5. 日常管理**

（1）～（4）同急惊风。

（5）久卧患儿应经常变换体位，及时擦浴或洗浴，保持皮肤清洁，防止褥疮形成；保持呼吸道通畅，防止窒息。

### （二）癫痫

**【定义】**

癫痫是一种由多种病因引起的慢性脑部疾病，以脑神经元过度放电导致反复性、发作性和短暂性的中枢神经系统功能失常为特征，是儿童最常见的神经系统疾病。我国癫痫的患病率为 4‰～ 7‰，其中 60% 的患者起源于小儿时期。经治疗后，约有 70% 的患儿发作可获控制，能正常生活和学习，约 30% 的患儿成为难治性癫痫。

癫痫俗称"羊痫风""羊吊风"，属西医学癫痫中的强直 - 阵挛性发作。是以突然仆倒，昏不识人，口吐涎沫，两目上视，肢体抽搐，惊掣啼叫，喉中异声，片刻即醒，醒后如常人为特征的病证。本病一般具有反复性、发作性、自然缓解性特点。其预后与起病年龄、病因、发作类型、发作频率及治疗是否规范合理等多种因素有关。

【病因病机】

癫痫的病因包括先天因素、后天因素及诱发因素。病机的关键为痰气逆乱，蒙蔽心窍，引动肝风。

**1. 先天因素**　小儿胎禀不足、胎产损伤或胎中受惊等均可致胎儿受损。肾为先天之本，肾精"量不足"和"质改变"，均可致父母之精的异常和精化气的过程中出现精的化生障碍或化生异常，导致精不化气，气机逆乱，引发痫病。如《素问·奇病论》曰："人生而有病癫疾者……此得之在母腹中时，其母有所大惊，气上而不下，精气并居，故令子发为癫疾也。"《诸病源候论·小儿杂病诸候·养小儿候》曰："小儿所以少病痫者，其母怀娠，时时劳役，运动骨血，则气强，胎养盛故也。若侍御多，血气微，胎养弱，则儿软脆易伤，故多病痫。"

**2. 后天因素**

（1）痰浊内伏　小儿肺常不足，宣降失司，通调水道功能失常；小儿脾常不足，脾胃运化失司，津液失于输布；小儿肾常不足，肾阳不足，不能温化水液。以上均可致痰浊停聚，蒙蔽清窍，阻于经络，因而作痫。如《丹溪心法·痫》云："痫症有五……无非痰涎壅滞，迷闷孔窍。"《幼科释谜·痫痉》云："然诸痫症，莫不有痰。"

（2）惊风频发　外感风热或温热之邪，极易化火动风，风火相煽，发为惊风。风邪与伏痰相搏，惊风频发，上扰清窍，闭阻经络，续发癫痫。如《活幼心书·痫证》言："所谓惊风三发便为痫，即此义也。"

（3）暴受惊恐　小儿神气怯弱，元气未充，素有痰浊，若暴受惊恐，可致气机逆乱，痰随气逆，气随痰阻，蒙蔽清窍，阻滞经络，发为癫痫。如《景岳全书·癫狂痴呆》谓："盖小儿神气尚弱，惊则肝胆夺气而神不守舍，舍空则正气不能主，而痰邪足以乱之。"

（4）瘀血阻络　产伤或颅脑外伤、出血、感染，均可致血络受损，瘀血阻滞经络，蒙蔽清窍，发为癫痫。

**3. 诱发因素**　疲劳、睡眠不足、精神刺激、酗酒、饮食不当、心理压力大、发热、过度换气、视听觉刺激等诱因可致气机逆乱，触动伏痰，痰随气逆，发为癫痫。

此外，癫痫反复发作，日久不愈，易致脏腑虚损。若脾虚则宿痰难祛，阻滞气机，运化失常，而见纳呆、神疲等症。若肾虚则精亏髓空，脑失所养，可出现注意力、记忆力、智力、学习能力下降等表现。

**【综合保健措施】**

**1. 调理饮食**

（1）饮食调和　患儿日常饮食应五味调和，营养均衡全面。

（2）饮食有节　按时进食，不可一次性饮水过多，不可暴饮暴食，尤其晚上不可进食过多。《诸病源候论·痫候》曰："食痫者，因乳哺不节所成。然小儿气血微弱，易为伤动。"

（3）饮食宜忌　不宜服用咖啡、浓茶、可乐、酒类等具有神经兴奋作用的饮品。尽量避免食用油腻、辛辣、刺激的食物。

**2. 外治保健措施**

（1）推拿疗法（视频 5-3）　基本操作手法：平肝经、补脾经各 2 分钟，点揉百会、四神聪、率谷、上星、头维、风池各 1 分钟，头面四大手法 50 ～ 100 次，捏脊 5 ～ 7 遍。

（2）耳穴压豆疗法　取胃、皮质下、神门、枕、心耳穴。每次选 3 ～ 5 穴，用王不留行籽按压刺激，3 天换贴 1 次，10 次为 1 个疗程。

视频 5-3　癫痫的推拿疗法

**3. 发作时护理**　同急惊风。

**4. 心理疏导**　帮助患儿正确认识疾病，树立克服疾病的信心，消除患儿的紧张焦虑情绪及自卑心理。避免惊吓、情绪激动、过于兴奋和悲伤、大哭大闹等情况。

**5. 胎产调护**　母亲孕期应保持心情舒畅，避免精神刺激、跌仆及腹部撞击、接触放射线、使用特殊药物等不良诱因。慎防产伤、缺氧、窒息。

**6. 日常管理**

（1）勿单独到水边、火边、高空等危险地带玩耍，勿持刀剪等锐器，以免发作时发生意外。避免外伤，尤其颅脑碰撞。

（2）避免声光刺激，不可长时间看电视、打电子游戏等。

（3）按计划免疫接种，预防传染病。尽量避免感染。既往有热性惊厥史者，应密切关注体温情况，必要时予退热药物。

（4）平素适当锻炼身体，但不可过度劳累，劳逸结合。

（5）保证充足睡眠，养成良好的作息规律。

## （三）痿证

**【定义】**

痿证是指肢体筋脉弛缓，软弱无力，长期因不能随意运动而致肌肉萎缩的一类病证。"痿"有两方面含义：一是指肌肉萎缩，患肢枯萎瘦削为主要表现；二是指软弱无力，不能行动，以肢体软弱无力、不能随意动作为主要表现。

本病一般 5 ～ 10 岁高发。四肢及躯干痿废不用均可出现，但以下肢较多，呈慢性进行性发展，病程较长，缠绵难愈。极重患儿易出现呼吸困难，进而危及生命。

西医学的运动神经元病，如重症肌无力、多发性神经炎、进行性肌营养不良、急性脊髓炎、周期性瘫痪等，多属痿证范畴。

**【病因病机】**

痿证由于肝肾亏损，气血不足，邪气乘虚而入，壅于经络，阻塞气血，致肌肤不仁，筋骨失养，四肢痿废不用。

**1.先天不足**　母亲孕期调护失宜、用药不当，损伤胎儿，或早产、先天生理缺陷及畸形、患遗传性疾病，致小儿先天不足，精髓不充，脏气虚弱，肌肉筋骨失其所养，继而成痿。

**2.肝肾亏虚**　小儿久病体虚，进而及肾，肝肾同源，致肝肾不足。肝不主筋，肾不主骨，不能濡养四肢骨骼肌肉，日久成痿。

**3.脾气虚弱**　小儿饮食不节，或喂养不当，或大病、久病之后，损伤脾胃。脾气虚弱，运化失职，气血生化乏源，久而肢体失养，四肢肌肉萎缩，日久成痿。如《证治准绳·幼科·痓夏》云："凡脾胃之气不足者，遇长夏润溽之令，则不能升举清阳，健运中气，又复少阳相火之时，热伤元气，则肢体怠惰不收，两脚痿弱……"

**4.湿毒内侵**　外感湿热之邪，或久居湿地，冒受雨露，感受寒湿之邪，郁遏化热，邪气内侵，湿热邪毒流注经络，致经脉阻滞不通；或病后余邪未尽，热邪燔灼体内津液，使得肺热叶焦，津伤输布失常，不能润泽五脏，五体失养，而痿弱不用。如《素问·生气通天论》云："湿热不攘，大筋软短，小筋弛长，软短为拘，弛长为痿。"《脾胃论·脾胃虚弱随时为病随病制方》云："夫痿者，湿热乘肾肝也，当急去之。不然，则下焦元气竭尽而成软瘫。"

**【综合保健措施】**

**1.调理饮食**

（1）均衡饮食　脾气通于口，日常应多食富含营养、易消化的食物，营养均衡全面，固护脾胃，生化有源。如《素问悬解·太阴阳明论》曰："水谷入胃，脾土消之，化生精气，注于四肢，然后至手足之经。"

（2）食疗方法　大麦米（去皮）60g，薏苡仁60g，土茯苓90g，同煮为粥，煮熟后去土茯苓常服。用于湿热浸淫所致痿证。

**2.外治保健措施**

（1）推拿疗法（视频5-4）　基本操作手法：①面部瘫痪：开天门，推坎宫，揉太阳，点睛明、地仓、颊车、一窝风、小天心，补肾经。②上肢痿弱：补脾经，补肾经，分阴阳，推三关，退六腑，揉小天心、二人上马，点按肩髃、外关、合谷。③下肢痿弱：点腰阳关、环跳，揉捏伏兔、承扶、殷门，点按足三里、犊鼻、解溪、内庭、委中，拿阴廉、承山、昆仑等穴。手劲刚柔并济，以深透为主。

视频5-4　痿证的推拿疗法

（2）穴位贴敷疗法　将肉桂、丁香、川芎、草乌、没药、乳香、当归、赤芍、红花、透骨草烘干，研为细末，加凡士林500g，敷于腓肠肌，每日4～6小时。用于气血阻滞，经络不通证。

（3）**热敷疗法** 用温水调拌黄土，干湿得当，先于患病部位涂一薄层适温黄土，再敷上一层厚 3 ～ 6cm 的加热黄土，外用纱布包之，胶带固定，厚棉被裹之以保温。每日 30 分钟左右，每 1 ～ 2 日 1 次，15 ～ 20 次为 1 个疗程。用于脾胃虚弱证。

（4）**外搽疗法** 桑叶 15g，川芎 10g，桑寄生 10g，当归 10g，土牛膝 10g，煎汤，加黄酒 1mL，用清洁纱布蘸药液，每日在瘫痪部位搽擦 2 ～ 3 次，以促进经脉流通。

**3. 身体训练** 患儿平日要适当进行锻炼，但不可过劳，同时防止跌仆。平素亦可被动屈伸患儿关节，促进气血运行，肢体功能恢复。

**4. 心理疏导** 注意保持患儿心情舒畅，避免焦虑情绪。

**5. 预防褥疮** 久卧患儿应保持皮肤干燥、清洁，常变换体位，也可用温水擦浴，防止褥疮形成。同时，保持呼吸道通畅，防止窒息。

## （四）抽动障碍

### 【定义】

抽动障碍是以运动性抽动和 / 或发声性抽动为主要表现的神经发育障碍，可伴多种共患病，如注意缺陷多动障碍、焦虑障碍、强迫行为 / 障碍、抑郁障碍和睡眠障碍等各种精神和 / 或行为障碍。本病散见于中医学"肝风""抽搐""瘛疭""筋惕肉𣇄""痉风"等范畴和描述中。患病率报道不一，大致为 3% ～ 5%，近年来有增多趋势。本病以 4 ～ 8 岁最多见，在 10 ～ 12 岁往往病情最重，然后逐渐减少。男孩多于女孩。本病总体预后较好，多数患儿长大后可正常工作和生活；小部分患儿在成年后可能会留有部分抽动症状和共患病，影响生活和工作。

### 【病因病机】

本病与先天禀赋不足、情志失调、感受外邪、饮食所伤、疾病影响，以及电子产品使用、学习紧张、劳累疲倦等多种因素有关。病位主要在肝，常涉及心、脾、肺、肾。风痰胶结，肝亢风动为其病机的关键。

**1. 肝亢风动** 肝为风木之脏，体阴而用阳，性喜条达，主疏泄。若小儿情志失调，气机不畅，郁而化火生风，致肝亢风动，则发为抽动。

**2. 外风引动** 小儿肺常不足，腠理疏松，加之冷热不能自调，外感风邪易从皮毛或口鼻而入，外风引动肝风，发为抽动。如《小儿药证直诀·肝有风甚》曰："凡病或新或久，皆引肝风，风动而止于头目，目属肝，风入于目，上下左右如风吹，不轻不重，儿不能任，故目连劄也。"

**3. 痰火扰神** 小儿饮食不知自节，过食肥甘厚味，或肝旺克脾，致脾失健运而生痰，日久化热，痰热内蕴；或情志不舒，肝气不畅，肝郁化火，灼津为痰，痰火上扰心神，引动肝风，发为抽动。如《丹溪心法·中风》曰："湿土生痰，痰生热，热生风也。"

**4. 脾虚肝旺** 小儿脾常不足，饮食不当，或久病体虚，伤及脾胃，土虚木亢，肝风夹痰上扰，发为抽动。如《临证指南医案·中风》曰："风木过动，中土受戕，不能御其所胜。"

**5. 阴虚风动**　小儿肾常不足，若素体肾阴不足，或病久及肾，肾阴亏虚，水不涵木，肝阴虚损，筋脉失养而出现虚风内动，发为抽动。

**【综合保健措施】**

**1. 调理饮食**

（1）饮食调和　饮食应合理搭配，不可挑食，营养均衡全面。如《景岳全书·非风》所云："夫肝邪者，即胃气之贼也……然肝邪之见，本由脾肾之虚，使脾胃不虚，则肝木虽强，必无乘脾之患。"

（2）饮食宜忌　尽量避免食用油腻、辛辣、刺激的食物；不宜服用咖啡、浓茶、可乐、酒类等具有神经兴奋作用的饮品；不吃含铅的食物，少食含有色素、香精、防腐剂等添加剂的食品。

（3）食疗方法　①蜜炖木瓜汤：木瓜 100g，洗净，加蜂蜜 30g，适量水，蒸 30 分钟，去木瓜，分次饮汤。②茯苓粥（出自《食鉴本草》）：粳米 100g，茯苓粉 30g。先将粳米煮粥，半熟后加入茯苓粉，和匀煮熟，每日 1 次，清晨空腹服用。

**2. 外治保健措施**

（1）推拿疗法（视频 5-5）

主穴：补脾经、平肝经、顺运内八卦各 2 分钟，揉板门、清天河水、揉二马各 1 分钟，摩腹（顺时针）2 分钟，捏脊 4 ～ 6 遍。

随证加减：①外风引动者，加头面四大手法、点揉风池；②阴虚风动者，加揉二马、水底捞明月、揉内劳宫；③眨眼严重者，点揉眼周穴位；④耸肩者，加颈部推拿；⑤腹部抽动者，加点揉天枢、拿肚角。

视频 5-5　抽动障碍的推拿疗法

（2）针刺疗法　取鬼门十三针中 7 ～ 8 个穴位，强刺激，不留针，每周 1 次。

（3）耳穴压豆疗法　主穴取肝、心、脾、内分泌、交感耳穴。根据抽动部位随证加减，双耳交替贴，3 ～ 5 天更换 1 次。每个穴位每天按揉 3 次，每次 30 下。

**3. 心理支持**　帮助患儿及家长、老师正确认识疾病，加强患儿精神调护。患儿出现抽动症状时，家属不要过分注意与提醒，更不可因此而责备或惩罚患儿，消除患儿紧张和自卑心理。避免学业负担过重，降低患儿压力，培养患儿积极乐观的生活态度。创造和睦的家庭氛围，多给予患儿陪伴、共情，避免对患儿使用暴力语言和行为。让患儿的不满情绪及时得到宣泄，但不应溺爱。

**4. 行为训练**　习惯逆转训练、认知行为治疗、放松训练等均可使用。

**5. 日常管理**

（1）患儿应适当锻炼身体，增强体质，预防感冒。

（2）不要贪玩电子游戏和观看恐怖节目；鼓励患儿参加有兴趣的游戏和活动，建立良好的伙伴关系；不参加惊险刺激类游戏及活动，避免过度兴奋和紧张。

（3）保持充足睡眠，规律作息，避免过度劳累。

（4）减少过敏原的接触，及时治疗过敏性鼻炎、结膜炎等疾病。

# 第六节 时行疾病

## 一、概述

时行疾病包括麻疹、奶麻、风疹、丹痧、水痘、顿咳、痄腮、手足口病等。一年四季均可发生，尤以冬春季节好发。不同类型传染病的好发年龄段不同，婴幼儿期是时行疾病的高发年龄段。若治疗及时，一般预后较好，失治误治易引起变证。

## 二、时行疾病的保健要点

### （一）麻疹

**【定义】**

麻疹是外感麻疹时邪（麻疹病毒）引起的一种急性出疹性传染病，以发热，咳嗽，鼻塞流涕，泪水汪汪，口腔两颊近臼齿处可见麻疹黏膜斑，周身皮肤按序泛发麻粒样大小的红色斑丘疹，疹退时皮肤有糠麸样脱屑或色素沉着斑等为特征。麻疹的命名，各地称谓有异，江浙地区称为痧子，北方地区称为疹子。

**【病因病机】**

麻疹发病的原因为外感麻疹时邪。其主要病变在肺脾。冬春之季，麻疹时邪与风邪相合，侵袭肺卫，郁阻于脾而外泄于肌肤，发为麻疹。

**1. 麻疹之顺证**　麻疹初热期证候多类似感冒。麻疹时邪袭于肺卫，由表入里，郁阻于脾，因脾主肌肉、统血、合四肢，正邪相争，驱邪外泄，邪毒出于肌表，皮疹按序布发于全身，此为见形期。疹透之后，毒随疹泄，麻疹渐次收没，热去津伤，趋于康复，为收没期。

**2. 麻疹之逆证**　如若感邪较重，或是素体正气不足，或者治疗不当，或者调护失宜，均可导致正虚不能托邪外泄，邪毒内陷，则可产生逆证。如麻疹时邪内传，灼津成痰，痰热壅盛，肺气闭郁，则成肺炎喘嗽。麻疹时邪热盛，夹痰上攻，痰热壅阻，咽喉不利，则成邪毒攻喉。麻疹邪毒炽盛，正气不支，邪毒内陷厥阴，蒙蔽心包，引动肝风，则可形成邪陷心肝变证。

**【综合保健措施】**

**1. 整体调护**

（1）一般护理　麻疹的护理工作极为重要，如果护理得当，可减少并发症，使患儿顺利康复。居住环境要求空气流通，温度、湿度适宜，避免直接吹风受寒和过强阳光刺激，床铺被褥舒适柔软，环境安静。

（2）饮食护理　饮食应清淡、易消化，注意补足水分。见形期忌油腻辛辣之品，收没期根据食欲逐渐增加营养丰富的食物。保持眼睛、鼻腔、口腔、皮肤的清洁卫生。

**2. 外治保健措施**　中药熏洗疗法。

（1）麻疹初热期或出疹期，皮疹透发不畅者  可用芫荽适量，加鲜葱、黄酒同煎取汁。趁热置于罩内熏蒸，然后擦洗全身，再覆被保暖，以取微汗。

（2）麻疹疹前期或出疹期，皮疹透发不畅者  麻黄 15g，芫荽 15g，浮萍 15g，黄酒 60mL。加水适量，煮沸，让蒸汽漫布室内，再用毛巾蘸取温药液，敷擦头面、胸背、四肢。

（3）麻疹初热期或见形期，皮疹透发不畅者  西河柳 30g，荆芥穗 15g，樱桃叶 15g。煎汤熏洗。

**3. 预防**

（1）对麻疹患儿，应隔离至出疹后 5 ～ 6 天，合并肺炎者延长至 10 天。对密切接触的易感儿宜隔离观察 14 天。

（2）麻疹流行期间，勿带小儿去疫区和公共场所，减少感染机会。对于接触过麻疹患儿的成人，需在太阳光下照射 10 ～ 20 分钟，方可与其他易感者接触。

（3）按计划接种麻疹减毒活疫苗。在流行期间有麻疹接触史者，可及时注射丙种球蛋白以预防麻疹的发病。

## （二）奶麻

### 【定义】

奶麻又称幼儿急疹，由外感幼儿急疹时邪（人疱疹病毒 6、7 型）引起，临床以急性发病，3 ～ 4 天后体温骤降，体温下降的同时或稍后全身出现玫瑰红色小丘疹为特征。由于皮疹形似麻疹，且病发于乳婴儿，故称"奶麻"。本病好发年龄为 6 ～ 18 个月，6 个月以内的婴儿亦可发病，3 岁以后发病者少见。本病预后良好，患儿多能顺利康复，病后可以获得持久免疫力。由于婴幼儿活动范围较小，故一般不致流行。

### 【病因病机】

幼儿急疹发病的原因为外感幼儿急疹时邪，其主要病变在肺脾。幼儿急疹时邪由口鼻而入，侵袭肺卫，郁于肌表，与气血相搏，正邪相争，热蕴肺胃，正气抗邪，时邪出于肺卫，疹透于肌肤，邪毒外泄。部分患儿疹出后气阴耗损，调养后多能康复。

幼儿急疹时邪属于风热时邪范畴，邪易化热，故起病后迅速见到热郁肌表之证，以高热为主要表现。但本病时邪毒势较轻，邪侵肺卫后，正气奋起与时邪抗争，邪正相搏，肺胃热毒泄于肌肤，可从卫分而解，一般不致深入营血。少数病儿神气怯弱，高热之初，热扰肝经，可致神昏抽搐，但片刻缓解。所以，本病来势虽盛，但为时不长，邪热能解，也不致重伤气阴，预后良好。

### 【综合保健措施】

**1. 调理饮食**

（1）患病期间宜安静休息，注意避风寒，防感冒。饮食宜清淡，容易消化，忌油腻，多饮水。

（2）持续高热者，可行物理降温：用冷毛巾敷头部，或用温水擦浴散热，防止惊厥发生。

**2. 外治保健措施**

（1）推拿疗法（视频 6-1）　基本操作手法：清肺经、清天河水、分阴阳各 2 分钟；揉板门、清大肠经、退六腑各 1 分钟；捏挤大椎，按揉曲池、尺泽穴各 50～100 次；捏脊 4～6 遍。每日 1～2 次，连续 1～2 天。用于幼儿急诊热蕴肺胃之高热阶段。

视频 6-1　奶麻的推拿疗法

（2）体针疗法　取大椎、曲池、合谷、足三里穴。对高热期患儿用强刺激泻法，持续捻针 3～5 分钟，不留针。用于幼儿急诊高热阶段。

（3）中药熏洗疗法　芫荽 10g，荆芥 10g，防风 6g。加水适量，煮沸，再用毛巾蘸取温药液，敷擦胸背、四肢。本方用于幼儿急诊前期或出疹期，皮疹透发不畅者。

**3. 预防**

（1）隔离患儿，至出疹后 5 天。

（2）在婴幼儿集体场所，如托儿所、幼儿园等，发现可疑患儿，应隔离观察 7～10 天。

## （三）风疹

【定义】

风疹是外感风疹时邪（风疹病毒）引起的一种急性出疹性传染病，临床以发热、咳嗽、全身皮肤出现细沙样玫瑰色斑丘疹、耳后及枕部髎核（淋巴结）肿大为特征。本病病情多轻浅，临床很少有并发症的发生。但是，孕妇在妊娠早期若患本病，风疹病毒可通过胎盘感染胎儿，使胎儿在子宫内感染，而出现多种先天性疾病，如先天性心脏病、耳聋、白内障、脑发育障碍等，称为先天性风疹或先天性风疹综合征。

【病因病机】

风疹的病因是感受风疹时邪。其主要病变在肺卫。肺主皮毛，开窍于鼻，属卫司表。时邪自口鼻而入，与气血相搏，正邪相争，外泄于肌肤。

风疹时邪犯于肺卫，蕴于肌腠，故可见恶风、发热、咳嗽、流涕等症状。邪毒外泄则皮疹泛发，色泽淡红，分布均匀。若邪毒阻滞少阳经络，则耳后、枕部髎核肿胀。少数患儿邪势较盛，内犯气营，燔灼肺胃，可见壮热、烦渴、便秘、尿赤，皮疹鲜红或深红，疹点分布较密。本病偶因邪毒炽盛，出现内陷心肝的严重变证。

【综合保健措施】

**1. 整体调护**

（1）对患儿采取隔离措施，一般隔离至出疹后 5 天。

（2）饮食需清淡而易于消化，不宜吃辛辣、煎炸爆炒等食物。注意休息与保暖，多饮开水，对体温较高者可予以物理降温。

（3）皮肤瘙痒者，不要用手挠抓，防止损伤皮肤导致感染。衣服宜柔软宽松。

**2. 外治保健措施**

（1）推拿疗法（视频 6-2）　主穴：清天河水、揉一窝风各 2 分钟，清肺经、清大肠经、揉板门各 1 分钟，摩腹（顺时针）2 分钟。热盛者加退六腑、揉内劳宫。用于风热犯胃型。

视频 6-2　　风疹的推拿疗法

（2）针灸疗法　取肺俞、合谷、少商、曲池、大椎、列缺穴。壮热不退加十宣、耳尖，咳嗽痰多加尺泽、丰隆，呕吐加内关、中脘，惊厥加百会、印堂，神疲乏力加关元、足三里。一般取 2～4 个穴位，壮热不退者用强刺激泻法，持续捻转 2～3 分钟，不留针，根据病情每日 1～2 次，连续 1～2 日。

（3）放血疗法　取少商、商阳穴，三棱针刺。每日 1～2 次，连续 2～3 日。适用于风疹壮热不退，烦躁不安，疹密色暗者。

**3. 预防**

（1）风疹流行期间，不要带易感儿去公共场所。如有与风疹患者密切接触史者，可口服板蓝根、大青叶制剂以预防发病。

（2）保护孕妇，尤其在妊娠早期（妊娠 3 个月内），应避免与风疹患者接触。

（3）接种风疹疫苗，对 1 岁以上小儿及对风疹易感的育龄妇女进行接种，具有预防风疹的效果。

## （四）丹痧

### 【定义】

丹痧又称为猩红热，是外感猩红热时邪（A 族乙型溶血性链球菌）引起的急性传染病，临床以发热、咽喉肿痛或伴腐烂，全身泛发猩红色皮疹，疹后脱屑脱皮为特征。本病中医文献谓之"丹痧"。因其具有强烈的传染性，亦称为"疫痧""疫疹"；又因咽喉肿痛腐烂，皮肤色赤猩红，皮疹细小如沙，故又称"烂喉痧""烂喉丹痧"。丹痧主要发生于冬春季节，北方发病率高于南方，各年龄都可发病，2～8 岁儿童发病率较高。

### 【病因病机】

丹痧的发病原因，为猩红热时邪乘时令不正之气，寒暖失调之时，机体脆弱之机，从口鼻上受，蕴于肺胃二经。

病之初起，时邪自口鼻而入，首侵肺卫，邪郁肌表，正邪相争，而见恶寒发热等肺卫表证。继而邪毒化火入里，炽盛于肺胃。肺胃邪热蒸腾，上熏咽喉，而见咽喉糜烂、红肿疼痛，甚则热盛肉腐，导致咽喉腐烂。肺主皮毛，胃主肌肉，邪毒循经外窜肌表，则肌肤透发痧疹，色红如丹。舌为心之苗，邪毒内炽，心火上炎，耗津伤阴，可见舌光无苔，舌生红刺，状如草莓，称为"草莓舌"。病至后期，邪毒虽去，阴津耗损，多表现肺胃阴伤证候。

若邪毒重者，可进一步化火入里，传入气营，或内迫营血，此时痧疹密布，融合成片，其色泽紫暗或有瘀点，同时可见壮热烦渴、嗜睡萎靡等症。若邪毒炽盛，可内陷厥阴。闭于心包则神昏谵语，引动肝风则壮热抽风。

在本病的病程中，因邪毒炽盛，伤于心络，耗损气阴，心失所养，则可导致多汗、乏力、心悸、脉结代等证候。余邪热毒流窜经络筋肉，关节不利，可导致关节红肿疼痛。热毒内传，留滞三焦，影响肺、脾、肾对水液的代谢，通调、运化、开合失调，水湿内停，外溢肌肤，则可见水肿、尿血等症。

【综合保健措施】

**1. 整体调护**

（1）急性期卧床休息，注意居室空气流通。

（2）供给充足的营养和水分，饮食应以清淡、易消化的流质或半流质为主。因咽痛较剧不能进食者，应予静脉补液。

（3）注意皮肤与口腔的清洁卫生，可用淡盐水漱口，皮肤瘙痒者不可抓挠，脱皮时不可撕扯。

**2. 外治保健措施**

（1）针灸疗法  取风池、天柱、合谷、曲池、少商、膈俞、血海、三阴交穴。每次选穴 2～3 个，用泻下法，每日 1 次。咽痛属实热者，以大肠、肺、胃经穴位为主，可选少商、委中三棱针点刺出血。咽痛属阴虚者，以肾经穴位为主，针刺太溪、照海、鱼际。

（2）吹药疗法  咽喉肿痛腐烂可用锡类散、珠黄散吹喉，每日 2～3 次。

**3. 预防**

（1）发现猩红热患者应及时隔离，隔离至临床症状消失，咽拭子培养链球菌阴性 3 次时解除隔离。对密切接触的易感人员应隔离 7～12 天，可做咽拭子培养协助诊断。

（2）对猩红热患者的分泌物和污染物要及时消毒处理，接触患者应戴口罩。流行期间小儿勿去公共场所。

（3）对密切接触猩红热患者的易感儿童，可服用板蓝根等清热解毒中药煎剂或成药。对曾患风湿热或急性肾小球肾炎的密切接触者，应予青霉素治疗。

## （五）水痘

【定义】

水痘是由外感时行邪毒引起，以发热，皮肤分批出现皮疹，丘疹、疱疹、结痂同时存在为特征的一种小儿常见发疹性时行疾病。本病一年四季均可发生，但以冬春季节发病最多。任何年龄皆可发病，以 6～9 岁小儿为多见。一般预后良好，少数患儿可因感邪深重而出现邪毒内陷厥阴或邪毒闭肺之变证，甚或危及生命。

【病因病机】

本病由外感时行邪毒所致。小儿因脏腑娇嫩，形气未充，卫外功能低下而易于罹患。其病变脏腑主要在肺、脾二经。盖肺主皮毛，脾主肌肉，时行邪毒由口鼻而入，蕴郁肺脾，与内湿相搏，蕴蒸于肌表，则发为水痘。

**1. 邪伤肺卫**  肺主宣发肃降，外合皮毛，职司卫外。若调护失宜，时行邪毒乘虚而入，由口鼻上犯于肺，肺卫失宣则发热、流涕、咳嗽；病邪深入，下郁于脾，脾失健运，水湿内停，与时邪相搏，蕴蒸于肌表，则发为水痘。

**2. 毒炽气营**  若禀赋不足，素体虚弱，或感邪较重，邪盛正衰，热毒炽盛，内犯气营，外透肌表，则致壮热、烦躁、水痘密集、疹色暗紫、疱浆混浊等，甚或出现邪毒闭肺、邪陷心肝之变证。

**【综合保健措施】**

**1. 整体调护**

（1）保持室内空气流通、新鲜，注意避风寒，防止发生感染。

（2）饮食宜清淡、易于消化，多饮温开水，忌食辛辣刺激性食物。

（3）因患儿皮肤会出现较剧烈的瘙痒，所以要保持皮肤清洁，避免搔抓损伤皮肤，且内衣要柔软，勤更换，以防擦破皮肤，引起继发感染。

（4）水痘患儿禁用激素，对原用激素者应及时减量或停用。

**2. 预防**

（1）对水痘患儿隔离至全部疱疹结痂为止。对有接触史的易感儿，应检疫3周，并立即给予水痘减毒活疫苗可预防发病。

（2）本病流行期间，少去公共场所。对已被水痘病儿污染的被服、用具及居室，应采用通风、曝晒、煮沸、紫外线灯照射等措施，进行消毒。

（3）易感孕妇在妊娠早期应尽量避免与水痘患者接触，已接触者应给予水痘－带状疱疹免疫球蛋白被动免疫。如患水痘，则应终止妊娠。

（4）对使用大剂量肾上腺皮质激素、免疫抑制剂患儿，以及免疫功能受损、恶性肿瘤患儿，在接触水痘72小时内可肌内注射水痘－带状疱疹免疫球蛋白，以预防感染本病。

## （六）顿咳

**【定义】**

顿咳是小儿时期感受时行邪毒引起的肺系时行疾病，临床以阵发性痉挛咳嗽，咳后有特殊的鸡啼样吸气性吼声为特征。如未得到及时有效的治疗，病程可长达数月，又称为"百日咳"。

**【病因病机】**

本病的主要病因病机为外感时行邪毒侵入肺系，夹痰交结气道，导致肺失肃降。小儿时期肺常不足，易感时行外邪，年龄愈小，肺更娇弱，感邪机会愈多。

**1. 病之初期**　时行邪毒从口鼻而入，侵袭肺卫，肺卫失宣，肺气上逆，而出现形似普通感冒咳嗽症状，且有寒热之不同。

**2. 病之中期**　疫邪化火，痰火胶结，气道阻塞，肺失清肃，气逆上冲，而咳嗽加剧，以致痉咳阵作，痰随气升，待痰涎吐出后，气道稍得通畅，咳嗽暂得缓解。但咳嗽虽然在肺，日久必殃及他脏。犯胃则胃气上逆而致呕吐；犯肝则肝气横逆而见两胁作痛；咳则引动舌本见舌下生疮；肺与大肠相表里，又为水之上源，肺气宣降失司，大肠、膀胱随之失约，故痉咳则二便失禁；若气火上炎，肺火旺盛，引动心肝之火，损伤经络血脉，则咯血、衄血；肝络损伤，可见目睛出血、眼眶瘀血等。

**3. 病至后期**　邪气渐退，正气耗损，肺脾亏虚，多见气阴不足证候。年幼或体弱小儿体禀不足，正气亏虚，不耐邪毒痰热之侵，在病之极期可导致邪热内陷的变证。若痰热壅盛，闭阻于肺，可并发咳喘气促之肺炎喘嗽；若痰热内陷心肝，则可致昏迷、抽搐之变证。

**【综合保健措施】**

**1. 整体调护**

（1）患儿居室空气新鲜，但又要防止受凉，避免烟尘、异味刺激，以免诱发痉咳。

（2）患儿要注意休息，保证充足睡眠，保持心情愉快，防止精神刺激、情绪波动。

（3）饮食物有营养、易消化，避免煎煿、辛辣、酸咸等刺激性食物。宜少食多餐，防止剧咳时呕吐。

（4）幼小患儿要注意防止呕吐物呛入气管，避免引起窒息。

**2. 外治保健措施**

（1）推拿疗法（视频6-3）

基本操作手法：循肺经、逆运八卦各3分钟，平肝经、揉板门、揉小横纹各2分钟，揉膻中、肺俞各2分钟。

其他操作手法：①病之初期，加头面四大手法；②病之中期，加补脾经、清大肠经、掐揉四缝；③病至后期，加补肾经、点揉气海、脾俞、肾俞。

视频6-3　顿咳的推拿疗法

（2）针刺疗法　①刺四缝：常规消毒后点刺出黏液，左右手交替，治疗7～14日。用于痉咳期及恢复期。②主穴取合谷、尺泽、肺俞，配穴取曲池、丰隆、内关。泻法，不留针，每日1次，5次为1个疗程。用于痉咳期。

（3）药物外治　①百部、白前各10g，白梨（清水洗净，连皮切碎）1个。同煮，加少量白糖，去渣饮汤，每日2～3次，连服5～6天。用于痉咳期。②蜈蚣、甘草等分为末。每次1～2g，每日3次，蜜水调服。用于痉咳期。

**3. 预防**

（1）按时接种百白破三联疫苗。易感儿在疾病流行期间避免去公共场所。发现百日咳患儿，及时隔离至发病之日起40日或痉咳出现后30日。

（2）与百日咳病儿有接触史的易感儿应观察3周，并服中药预防，如鱼腥草、鹅不食草，任选一种，15～20g，水煎，连服5天。

## （七）痄腮

**【定义】**

痄腮又称为流行性腮腺炎，是由感受风温时邪引起的一种急性传染病，临床以发热、耳下腮部漫肿疼痛为主要特征。本病一年四季均可发生，冬春季节发病率最高。任何年龄均可发病，但以学龄前及学龄期儿童为多见，2岁以下小儿很少罹患。

**【病因病机】**

引起痄腮的病因为风温时邪，其病变部位在足少阳胆经和足厥阴肝经。足少阳之脉起于目外眦，上抵头角，下耳后，绕耳而行，腮腺位于足少阳胆经循行所过之处。若风温邪毒蕴结少阳经脉，气血壅滞不散，则耳下腮部肿痛。

**1. 邪犯少阳**　风温邪毒从口鼻而入，首犯肺卫。肺卫失宣，卫阳郁遏，故初起可见发热、恶寒、头痛、咽痛等肺卫表证；邪毒入里，内犯少阳经脉，循经上攻，与气血相搏，结于耳下腮部，则腮腺肿胀疼痛。

**2. 热毒壅盛**　若感邪较重，或素体虚弱，正不胜邪，邪从火化。毒热炽盛，壅阻少阳经脉，气血凝滞，则致腮部胀甚疼痛，坚硬拒按，张口咀嚼不便；热毒炽盛，则高热不退；邪热扰心，则烦躁不安；热毒内扰脾胃，则致纳少、呕吐；热邪伤津，则致口渴欲饮、尿少而黄。

**【综合保健措施】**

**1. 整体调护**

（1）给予易消化、清淡流质饮食或软食为宜，忌食酸、硬、辣、油腻等刺激性和难消化食物。每餐后用生理盐水或4%硼酸溶液漱口或清洗口腔，以保持口腔清洁。要多饮开水，保证充足的液体摄入。

（2）患儿应卧床休息，直至热退、腮肿消退为止。并发睾丸炎者适当延长卧床休息时间。

（3）发病期间应隔离治疗，直至腮部肿胀完全消退后3天为止。患儿的居室应空气流通，衣被、用具等物品均应煮沸消毒。居室用食醋加水熏蒸，每次30分钟，每日1次，进行空气消毒。

**2. 外治保健措施**

（1）推拿疗法（视频6-4）

基本操作手法：清天河水、退六腑、清胃经各3分钟，揉板门、清小肠、清大肠、补脾经各1分钟，摩腹（顺时针）2分钟，捏脊。

其他操作手法：发热伴恶心呕吐，加揉板门、运八卦、下推天柱骨；头痛加头面四大手法；腹痛加拿肚角50次；发热便秘加揉膊阳池。

视频6-4　痄腮的推拿疗法

（2）体针疗法　主穴取翳风、颊车、合谷、外关、关冲。温毒郁表，加风池、少商；热毒壅盛，加商阳、曲池、大椎。睾丸肿痛，加太冲、曲泉；惊厥神昏，加人中、十宣；脘腹疼痛，加中脘、足三里、阳陵泉。用泻法，强刺激，每日1次，每次留针30分，或点刺放血。

（3）耳针疗法　取耳尖、对屏尖、面颊、肾上腺耳穴。耳尖用三棱针点刺放血，余穴用毫针强刺激，每次留针20～30分钟，每日或隔日1次。用于腮部肿痛。

（4）耳穴贴压疗法　取双侧腮腺、皮质下、肾上腺、面颊耳穴。用王不留行籽按压在穴位上，胶布固定，按压每个穴位，以耳郭发热为度。每日按4～5次，一般3～4日为1个疗程。用于腮部肿痛。

（5）药物外治　①如意金黄散、青黛散、紫金锭（玉枢丹）、玉露膏、大黄粉任选1种，适量，以醋或茶水调，外敷患处。每日1～2次。用于腮部肿痛。已破溃者禁用。

②新鲜仙人掌，每次取 1 块，去刺，洗净后捣泥或切成薄片，贴敷患处。每日 2 次。用于腮部肿痛。③青黛 10g，大黄 10g，皂角刺 10g，荔枝核 10g，研细末。将以上药物混合、调匀，香醋调和敷于肿处。每日 1 次。

**3. 预防**

（1）流行性腮腺炎流行期间，易感儿应少去公共场所，以避免传染。

（2）幼儿园及中、小学校等集体单位要经常体格检查，有接触史者应检疫 3 周。可疑患儿要及时进行隔离观察，并用板蓝根颗粒冲服，每次 1 包，每日 3 次；或板蓝根 15 ～ 30g，煎汤口服，每日 1 次，连服 3 ～ 5 天。具有一定的预防作用。

（3）未曾患过本病的儿童，可给予腮腺炎免疫球蛋白被动免疫。

（4）出生后 14 个月可给予减毒腮腺炎活疫苗，或麻疹、流行性腮腺炎、风疹三联疫苗进行预防。

## （八）手足口病

### 【定义】

手足口病是由感受手足口病时邪引起的急性发疹性传染病，临床以手足掌跖、臀及口腔疱疹，或伴发热为特征。本病一年四季均可发生，但以夏秋季节为多见，任何年龄均可发病，临床尤多见于 5 岁以下小儿。本病可经消化道、呼吸道传播，传染性强，易引起流行。一般预后较好，经数天到一周痊愈，少数重症患儿可因调护不当，合并感染，而致病程迁延，严重者可因邪毒留心，或内陷心肝而出现变证，甚或危及生命。

### 【病因病机】

手足口病由外感时行邪毒所致，其病变脏腑主要在肺脾。肺主宣发肃降，司呼吸，外合皮毛，开窍于鼻，为水之上源；脾主四肢肌肉，司运化，开窍于口，为水谷之海。时行邪毒由口鼻而入，内犯于肺，下侵于脾，肺脾受损，水湿内停，与时行邪毒相搏，蕴蒸于外，则发生本病。

**1. 邪犯肺脾**　小儿肺脏娇嫩，不耐邪扰；脾常不足，易受损伤。若调护失宜，时行邪毒由口鼻而入，则伤及肺脾。肺气失宣，卫阳被遏，则发热、咳嗽、流涕；脾气失健，胃失和降，则纳呆、恶心、呕吐，或泄泻。肺脾受损，水湿内停，与时行邪毒相搏，熏灼口腔则口咽部发生疱疹，甚或破溃疼痛、流涎拒食；湿热蕴蒸肌肤则发为疱疹。因邪毒初犯，病势轻浅，故疱疹仅现于手足肌肤及口咽部，分布稀疏，全身症状轻浅。

**2. 湿热蒸盛**　若素体虚弱，或感邪较重，邪盛正衰，湿热蒸盛，内燔气营，外灼肌肤，则壮热，口渴，面赤心烦，溲赤便结，疱疹稠密，波及四肢、臀部，甚或邪毒内陷而见神昏谵语、抽搐等。若湿热滞留不去，内犯于心，气阴暗耗，心神被扰，则可出现心悸气短、胸闷乏力、虚烦不眠等，严重者可因阴损及阳，心阳虚脱而危及生命。

### 【综合保健措施】

**1. 整体调护**

（1）患病期间，应注意卧床休息，房间空气流通，定期开窗透气，保持空气新鲜。

（2）给予清淡无刺激、富含维生素的流质或软食，温度适宜，多饮温开水。进食前后可用生理盐水或温开水漱口，清洁口腔，以减轻食物对口腔的刺激。

（3）注意保持皮肤清洁，对皮肤疱疹切勿挠抓，以防溃破感染。对已有破溃感染者，可用金黄散或青黛散麻油调后撒布患处，以收敛燥湿，助其痊愈。

（4）密切观察病情变化，及早发现邪毒内陷及邪毒犯心等并发症。

（5）患儿应卧床休息，直至热退、腮肿消退为止。并发睾丸炎者，适当延长卧床休息时间。

（6）发病期间应隔离治疗，直至腮部肿胀完全消退后3天为止。患儿的居室应空气流通，衣被、用具等物品均应煮沸消毒。居室用食醋加水熏蒸，每次30分钟，每日1次，进行空气消毒。

**2. 外治保健措施**

（1）**药物外治**　①西瓜霜、冰硼散、珠黄散等，任选1种，涂搽口腔患处，每日3次。②金黄散、青黛散、紫金锭，任选1种，麻油调，敷于手足疱疹患处，每日3次。③金银花15g，板蓝根15g，蒲公英15g，车前草15g，浮萍15g，黄柏10g。水煎外洗手足疱疹处。用于手足疱疹重者。④煅石膏30g，黄柏15g，蛤壳粉15g，白芷10g，黄丹3g。共为细粉，油调外敷手足疱疹处。用于疱疹多而痛痒甚者。

（2）**中药保留灌肠**　金银花10g，五倍子12g，黄芩9g，黄连3g，连翘6g，薄荷3g，大便干者加大黄3g。加适量水煎至100mL，取50mL，保留灌肠。

**3. 预防**

（1）加强本病流行病学监测。本病流行期间，勿带孩子去公共场所，发现疑似患者，应及时进行隔离。对密切接触者应隔离观察7～10天，并给予板蓝根颗粒冲服；体弱者接触患儿后，可予丙种球蛋白肌内注射，以作被动免疫。

（2）注意搞好个人卫生，养成饭前便后洗手的习惯。对被污染的日常用品、食具等应及时消毒处理，患儿粪便及其他排泄物可用3%漂白粉澄清液或84溶液浸泡，衣物置阳光下暴晒，室内保持通风换气。

（3）加强体育锻炼，增强体质。注意饮食起居，合理供给营养。保持充足睡眠，避免阳光暴晒，防止过度疲劳，降低机体抵抗力。

# 第七节　其他疾病

## 一、概述

本节论述包括原发性免疫性血小板减少症、过敏性紫癜、传染性单核细胞增多症、皮肤黏膜淋巴结综合征、夏季热、奶癣等疾病。除奶癣外，其他疾病任何年龄均可患病，其中过敏性紫癜发病以秋冬季较多。这些疾病若得到及时调治，一般预后良好，免疫性血小板减少症、传染性单核细胞增多症、皮肤黏膜淋巴结综合征等疾病需要较长时间随访与家庭护理。

## 二、其他疾病的保健要点

### （一）免疫性血小板减少症

**【定义】**

免疫性血小板减少症是儿童临床最常见的出血性疾病，既往称为特发性血小板减少性紫癜。本病属中医学"血证""肌衄""紫斑"和"虚劳"等范畴。其临床特点为皮肤、黏膜自发性出血，血小板减少，出血时间延长和血块收缩不良，束臂试验阳性。本病一年四季均可发生，以春季发病率最高。各年龄期均可发生本病，多见于 1 ～ 5 岁小儿，病死率为 0.5% ～ 1%，主要致死原因为颅内出血。

**【病因病机】**

**1. 风热伤络**　外感风热邪毒，侵袭肺卫，郁于肌表，伤于血络，血溢脉外所致紫癜，此为风热伤络。如《灵枢·百病始生》曰："阳络伤则血外溢，血外溢则衄血；阴络伤则血内溢，血内溢则后血。"

**2. 血热妄行**　若风热邪毒入里化热，或内热化火，内舍血分，迫血妄行，溢于脉外，出现皮肤黏膜紫癜，此为血热妄行。如《景岳全书·血证》言："血本阴精，不宜动也，而动则为病……盖动者，多由于火，火盛则逼血妄行。"

**3. 气不摄血**　若小儿先天禀赋不足，或久病脾胃虚弱，均可导致脾气虚。"血之运行上下，全赖乎脾"，脾气健运是全身血液得以正常运行的保证，饮食失宜、劳倦、久病等均可伤及脾脏，继而导致脾统血的功能失调，血液失于统摄而溢于脉外。如《类证治裁·衄血论治》曰："肌衄：血出肤孔，属卫气不固，血乘阳分。"

**4. 阴虚火旺**　阴虚火旺则虚火灼伤脉络，血溢脉外而致紫癜，此为虚火灼络。如《明医杂著·发热论》言："损伤脾肾真阴……吐血、咳血、咯血等症……乃阴血虚而阳火旺。"

**5. 瘀血阻络**　本病出血后，血不归经，血流脉外，离经之血常导致瘀血内阻，使出血加重，或反复出血，此为瘀血阻络，为虚实夹杂之证。

**【综合保健措施】**

**1. 调理饮食**

（1）日常饮食　饮食宜清淡，富于营养，易于消化。禁食多刺、坚硬及煎炸食物，忌粗纤维与辛辣刺激食物，以避免损伤口腔及消化道黏膜。平时多饮水，多吃水果、蔬菜及高纤维素食品。适当增加低脂肪、低胆固醇食物的摄入，可有助于提高自身免疫力。此外，免疫性血小板减少症患儿平素可多吃带衣花生、红枣等食物。

（2）避免消化道出血　当患儿血小板 < $50×10^9$/L 时，需将食物制作成软糊状，以免发生消化道出血。有呕血、便血者应进半流质饮食，必要时应予禁食保护胃肠道。

（3）食疗方法　①方法一：鹿衔草 100g，还阳参 100g，紫丹参 50g。共研为细末，另取鲜猪肝 50g 剁细末，与上药末 10g 拌匀后，蜂蜜 1 茶匙，加水半小碗，隔水蒸熟服用。每日或隔日 1 次，10 次为 1 个疗程。用于气不摄血证。②方法二：黑芝麻（捣碎）

30g，鸡蛋 2 枚（去壳）。加白糖、食盐少许，煮熟食用。每日 1 剂，连服 10 天。用于各证型。③方法三：枸杞子 15g，大枣 10 枚，鸡蛋 2 枚。煮熟后，食蛋饮汤。用于气不摄血证。④方法四：紫草 25g，大枣 10 枚。煎汤饮服。用于各证型。

**2. 外治保健措施**

（1）艾灸疗法　取八髎、腰阳关穴。艾炷隔姜灸。每穴灸 45 分钟，每日 1 次，半个月为 1 个疗程。用于气不摄血证、阴虚火旺证。

（2）止血方法　口、鼻黏膜出血患儿可用浸有 1% 麻黄素或 0.1% 肾上腺素的棉球纱布或明胶海绵压迫止血。无效者及时请耳鼻喉科医生会诊，以油纱条填塞，2 ～ 3 天后更换。皮肤出血可用外用止血药促进止血。

**3. 心理疏导**　急性起病或突然出血可能会使患儿产生恐惧心理，表现为不合作、烦躁、哭闹等，可能进一步使出血加重。故家长应注意关心、安慰患儿，消除其恐惧紧张心理，避免孩子产生较重的心理负担。在生活中，鼓励孩子在保护好自身的前提下积极参与社会活动，保持正常的人际交往，保持健康的心理状态。

**4. 行为训练**　急性期或出血量多时，要卧床休息，限制患儿活动，避免患儿接触尖利的玩具和锐利工具，不做剧烈、有对抗性的运动，尽量避免外伤跌倒碰撞，以免引起出血。如血象稳定（血小板 $\geqslant 50 \times 10^9$/L）者，可自理最基本生活，并可进行适当的体育锻炼（如慢走、伸缩四肢等，一般不建议进行球类、跑跳类运动）。如血象恢复正常，在不增加感染及出血机会的前提下，建议可正常上班上学。保持大便通畅，防止用力排便时腹压增高而诱发颅内出血，并注意保持充足睡眠。

**5. 日常管理**　应注意提供一个安全的家庭环境，减少患儿受伤的可能性。家长要注意患儿的防寒保暖，少去人群聚集场所，避免发生呼吸道、尿路感染，避免进食生冷及不洁饮食以免发生消化道感染。去除体内外各种寄生虫，不吃容易引起过敏的饮食和药物，以防诱发或加重病情。血小板计数低于 $20 \times 10^9$/L 时，要密切观察病情变化，防治各种创伤与颅内出血，如有不适，及时随诊。

## （二）过敏性紫癜

### 【定义】

过敏性紫癜是一种以小血管炎为主要病变的全身性血管炎综合征，以皮肤紫癜、关节肿痛、腹痛、便血及血尿、蛋白尿为主要临床表现。本病属于中医学"血证""紫癜""紫癜风""葡萄疫"等范畴。本病各年龄均可发病，常见发病年龄为 2 ～ 8 岁，男孩发病率高于女孩，一年四季均有发病，以秋冬两季多见。

### 【病因病机】

**1. 风热伤络**　外感风热邪毒，自口鼻而入，郁蒸于肌肤，与气血相搏，灼伤络脉，血不循经，渗于脉外，溢于肌肤，积于皮下，形成紫癜。如《普济方·紫白癜风（附论）》云："夫紫癜风之状，皮肤皱起生紫点，搔之皮起而不痒痛是也。此由风邪夹湿客在腠理，营卫壅滞不得宣流，蕴瘀皮肤，致令色紫，故名紫癜风。"

**2. 湿热痹阻**　湿热邪毒，浸淫腠理，郁于肌肤，阻滞四肢经络，关节痹阻，肿痛屈伸不利。湿热邪毒损伤络脉，血溢脉外而成紫癜，多分布于关节周围。

**3. 血热妄行**　邪热由表入里，或饮食内生蕴热，热入血分，迫血妄行。血渗于肌肤，则紫癜布发；内伤胃肠血络，则便血呕血；下伤膀胱血络，则尿血。

**4. 气不摄血**　《外科正宗·葡萄疫》云："葡萄疫，其患多生于小儿，感受四时不正之气，郁于皮肤不散，结成大小青紫斑点，色若葡萄，发在遍体头面，乃为腑症，自无表里。邪毒传胃，牙根出血，久则虚人，斑渐方退。"故小儿禀赋不足，或疾病反复发作，脏腑虚损，脾气虚弱，血液失摄，溢于脉外，形成紫癜。其病程较长，瘀点、瘀斑色淡。

**5. 阴虚火旺**　热邪伤阴，阴虚则火旺；疾病反复发作，出血伤阴，阴血耗损，导致肝肾阴亏，虚火内生；或者患儿素体阴虚，虚火乘扰，血随火动，以致离经妄行，形成紫癜；若虚火灼伤下焦血络，则见尿血。

【综合保健措施】

**1. 调理饮食**

（1）清淡饮食　该病以血热为主，饮食宜清淡，主食以大米、面食、玉米面为主；多吃瓜果蔬菜，忌食肥甘厚味、辛辣之品，以防胃肠积热；应禁食所有可能诱发过敏的食物，如鱼、虾、海味等。急性期应忌食动物蛋白，如海鲜、肉类、蛋、奶及其加工品等，恢复期可逐渐试验性摄入肉类、牛奶、鸡蛋等优质蛋白，以保证患儿生长发育所需的营养供应。

（2）食疗方法　①方法一：鲜猪皮 100g，柿树叶 20g。每日 1 剂，清水小火熬煮至猪皮烂熟，分 2～3 次服完。可滋阴降火、安络止血。②方法二：桂圆肉 20g，党参 30g，大枣 10 个。每日 1 剂，适量清水煎煮 30 分钟，分 2 次服完。适用于气不摄血证。

**2. 外治保健措施**

（1）针灸疗法　①主穴取曲池、足三里，配穴取合谷、血海。先刺主穴，必要时加刺配穴。有腹痛者，加刺三阴交、太冲、内关。②取八髎、腰阳关穴。艾炷隔姜灸。每穴灸 45 分钟，每日 1 次，半个月为 1 个疗程。用于气不摄血证、阴虚火旺证。

（2）熏洗疗法　药物组成：防风 15g，羌活 15g，紫草 15g，丹参 15g，川芎 15g，赤芍 15g，红花 15g，地肤子 30g，蛇床子 30g，生地黄 15g，黄芩 15g。制成熏洗药液，先熏洗，再浸泡全身。小儿皮肤娇嫩，熏蒸药液的温度以 50～70℃为宜，当药液温度降至 37～40℃时，方可坐浴、冲洗，以免烫伤。熏洗时间不宜过长，以 20～30 分钟为宜，治疗结束后快速擦干并穿衣。

（3）耳穴压豆疗法　取过敏点、内分泌、神门、肾上腺、耳尖、肝、风溪等耳穴。将王不留行籽放置于医用胶布中央，贴敷在所选穴位上；用拇指和食指对压耳穴，手法逐渐由轻到重，以产生酸、麻、胀、痛感为宜，以患儿能承受为度，每次按压 2～3 分钟，每天按压 2～5 次，左右耳交替，2～3 天更换 1 次，7 天为 1 个疗程。

**3. 心理疏导**　反复发作经常住院治疗的患儿，其日常活动受到限制，影响学龄儿童学习，加之身上反复瘀斑、瘀点等因素，容易产生消极、烦躁、焦虑、自卑、惊恐等不良情绪。患儿家长要多与患儿交流，及时发现并通过陪孩子玩耍、看动画片、小人书、小游戏等消除患儿的不良情绪，加以鼓励安慰，保持患儿心情愉快，培养患儿积极乐观的心态。

**4. 行为训练**　采取适应自然变化规律的措施，保持健康，增强正气，避免邪气的侵害。正如《素问·四气调神大论》所云："春夏养阳，秋冬养阴，以从其根。"即顺应自然地进行衣着饮食调配，起居有常，动静合宜，作息规律，经常参加体育锻炼，以增强人体正气，预防感冒。

**5. 日常管理**　中医学强调天人相应，百病不生，起居应遵循春夏养阳、秋冬养阴的原则，顺四时调阴阳。鼓励患儿在春夏清晨多散步补充阳气，在夏日午间避免出汗过多而损耗阴液；在夜间或秋冬之际注意避风，以防风邪入侵，做好保暖。同时在生活环境上要注意保持室内清洁与空气流通，避免接触刺激性药物与易过敏物质，从而降低患儿复发率。并积极清除感染灶，防治上呼吸道感染，找出并避免接触可能的过敏原。在急性期和出血点多时应限制患儿活动，尽量卧床休息，尤其发作期 3 个月内，应保证充足睡眠，以免加重病情，甚至迁延肾脏。

## （三）传染性单核细胞增多症

### 【定义】

传染性单核细胞增多症是由 EB 病毒所致的急性感染性疾病，临床以发热、咽喉痛、淋巴结及肝脾肿大、外周血液中淋巴细胞增多并出现单核样异型淋巴细胞为其特征。本病可散发，亦可流行于集体儿童机构。全年均有发病，以秋末至初春季节多见。本病可发生在任何年龄，以儿童和青少年为多，幼儿多表现为轻症，甚至隐性感染；年长儿病情较重，有时可伴发严重的并发症。患者、隐性感染者及 EB 病毒携带者为传染源，通过口咽分泌物接触传染，偶可通过输血、粪便传染。本病在中医文献中无相应病名。但从其发病过程看，属于中医文献"温病""瘟疫"范畴。

### 【病因病机】

**1. 邪郁肺卫**　温热邪毒从口鼻而入，首犯肺卫，如《温热论》所云"温邪上受，首先犯肺"，故病初症见畏寒发热、头痛咳嗽、咽红烦渴；若邪犯胃腑，可见恶心呕吐、不思饮食等；若兼夹湿邪，还可见困倦乏力、脘腹痞闷、面黄肢重等症。

**2. 热炽气营**　小儿脏腑娇嫩，传变迅速，故邪毒容易入里化热，灼伤津液。《温病条辨》曰："温毒者，秽浊也。凡地气之秽，未有不因少阳之气而自能上升者……小儿纯阳火多，阴未充长，亦多有是证。"热毒进入气分，化毒化火，肺胃热甚，则大热大汗；热毒炽盛，炼液为痰，痰热阻络，痰热瘀互结，流注经络，发为淋巴结肿大；热毒痰火上攻咽喉，发为咽喉肿痛溃烂；热毒内窜营血，迫血妄行，出现皮疹发斑、尿血；热毒内陷心肝，发为抽搐昏迷；痰热内闭于肺，发为咳嗽痰喘。

**3. 热瘀肝胆**　热毒内蕴，气血瘀滞，发为腹中积聚痞块；湿热熏蒸肝胆，致胆汁外泄，发为黄疸。

**4. 正虚邪恋**　热毒之邪易伤气阴，表现为持续低热、盗汗、精神萎靡等气阴两伤、余毒未清之证，使疾病迁延难愈。

**【综合保健措施】**

**1. 调理饮食**

（1）清淡饮食　治疗期间，禁止给予患儿干硬或辛辣刺激性食物，应予清淡、易消化、高热量，富含维生素、蛋白质的流质或半流质饮食，如牛奶、瘦肉粥、小米粥等；饮食过程中切忌过饥过饱，以免加重心脏负担，必要时可少食多餐，同时多予患儿温开水，以在保证营养的同时不影响患儿病情发展，加快新陈代谢，促进早日恢复。

（2）食疗方法　①青果5个，木蝴蝶8g。泡茶饮，每日1剂，用于咽喉肿痛者。②薄荷20g或鲜品50g。加水稍煎取汁，去渣提取汁100mL另存，留汁200mL左右，加水300mL，粳米50g。煮成稀粥，食前可加入少许薄荷汁、适量冰糖，加热调化，即可服食，每日3次温服。③金银花、白菊花各10g。泡茶饮，每日1剂。

**2. 外治保健措施**

（1）吹药疗法　锡类散或冰硼散适量，喷吹于咽喉部位。本法适用于咽喉红肿溃烂者，可缓解患儿咽喉肿痛。

（2）贴敷疗法　①三黄二香散：黄连、黄柏、生大黄、乳香、没药各适量，共研末。先用浓茶汁调匀湿敷肿大的淋巴结，干后换贴，后用香油调敷，每日2次，直至淋巴结消失。适用于淋巴结肿大的患儿。②如意金黄散：适量，用茶或醋调敷在肿大的淋巴结上，每日换敷2次。有清热解毒、散结消肿之效。

（3）擦药疗法　有皮疹患儿可用炉甘石洗剂涂擦患部，以缓解局部症状。

（4）针灸疗法　①取少商、尺泽、合谷、内庭、关冲、曲池、鱼际穴。快针强刺激，泻法，不留针，每日1次，5日为1个疗程。用于热毒炽盛证。②取大椎、十二井穴、曲池、合谷、外关、少商、尺泽穴。平补平泻法，留针20分钟。每日1次，5日为1个疗程。用于痰热闭肺证。

**3. 心理疏导**　由于该病病情复杂，高热持续时间长，退热效果不理想，且本病患儿有可能出现肺炎、肝炎、心包炎、心肌炎、神经系统疾病等并发症，患儿及家长均易产生紧张、急躁心理。家长应注意照顾患儿的心理状态，及时与孩子沟通，对年长儿可通过安慰、解释和鼓励做好心理护理，对年幼儿可通过亲切、和蔼的态度和关心去建立感情，或用患儿感兴趣的事来吸引其注意力。家长务必在精神上支持鼓励孩子，避免其对疾病进展产生过于焦虑与恐惧的情绪，甚至产生心理问题。

**4. 行为训练**　急性期患儿应卧床休息2～3周，减少体力消耗，注意保持所处环境空气新鲜、流通。保证充足睡眠，提高自身机体抗病能力。脾大患儿务必避免剧烈运动及外伤，以防止脾破裂。

**5. 日常管理**　急性期患儿应予呼吸道隔离，口腔分泌物及其污染物要严格消毒。集体机构发生本病流行，可就地隔离检疫。家长在日常生活中应注意与孩子沟通，若孩子有与本病患儿接触史，要提高警惕，关注孩子身体情况，及时就诊。确诊后，要注意口腔清洁卫生，防止口腔、咽部并发感染。出汗较多者应及时擦干汗液并更换衣裤，衣裤以柔软布制品为佳。出院后遵医嘱继续护肝治疗，定期复查肝功能、B超、血常规，如发现颈部淋巴结肿痛、体温升高等情况，应及时去医院就诊。

**6.其他** 近年来，国内外正在积极研制 EB 病毒疫苗，除用来预防本病外，尚可用于 EB 病毒感染相关的儿童恶性淋巴瘤和鼻咽癌的免疫预防。待有安全可靠的疫苗问世，可根据孩子身体情况在合适的时间接种疫苗以预防感染。

## （四）皮肤黏膜淋巴结综合征

### 【定义】

皮肤黏膜淋巴结综合征又名川崎病，是一种以全身血管炎性病变为主要病理改变的急性发热性出疹性疾病，临床以不明原因发热、皮疹、球结膜充血、草莓舌、颈淋巴结肿大、手足硬肿为特征。本病好发于婴幼儿，男女比例为 1.5：1，病程多为 6～8 周，有些患儿的心血管症状可持续数月至数年。绝大多数患儿经积极治疗可以康复，仅有 1%～2% 死亡率，死亡原因多为心肌炎、动脉瘤破裂及心肌梗死等原因。本病应属于中医学温病"温热病"范畴，临床中应用卫气营血辨证施治可取得较好疗效。

### 【病因病机】

**1.卫气同病** 温热邪毒从口鼻而入，初犯肺卫，蕴于肌腠，郁而发热。正如《温热论》所云："温邪上受，首先犯肺，逆传心包。"温热邪毒入里化火，内犯肺胃，阳热亢盛，炽于气分，熏蒸营血，动血耗血，而见壮热不退、皮肤斑疹、口腔黏膜及眼结膜充血等症。

**2.气营两燔** 气分邪热不解，传入营分，邪热入营扰血，灼伤津液。小儿乃"纯阳之体"，感温热邪毒后，两阳相劫，且小儿"脏腑薄，藩篱疏，易于传变"，故温热毒邪易直入营血，成气营两燔。热毒痰邪凝滞经络，臖核肿大疼痛；热盛伤津，致口干、舌红、草莓舌。热炽营血，血液凝滞，运行不畅，造成血瘀诸症。

**3.气阴两伤** 病之后期，温热毒邪耗气伤阴，且小儿"阴常不足"，因而可出现津亏液少、气阴两虚的症状；热去而气虚阴津耗伤，可见疲乏少力、指趾皮肤脱皮等症。

### 【综合保健措施】

**1.调理饮食**

（1）清淡饮食 因温热病脾胃虚弱，且小儿正处于生长发育的高峰期，对多种营养需求较大，故应给予清淡、营养丰富、高热量、高蛋白、高维生素、易消化的无渣流质或半流质饮食。忌肥甘厚腻之品，同时避免过热、过硬、辛辣刺激性食物，避免其损伤口腔及消化道黏膜。

（2）饮食补充 鼓励患儿多饮水，也可多饮清凉饮料，如果汁、西瓜汁、绿豆汤等。可大量频进梨汁、甘蔗汁、西瓜汁等果汁。这些饮品性质甘寒清凉，可清肺胃之热，有救津养液之效。

（3）食疗方法 ①方法一：冬瓜 500g，鲫鱼 1 条（去鳞及内脏）。加盐、酒等适量，煮汤食用。用于发热烦渴、小便短赤等症。②方法二：杏仁 6g，菊花、牛蒡子各10g，白糖 30g。加水适量，中火煎煮 10～15 分钟，滤渣取汁饮用。用于发热、头痛、目赤、心胸烦热等症。

**2. 外治保健措施**

（1）推拿疗法　基本操作手法：①开天门、运太阳、推坎宫、清天河水、清肺经、推脊。每日 1 次，5 日为 1 个疗程（视频 7-1）。用于气营两燔证。②清天河水、清心经、揉小天心、揉小横纹、清板门、退六腑、清肝经，每日 1 次，5 日为 1 个疗程（视频 7-2）。治疗热入营血，口糜心烦之证。

视频 7-1　皮肤黏膜淋巴结综合征
气营两燔证的推拿疗法

视频 7-2　皮肤黏膜淋巴结综合征
热入营血证的推拿疗法

（2）针灸疗法　①取大椎、曲池、合谷、十宣穴，快针强刺激，泻法，不留针；或主穴取翳风、颊车、外关、关冲、合谷，配穴取风池、少商。用于热在卫气证。②取心俞、神门、内关穴，平补平泻法，留针 20 分钟，每日 1 次，5 天为 1 个疗程；或取大椎、曲池、合谷、委中、关冲、外关、十宣穴，快针强刺激，泻法，不留针，每日 1 次，5 日为 1 个疗程。用于气营两燔证。③取心俞、神门、内关、曲泽、大陵、膻中穴，用平补平泻法，留针 20 分钟，每日 1 次，5 日为 1 个疗程。用于热入营血证。

（3）涂擦疗法　口腔溃疡患儿可予生理盐水或金银花水拭洗口腔，也可涂碘甘油以消炎止痛。

（4）贴敷疗法　可取金黄膏适量涂于纱布上，敷于肿大的淋巴结处。

**3. 心理疏导**　因本病会造成皮肤黏膜破损，给患儿带来较大不适感，患儿可能会表现出烦躁、易激惹、焦虑等情绪。家长应注意与孩子沟通，适时分散孩子注意力，避免患儿抓挠皮损处而造成更大的伤口或感染。且本病可能伴随其他并发症，家长和孩子应注意尽量保持乐观平和的心态，避免孩子因对病情太过恐惧与焦虑而产生心理负担甚至厌世情绪。

**4. 行为训练**　注意避免剧烈运动，多发或较大冠状动脉瘤尚未闭塞者不宜参加体育活动。适当卧床休息，多饮水，注意保持二便正常，容易便秘的孩子要注意饮食习惯，保持规律排便。

**5. 日常管理**　保持皮肤清洁，衣被质地柔软而清洁，以减少对皮肤的刺激。每次便后应清洗臀部。勤剪指甲，以避免患儿抓伤、擦伤自身；对半脱的痂皮应用干净剪刀剪除，切勿强行撕脱，以免出血和继发感染。每日用生理盐水洗眼 1～2 次，也可涂眼膏以预防感染。患儿发病及刚痊愈时，体虚未复，要注意避受风寒，保持良好的卫生习惯。家长应注意气温调节，根据气候变化随时为患儿增减衣被，以增强卫外之固，使病情早日康复。日常生活中应注意积极防治各种感染性疾病。

**6. 其他**　注意随访，本病患儿须随访半年至 1 年。有冠状动脉扩张者须长期随访，每半年至少做 1 次超声心动图检查，直到冠状动脉扩张消失为止。

### （五）夏季热

**【定义】**

夏季热又称暑热症，是婴幼儿在暑天发生的特有的季节性疾病，临床以长期发热、口渴、多饮、多尿、少汗或汗闭为特征。本病多见于 3 岁以内的婴幼儿，6 个月以内或 5 岁以上的少见。我国南方如华东、中南、西南等气候炎热地区多见。发病集中在 6、7、8 月，气温愈高，发病愈多，病情愈重；秋凉以后，症状多自行缓解。本病若无其他并发症时，多预后良好。随着生活和居住条件改善，本病发病率已明显下降，发病程度也逐渐减轻，但不典型病例呈逐年增加趋势。

**【病因病机】**

**1. 先天不足，后天调护失宜，或病后体虚**　若小儿素体虚弱或疾病日久，暑气熏蒸，气阴耗伤，日久伤阳，真阳受损，命门火衰，形成热淫于上、阳虚于下的"上盛下虚"证。小儿体质不耐暑气而发，并无暑邪外感，因而无暑邪入营入血之传变，至秋凉后自愈。

**2. 暑气熏蒸**　《临证指南医案·暑》云："暑热伤气。"暑性炎热，易耗气伤津。小儿不耐暑气，肌腠受灼，肺胃受侵，津液耗伤，致发热、口渴、多饮；暑伤肺卫，腠理不开，又肺津为暑热所伤，津气两亏，水源不足，水液无以输布，致少汗或汗闭；暑伤脾气，中阳不振，气不化水，水液下趋膀胱而致多尿。

**【综合保健措施】**

**1. 调理饮食**

（1）清淡饮食　注意营养物质的补充，多予高蛋白、高维生素、易消化的食物，如鸡蛋、牛奶、新鲜果蔬等，适当补充含卵磷脂、脑磷脂、神经磷脂和微量元素锌的食物；清淡饮食，少喝白开水，可予绿豆汤、金银花露、西瓜汁、荷叶汤等代替。

（2）食疗方法　①方法一：荷叶 5 片，西瓜翠衣 5 片，地骨皮 3g，地黄 3g，大枣 2g，五味子 2g。每日 1 剂，水煎滤取药液，加白糖少量，频频饮服。用于暑伤肺胃证。②方法二：鲜丝瓜叶 30g，鲜苦瓜叶 15g，鲜冬瓜叶 30g，鲜南瓜叶 30g，鲜荷叶半张，太子参 10g。煎汤加冰糖代茶饮用。端午节服 1 剂，以后每 10 天服 1 剂，共服 3 剂即可预防。③方法三：蚕茧 20 只，红枣 20 枚，乌梅 5g。煎汤饮，每日 1 剂。用于暑伤肺胃证、上盛下虚证。④方法四：菊花 5g，金银花 5g，麦冬 5g，石斛 5g，山楂 6g，绿茶 3g。每日 1 剂，水煎滤取药液，装入保温瓶中，代茶频饮。用于暑伤肺胃证，兼有暑气伤津者。

**2. 外治保健措施**

（1）推拿疗法（视频 7-3）

治则：清暑护阴，固本培元。

基本操作手法：开天门、推坎宫、推太阳、掐总筋、分阴阳、清脾土、清肺经、补肾经、清大肠、揉外劳、退

视频 7-3　夏季热的推拿疗法

六腑、推三关、揉按涌泉、揉中脘、推揉肺俞至发红、拿按肩井2～3次。

（2）针灸疗法　取足三里、中脘、大椎、风池、合谷等穴。视病情行补泻手法。如下虚（肾阳虚）者加用肾俞，针后加艾条灸。每穴2～3分钟，每日1次，7次为1个疗程，一般治疗1～2个疗程。

（3）药浴治疗　香薷、藿香、佩兰、荆芥、苏叶、蒲公英、金银花、车前草各30g。水煎取汁，放入浴盆，趁热熏洗患儿全身，每日2～3次，每日1剂，连续2～3天。可芳香化湿，疏风清热。

**3. 行为训练**　患儿要注意发热期应卧床休息，或坐在床上玩耍，热退后可下地在室内活动。同时，保持充足睡眠。加强体格锻炼，防治各种疾病，特别是麻疹、泄泻、肺炎喘嗽、疳证等，病后注意调理，以尽早恢复健康体质。

**4. 日常管理**　患有夏季热的小儿，由于其脏腑娇嫩，脾肺阳气不充，次年夏季常可复发。因此，在夏季来临之前，要鼓励小儿适当进行户外活动，以提高对环境变化及外界气候变化的适应能力。或改善居住条件，夏季居室阴凉通风，睡前给患儿作温水浴，以刺激皮肤血管扩张，易于散热，预防夜间体温过高。对于持续发热、口渴的患儿，及时补充液体，多喝淡盐凉开水。

## （六）奶癣

### 【定义】

奶癣是婴幼儿期最常见的皮肤病之一，皮疹多见于两颊、前额及头皮，以后可蔓延至颌、颈、肩、臂，甚至扩大到腹、臀、四肢及全身。皮疹形态不一，自红斑、丘疹、疱疹至渗液、糜烂、结痂和脱屑，以瘙痒及反复发作为临床特点。奶癣常见于1个月至1岁以内的哺乳婴儿，尤以百日之内的婴儿最为多见，患儿常有家族过敏史，多见于人工哺育的婴儿。

### 【病因病机】

**1. 胎火湿热**　《外科正宗·奶癣》云："奶癣，因儿在胎中，母食五辛，父餐炙煿，遗热于儿，头面、遍身发为奶癣，流脂成片，睡卧不安，瘙痒不绝。"小儿先天禀赋不足，加之孕母喜食辛辣香燥之物，或感受湿热邪毒，母体胎火湿热遗于小儿，生后又复感风邪，风湿热淫外发于肌肤而致奶癣。

**2. 脾虚湿蕴**　《素问·至真要大论》有"诸痛痒疮，皆属于心""诸湿肿满，皆属于脾"之论。故若孕母体弱多病，可致胎儿素禀脾胃不足，或后天调护失宜，而致脾虚不运，皆可致水湿内停，脾虚湿蕴，水湿与风邪相合，外发肌肤，发为奶癣。

**3. 血虚风燥**　患儿脾胃虚弱，运化失职，气血生化乏源，阴血亏虚，不能濡润肌肤，血虚生风，外发皮疹，奶癣干燥痒甚。故《诸病源候论·小儿杂病诸候·癣候》云："癣病，由风邪与血气相搏于皮肤之间不散……小儿面上癣，皮如甲错起，干燥，谓之乳癣。"

## 【综合保健措施】

### 1. 调理饮食

（1）适母乳，宜清淡　鼓励母乳喂养，哺乳母亲的饮食要营养均衡，摄入一定比例的肉蛋奶等优质蛋白，忌食辛辣、海鲜等刺激性食品，如酒、葱、鱼、虾、蟹等。湿疹发病期间不要给婴儿添加鱼泥、虾泥、鸡蛋、牛肉等食物，随着年龄增长可给予富含多种维生素的食物，如胡萝卜、芹菜、大枣、南瓜等。

（2）祛胎毒　《景岳全书·小儿则》之"拭口"法："凡小儿初诞，宜以甘草细切少许，用沸汤泡汁，以淡为妙，不宜太甜，乃用软帛蘸汁，遍拭口中，去其秽浊。"

（3）食疗方法　便秘者服蜂蜜水或调换饮食，大便次数多者用神曲或谷麦芽适量煎水服，以助消化。

### 2. 外治保健措施

（1）推拿疗法（视频7-4）

基本操作手法：补脾经，揉板门，分阴阳，顺内八卦，清肝经，清心经，清肺经，补肾经，揉尺泽，揉曲池，揉中脘，揉天枢，揉关元，摩腹，揉百虫窝，揉血海，揉足三里，揉三阴交，搓揉心、肺、脾、胃俞，搓命门，揉承山。推拿顺序为从上肢到下肢，从腹部到后背。

视频7-4　奶癣的推拿疗法

注意：医者手部要涂抹滑石粉，以润滑婴儿的皮肤。根据患儿的年龄来控制治疗时间，＜1岁患儿15分钟/次，≥1岁患儿25分钟/次。推拿速度为100～200次/分，力度适中，每日1次。

（2）熏洗疗法

治则：消炎止痒，干燥收敛。

治法：①二妙散麻油调敷。适用于湿性奶癣。②三黄洗剂外洗，黄柏霜外搽。适用于干性奶癣。③复方苦参洗剂。适用于湿热并重的奶癣。

### 3. 心理疏导

奶癣发病时患儿常因瘙痒烦躁不安，哭闹不止，家长要有充分的耐心与患儿交流，尽量安抚患儿，可采用讲故事、做小游戏、唱儿歌等方式转移患儿的注意力。

### 4. 行为训练

婴儿的生活要有规律，保证充足睡眠，并注意保持婴儿大便通畅。

### 5. 日常管理

忌用热水、浴液或肥皂擦洗患处。如结痂时，先用麻油湿润痂皮，再轻轻揩去结痂。睡眠时宜用纱布或袜子套住患儿两手，用柔软布帽戴在患儿头上，以防患儿睡眠时搔抓、摩擦患部。日常生活中远离致病因素，枕头要常洗常换，被褥均要用浅色的纯棉布制作，不要用化纤制品，不宜穿毛织、化纤等材质的衣物。尽量避免强烈日光照射。

# 附　录 ▷▷▷▷
·····················

## 一、7 岁以下儿童生长标准

　　2022 年 9 月 19 日，国家卫生健康委员会发布《7 岁以下儿童生长标准》（WS/T 423—2022），该标准于 2023 年 3 月 1 日起施行。儿童年龄别体重、年龄别身长 / 身高、身长 / 身高别体重、年龄别 BMI、年龄别头围的百分位数值分别见附表 1–1 ～附表 1–12。

### 附表 1–1　7 岁以下男童年龄别体重的百分位数值

单位为千克

| 年龄 | $P_3$ | $P_{10}$ | $P_{25}$ | $P_{50}$ | $P_{75}$ | $P_{90}$ | $P_{97}$ |
|---|---|---|---|---|---|---|---|
| 0 月 | 2.8 | 3.0 | 3.2 | 3.5 | 3.7 | 4.0 | 4.2 |
| 1 月 | 3.7 | 3.9 | 4.2 | 4.6 | 4.9 | 5.2 | 5.6 |
| 2 月 | 4.7 | 5.0 | 5.4 | 5.8 | 6.2 | 6.7 | 7.1 |
| 3 月 | 5.5 | 5.9 | 6.3 | 6.8 | 7.3 | 7.8 | 8.3 |
| 4 月 | 6.1 | 6.5 | 7.0 | 7.5 | 8.1 | 8.6 | 9.2 |
| 5 月 | 6.6 | 7.0 | 7.5 | 8.0 | 8.6 | 9.2 | 9.8 |
| 6 月 | 6.9 | 7.4 | 7.9 | 8.4 | 9.1 | 9.7 | 10.3 |
| 7 月 | 7.2 | 7.7 | 8.2 | 8.8 | 9.5 | 10.1 | 10.8 |
| 8 月 | 7.5 | 8.0 | 8.5 | 9.1 | 9.8 | 10.4 | 11.1 |
| 9 月 | 7.7 | 8.2 | 8.7 | 9.4 | 10.1 | 10.8 | 11.5 |
| 10 月 | 7.9 | 8.4 | 9.0 | 9.6 | 10.3 | 11.0 | 11.8 |
| 11 月 | 8.1 | 8.6 | 9.2 | 9.8 | 10.6 | 11.3 | 12.0 |
| 1 岁 | 8.3 | 8.8 | 9.4 | 10.1 | 10.8 | 11.5 | 12.3 |
| 1 岁 1 月 | 8.4 | 9.0 | 9.6 | 10.3 | 11.0 | 11.7 | 12.5 |
| 1 岁 2 月 | 8.6 | 9.2 | 9.7 | 10.5 | 11.2 | 12.0 | 12.8 |
| 1 岁 3 月 | 8.8 | 9.3 | 9.9 | 10.7 | 11.4 | 12.2 | 13.0 |

续表

| 年龄 | $P_3$ | $P_{10}$ | $P_{25}$ | $P_{50}$ | $P_{75}$ | $P_{90}$ | $P_{97}$ |
|---|---|---|---|---|---|---|---|
| 1 岁 4 月 | 9.0 | 9.5 | 10.1 | 10.9 | 11.7 | 12.4 | 13.3 |
| 1 岁 5 月 | 9.1 | 9.7 | 10.3 | 11.1 | 11.9 | 12.7 | 13.5 |
| 1 岁 6 月 | 9.3 | 9.9 | 10.5 | 11.3 | 12.1 | 12.9 | 13.8 |
| 1 岁 7 月 | 9.5 | 10.1 | 10.7 | 11.5 | 12.3 | 13.2 | 14.0 |
| 1 岁 8 月 | 9.7 | 10.3 | 10.9 | 11.7 | 12.6 | 13.4 | 14.3 |
| 1 岁 9 月 | 9.8 | 10.5 | 11.1 | 11.9 | 12.8 | 13.7 | 14.6 |
| 1 岁 10 月 | 10.0 | 10.6 | 11.3 | 12.2 | 13.0 | 13.9 | 14.8 |
| 1 岁 11 月 | 10.2 | 10.8 | 11.5 | 12.4 | 13.3 | 14.2 | 15.1 |
| 2 岁 | 10.4 | 11.0 | 11.7 | 12.6 | 13.5 | 14.4 | 15.4 |
| 2 岁 3 月 | 10.8 | 11.5 | 12.2 | 13.1 | 14.1 | 15.1 | 16.1 |
| 2 岁 6 月 | 11.2 | 12.0 | 12.7 | 13.7 | 14.7 | 15.7 | 16.7 |
| 2 岁 9 月 | 11.6 | 12.4 | 13.2 | 14.2 | 15.2 | 16.3 | 17.4 |
| 3 岁 | 12.0 | 12.8 | 13.6 | 14.6 | 15.8 | 16.9 | 18.0 |
| 3 岁 3 月 | 12.4 | 13.2 | 14.1 | 15.2 | 16.3 | 17.5 | 18.7 |
| 3 岁 6 月 | 12.8 | 13.7 | 14.6 | 15.7 | 16.9 | 18.1 | 19.4 |
| 3 岁 9 月 | 13.2 | 14.1 | 15.1 | 16.2 | 17.5 | 18.7 | 20.1 |
| 4 岁 | 13.6 | 14.5 | 15.5 | 16.7 | 18.1 | 19.4 | 20.8 |
| 4 岁 3 月 | 14.0 | 15.0 | 16.0 | 17.3 | 18.7 | 20.1 | 21.6 |
| 4 岁 6 月 | 14.5 | 15.4 | 16.5 | 17.9 | 19.3 | 20.8 | 22.4 |
| 4 岁 9 月 | 14.9 | 15.9 | 17.1 | 18.4 | 20.0 | 21.6 | 23.3 |
| 5 岁 | 15.3 | 16.4 | 17.6 | 19.1 | 20.7 | 22.4 | 24.2 |
| 5 岁 3 月 | 15.8 | 16.9 | 18.1 | 19.7 | 21.4 | 23.2 | 25.1 |
| 5 岁 6 月 | 16.2 | 17.4 | 18.7 | 20.3 | 22.2 | 24.0 | 26.0 |
| 5 岁 9 月 | 16.6 | 17.9 | 19.3 | 21.0 | 22.9 | 24.8 | 27.0 |
| 6 岁 | 17.1 | 18.3 | 19.8 | 21.6 | 23.6 | 25.7 | 27.9 |
| 6 岁 3 月 | 17.5 | 18.8 | 20.3 | 22.2 | 24.3 | 26.5 | 28.9 |
| 6 岁 6 月 | 17.8 | 19.2 | 20.8 | 22.8 | 25.0 | 27.3 | 29.8 |
| 6 岁 9 月 | 18.2 | 19.7 | 21.3 | 23.4 | 25.7 | 28.0 | 30.6 |

注：年龄为整月或整岁。

附表 1-2　7 岁以下女童年龄别体重的百分位数值

单位为千克

| 年龄 | $P_3$ | $P_{10}$ | $P_{25}$ | $P_{50}$ | $P_{75}$ | $P_{90}$ | $P_{97}$ |
|---|---|---|---|---|---|---|---|
| 0 月 | 2.7 | 2.9 | 3.1 | 3.3 | 3.6 | 3.8 | 4.1 |
| 1 月 | 3.5 | 3.7 | 4.0 | 4.3 | 4.6 | 4.9 | 5.3 |
| 2 月 | 4.4 | 4.7 | 5.0 | 5.4 | 5.8 | 6.2 | 6.6 |
| 3 月 | 5.1 | 5.4 | 5.8 | 6.2 | 6.7 | 7.2 | 7.6 |
| 4 月 | 5.6 | 6.0 | 6.4 | 6.9 | 7.4 | 7.9 | 8.4 |
| 5 月 | 6.0 | 6.4 | 6.9 | 7.4 | 7.9 | 8.5 | 9.1 |
| 6 月 | 6.4 | 6.8 | 7.2 | 7.8 | 8.4 | 9.0 | 9.6 |
| 7 月 | 6.7 | 7.1 | 7.6 | 8.1 | 8.8 | 9.4 | 10.0 |
| 8 月 | 6.9 | 7.4 | 7.9 | 8.4 | 9.1 | 9.7 | 10.4 |
| 9 月 | 7.2 | 7.6 | 8.1 | 8.7 | 9.4 | 10.0 | 10.8 |
| 10 月 | 7.4 | 7.8 | 8.3 | 9.0 | 9.6 | 10.3 | 11.1 |
| 11 月 | 7.6 | 8.0 | 8.6 | 9.2 | 9.9 | 10.6 | 11.4 |
| 1 岁 | 7.7 | 8.2 | 8.8 | 9.4 | 10.1 | 10.9 | 11.6 |
| 1 岁 1 月 | 7.9 | 8.4 | 9.0 | 9.6 | 10.4 | 11.1 | 11.9 |
| 1 岁 2 月 | 8.1 | 8.6 | 9.2 | 9.8 | 10.6 | 11.3 | 12.2 |
| 1 岁 3 月 | 8.3 | 8.8 | 9.3 | 10.0 | 10.8 | 11.6 | 12.4 |
| 1 岁 4 月 | 8.4 | 9.0 | 9.5 | 10.3 | 11.0 | 11.8 | 12.7 |
| 1 岁 5 月 | 8.6 | 9.1 | 9.7 | 10.5 | 11.3 | 12.1 | 12.9 |
| 1 岁 6 月 | 8.8 | 9.3 | 9.9 | 10.7 | 11.5 | 12.3 | 13.2 |
| 1 岁 7 月 | 9.0 | 9.5 | 10.1 | 10.9 | 11.7 | 12.6 | 13.5 |
| 1 岁 8 月 | 9.1 | 9.7 | 10.3 | 11.1 | 12.0 | 12.8 | 13.8 |
| 1 岁 9 月 | 9.3 | 9.9 | 10.5 | 11.3 | 12.2 | 13.1 | 14.0 |
| 1 岁 10 月 | 9.5 | 10.1 | 10.7 | 11.5 | 12.4 | 13.3 | 14.3 |
| 1 岁 11 月 | 9.7 | 10.3 | 10.9 | 11.7 | 12.6 | 13.6 | 14.6 |
| 2 岁 | 9.8 | 10.4 | 11.1 | 11.9 | 12.9 | 13.8 | 14.8 |
| 2 岁 3 月 | 10.3 | 10.9 | 11.6 | 12.5 | 13.5 | 14.4 | 15.5 |
| 2 岁 6 月 | 10.7 | 11.4 | 12.1 | 13.0 | 14.1 | 15.1 | 16.2 |
| 2 岁 9 月 | 11.1 | 11.8 | 12.6 | 13.6 | 14.6 | 15.7 | 16.9 |

续表

| 年龄 | $P_3$ | $P_{10}$ | $P_{25}$ | $P_{50}$ | $P_{75}$ | $P_{90}$ | $P_{97}$ |
|---|---|---|---|---|---|---|---|
| 3 岁 | 11.5 | 12.3 | 13.1 | 14.1 | 15.3 | 16.4 | 17.7 |
| 3 岁 3 月 | 12.0 | 12.7 | 13.6 | 14.7 | 15.9 | 17.1 | 18.4 |
| 3 岁 6 月 | 12.4 | 13.2 | 14.1 | 15.2 | 16.4 | 17.7 | 19.1 |
| 3 岁 9 月 | 12.8 | 13.6 | 14.5 | 15.7 | 17.0 | 18.3 | 19.8 |
| 4 岁 | 13.1 | 14.0 | 15.0 | 16.2 | 17.6 | 18.9 | 20.5 |
| 4 岁 3 月 | 13.5 | 14.4 | 15.4 | 16.7 | 18.1 | 19.6 | 21.1 |
| 4 岁 6 月 | 13.9 | 14.8 | 15.9 | 17.2 | 18.7 | 20.2 | 21.9 |
| 4 岁 9 月 | 14.3 | 15.3 | 16.4 | 17.8 | 19.3 | 20.9 | 22.6 |
| 5 岁 | 14.7 | 15.8 | 16.9 | 18.4 | 20.0 | 21.6 | 23.4 |
| 5 岁 3 月 | 15.1 | 16.2 | 17.5 | 19.0 | 20.7 | 22.4 | 24.3 |
| 5 岁 6 月 | 15.5 | 16.7 | 18.0 | 19.6 | 21.4 | 23.2 | 25.1 |
| 5 岁 9 月 | 15.9 | 17.1 | 18.5 | 20.2 | 22.0 | 23.9 | 26.0 |
| 6 岁 | 16.3 | 17.6 | 19.0 | 20.7 | 22.7 | 24.7 | 26.8 |
| 6 岁 3 月 | 16.7 | 18.0 | 19.5 | 21.3 | 23.3 | 25.4 | 27.6 |
| 6 岁 6 月 | 17.0 | 18.4 | 19.9 | 21.8 | 24.0 | 26.1 | 28.5 |
| 6 岁 9 月 | 17.4 | 18.8 | 20.4 | 22.4 | 24.6 | 26.8 | 29.3 |

注：年龄为整月或整岁。

**附表 1–3　7 岁以下男童年龄别身长 / 身高的百分位数值**

单位为厘米

| 年龄 | $P_3$ | $P_{10}$ | $P_{25}$ | $P_{50}$ | $P_{75}$ | $P_{90}$ | $P_{97}$ |
|---|---|---|---|---|---|---|---|
| 0 月 | 47.6 | 48.7 | 49.9 | 51.2 | 52.5 | 53.6 | 54.8 |
| 1 月 | 51.3 | 52.5 | 53.8 | 55.1 | 56.5 | 57.7 | 59.0 |
| 2 月 | 54.9 | 56.2 | 57.5 | 59.0 | 60.4 | 61.7 | 63.0 |
| 3 月 | 58.0 | 59.4 | 60.7 | 62.2 | 63.7 | 65.1 | 66.4 |
| 4 月 | 60.5 | 61.9 | 63.3 | 64.8 | 66.4 | 67.8 | 69.1 |
| 5 月 | 62.5 | 63.9 | 65.4 | 66.9 | 68.5 | 69.9 | 71.3 |
| 6 月 | 64.2 | 65.7 | 67.1 | 68.7 | 70.3 | 71.8 | 73.2 |
| 7 月 | 65.7 | 67.2 | 68.7 | 70.3 | 71.9 | 73.4 | 74.9 |

续表

| 年龄 | $P_3$ | $P_{10}$ | $P_{25}$ | $P_{50}$ | $P_{75}$ | $P_{90}$ | $P_{97}$ |
|---|---|---|---|---|---|---|---|
| 8 月 | 67.1 | 68.6 | 70.1 | 71.7 | 73.4 | 74.9 | 76.4 |
| 9 月 | 68.3 | 69.8 | 71.4 | 73.1 | 74.7 | 76.3 | 77.8 |
| 10 月 | 69.5 | 71.0 | 72.6 | 74.3 | 76.0 | 77.6 | 79.1 |
| 11 月 | 70.7 | 72.2 | 73.8 | 75.5 | 77.3 | 78.8 | 80.4 |
| 1 岁 | 71.7 | 73.3 | 74.9 | 76.7 | 78.5 | 80.1 | 81.6 |
| 1 岁 1 月 | 72.8 | 74.4 | 76.0 | 77.8 | 79.6 | 81.2 | 82.8 |
| 1 岁 2 月 | 73.8 | 75.4 | 77.1 | 78.9 | 80.7 | 82.4 | 84.0 |
| 1 岁 3 月 | 74.8 | 76.5 | 78.1 | 80.0 | 81.8 | 83.5 | 85.1 |
| 1 岁 4 月 | 75.8 | 77.5 | 79.2 | 81.0 | 82.9 | 84.6 | 86.3 |
| 1 岁 5 月 | 76.8 | 78.5 | 80.2 | 82.1 | 84.0 | 85.7 | 87.4 |
| 1 岁 6 月 | 77.7 | 79.4 | 81.2 | 83.1 | 85.0 | 86.8 | 88.5 |
| 1 岁 7 月 | 78.6 | 80.4 | 82.1 | 84.1 | 86.1 | 87.8 | 89.6 |
| 1 岁 8 月 | 79.6 | 81.3 | 83.1 | 85.1 | 87.1 | 88.9 | 90.6 |
| 1 岁 9 月 | 80.5 | 82.3 | 84.1 | 86.1 | 88.1 | 89.9 | 91.7 |
| 1 岁 10 月 | 81.4 | 83.2 | 85.0 | 87.0 | 89.1 | 90.9 | 92.7 |
| 1 岁 11 月 | 82.2 | 84.1 | 85.9 | 88.0 | 90.0 | 91.9 | 93.7 |
| 2 岁 | 82.4 | 84.2 | 86.1 | 88.2 | 90.3 | 92.2 | 94.0 |
| 2 岁 3 月 | 84.8 | 86.7 | 88.6 | 90.8 | 93.0 | 94.9 | 96.8 |
| 2 岁 6 月 | 87.0 | 88.9 | 91.0 | 93.2 | 95.4 | 97.4 | 99.4 |
| 2 岁 9 月 | 89.0 | 91.0 | 93.1 | 95.4 | 97.7 | 99.8 | 101.8 |
| 3 岁 | 90.9 | 93.0 | 95.1 | 97.5 | 99.9 | 102.0 | 104.1 |
| 3 岁 3 月 | 92.7 | 94.8 | 97.0 | 99.5 | 101.9 | 104.1 | 106.2 |
| 3 岁 6 月 | 94.4 | 96.6 | 98.8 | 101.3 | 103.8 | 106.1 | 108.3 |
| 3 岁 9 月 | 96.0 | 98.3 | 100.6 | 103.1 | 105.7 | 108.0 | 110.2 |
| 4 岁 | 97.6 | 99.9 | 102.3 | 104.9 | 107.5 | 109.8 | 112.2 |
| 4 岁 3 月 | 99.2 | 101.6 | 104.0 | 106.6 | 109.3 | 111.7 | 114.1 |
| 4 岁 6 月 | 100.8 | 103.2 | 105.7 | 108.4 | 111.1 | 113.6 | 116.0 |
| 4 岁 9 月 | 102.4 | 104.9 | 107.4 | 110.2 | 113.0 | 115.5 | 117.9 |
| 5 岁 | 104.1 | 106.6 | 109.1 | 112.0 | 114.8 | 117.4 | 119.9 |

续表

| 年龄 | $P_3$ | $P_{10}$ | $P_{25}$ | $P_{50}$ | $P_{75}$ | $P_{90}$ | $P_{97}$ |
|---|---|---|---|---|---|---|---|
| 5 岁 3 月 | 105.7 | 108.2 | 110.9 | 113.7 | 116.6 | 119.2 | 121.8 |
| 5 岁 6 月 | 107.2 | 109.9 | 112.5 | 115.5 | 118.4 | 121.1 | 123.7 |
| 5 岁 9 月 | 108.8 | 111.4 | 114.1 | 117.1 | 120.2 | 122.9 | 125.5 |
| 6 岁 | 110.3 | 113.0 | 115.7 | 118.8 | 121.9 | 124.6 | 127.3 |
| 6 岁 3 月 | 111.7 | 114.5 | 117.3 | 120.4 | 123.5 | 126.3 | 129.1 |
| 6 岁 6 月 | 113.1 | 116.0 | 118.8 | 122.0 | 125.2 | 128.0 | 130.8 |
| 6 岁 9 月 | 114.5 | 117.4 | 120.3 | 123.5 | 126.7 | 129.6 | 132.5 |

注：2 岁以下适用于身长，2 ～ 7 岁适用于身高。年龄为整月或整岁。

### 附表 1–4　7 岁以下女童年龄别身长 / 身高的百分位数值

单位为厘米

| 年龄 | $P_3$ | $P_{10}$ | $P_{25}$ | $P_{50}$ | $P_{75}$ | $P_{90}$ | $P_{97}$ |
|---|---|---|---|---|---|---|---|
| 0 月 | 46.8 | 47.9 | 49.1 | 50.3 | 51.6 | 52.7 | 53.8 |
| 1 月 | 50.4 | 51.6 | 52.8 | 54.1 | 55.4 | 56.6 | 57.8 |
| 2 月 | 53.8 | 55.0 | 56.3 | 57.7 | 59.1 | 60.4 | 61.6 |
| 3 月 | 56.7 | 58.0 | 59.3 | 60.8 | 62.2 | 63.5 | 64.8 |
| 4 月 | 59.1 | 60.4 | 61.7 | 63.3 | 64.8 | 66.1 | 67.4 |
| 5 月 | 61.0 | 62.4 | 63.8 | 65.3 | 66.9 | 68.2 | 69.6 |
| 6 月 | 62.7 | 64.1 | 65.5 | 67.1 | 68.7 | 70.1 | 71.5 |
| 7 月 | 64.2 | 65.6 | 67.1 | 68.7 | 70.3 | 71.7 | 73.1 |
| 8 月 | 65.6 | 67.0 | 68.5 | 70.1 | 71.7 | 73.2 | 74.7 |
| 9 月 | 66.8 | 68.3 | 69.8 | 71.5 | 73.1 | 74.6 | 76.1 |
| 10 月 | 68.1 | 69.6 | 71.1 | 72.8 | 74.5 | 76.0 | 77.5 |
| 11 月 | 69.2 | 70.8 | 72.3 | 74.0 | 75.7 | 77.3 | 78.8 |
| 1 岁 | 70.4 | 71.9 | 73.5 | 75.2 | 77.0 | 78.6 | 80.1 |
| 1 岁 1 月 | 71.4 | 73.0 | 74.6 | 76.4 | 78.2 | 79.8 | 81.4 |
| 1 岁 2 月 | 72.5 | 74.1 | 75.7 | 77.5 | 79.3 | 81.0 | 82.6 |
| 1 岁 3 月 | 73.5 | 75.2 | 76.8 | 78.6 | 80.5 | 82.1 | 83.8 |
| 1 岁 4 月 | 74.6 | 76.2 | 77.9 | 79.7 | 81.6 | 83.3 | 84.9 |

续表

| 年龄 | $P_3$ | $P_{10}$ | $P_{25}$ | $P_{50}$ | $P_{75}$ | $P_{90}$ | $P_{97}$ |
|---|---|---|---|---|---|---|---|
| 1岁5月 | 75.5 | 77.2 | 78.9 | 80.8 | 82.7 | 84.4 | 86.1 |
| 1岁6月 | 76.5 | 78.2 | 79.9 | 81.9 | 83.8 | 85.5 | 87.2 |
| 1岁7月 | 77.5 | 79.2 | 80.9 | 82.9 | 84.8 | 86.6 | 88.3 |
| 1岁8月 | 78.4 | 80.2 | 81.9 | 83.9 | 85.9 | 87.6 | 89.4 |
| 1岁9月 | 79.3 | 81.1 | 82.9 | 84.9 | 86.9 | 88.7 | 90.4 |
| 1岁10月 | 80.2 | 82.0 | 83.8 | 85.8 | 87.9 | 89.7 | 91.5 |
| 1岁11月 | 81.1 | 82.9 | 84.7 | 86.8 | 88.8 | 90.7 | 92.5 |
| 2岁 | 81.2 | 83.0 | 84.9 | 87.0 | 89.1 | 90.9 | 92.8 |
| 2岁3月 | 83.6 | 85.5 | 87.4 | 89.5 | 91.7 | 93.6 | 95.5 |
| 2岁6月 | 85.7 | 87.7 | 89.7 | 91.9 | 94.1 | 96.1 | 98.1 |
| 2岁9月 | 87.7 | 89.8 | 91.8 | 94.1 | 96.4 | 98.4 | 100.5 |
| 3岁 | 89.7 | 91.8 | 93.9 | 96.2 | 98.5 | 100.7 | 102.7 |
| 3岁3月 | 91.5 | 93.6 | 95.8 | 98.2 | 100.6 | 102.8 | 104.9 |
| 3岁6月 | 93.2 | 95.4 | 97.6 | 100.1 | 102.5 | 104.8 | 106.9 |
| 3岁9月 | 94.9 | 97.1 | 99.4 | 101.9 | 104.4 | 106.7 | 108.9 |
| 4岁 | 96.5 | 98.8 | 101.1 | 103.7 | 106.3 | 108.6 | 110.9 |
| 4岁3月 | 98.1 | 100.4 | 102.8 | 105.4 | 108.1 | 110.4 | 112.8 |
| 4岁6月 | 99.7 | 102.1 | 104.5 | 107.2 | 109.9 | 112.3 | 114.7 |
| 4岁9月 | 101.3 | 103.8 | 106.2 | 109.0 | 111.8 | 114.2 | 116.7 |
| 5岁 | 103.0 | 105.5 | 108.0 | 110.8 | 113.6 | 116.1 | 118.6 |
| 5岁3月 | 104.6 | 107.1 | 109.7 | 112.6 | 115.4 | 118.0 | 120.6 |
| 5岁6月 | 106.1 | 108.7 | 111.3 | 114.3 | 117.2 | 119.8 | 122.4 |
| 5岁9月 | 107.6 | 110.3 | 112.9 | 115.9 | 118.9 | 121.6 | 124.2 |
| 6岁 | 109.0 | 111.7 | 114.5 | 117.5 | 120.6 | 123.3 | 126.0 |
| 6岁3月 | 110.4 | 113.2 | 116.0 | 119.1 | 122.2 | 124.9 | 127.7 |
| 6岁6月 | 111.8 | 114.6 | 117.4 | 120.6 | 123.7 | 126.6 | 129.4 |
| 6岁9月 | 113.2 | 116.0 | 118.9 | 122.1 | 125.3 | 128.2 | 131.0 |

注：2岁以下适用于身长，2～7岁适用于身高。年龄为整月或整岁。

附表 1–5　2 岁以下男童身长别体重的百分位数值

单位为千克

| 身长（cm） | $P_3$ | $P_{10}$ | $P_{25}$ | $P_{50}$ | $P_{75}$ | $P_{90}$ | $P_{97}$ |
|---|---|---|---|---|---|---|---|
| 45 | 2.0 | 2.1 | 2.2 | 2.3 | 2.5 | 2.6 | 2.7 |
| 46 | 2.1 | 2.2 | 2.4 | 2.5 | 2.7 | 2.8 | 3.0 |
| 47 | 2.3 | 2.4 | 2.5 | 2.7 | 2.9 | 3.0 | 3.2 |
| 48 | 2.5 | 2.6 | 2.7 | 2.9 | 3.1 | 3.2 | 3.4 |
| 49 | 2.6 | 2.8 | 2.9 | 3.1 | 3.3 | 3.5 | 3.7 |
| 50 | 2.8 | 2.9 | 3.1 | 3.3 | 3.5 | 3.7 | 3.9 |
| 51 | 3.0 | 3.1 | 3.3 | 3.5 | 3.7 | 3.9 | 4.2 |
| 52 | 3.2 | 3.4 | 3.5 | 3.8 | 4.0 | 4.2 | 4.5 |
| 53 | 3.4 | 3.6 | 3.8 | 4.0 | 4.3 | 4.5 | 4.8 |
| 54 | 3.7 | 3.8 | 4.1 | 4.3 | 4.6 | 4.8 | 5.1 |
| 55 | 3.9 | 4.1 | 4.3 | 4.6 | 4.9 | 5.2 | 5.5 |
| 56 | 4.2 | 4.4 | 4.6 | 4.9 | 5.2 | 5.5 | 5.8 |
| 57 | 4.4 | 4.6 | 4.9 | 5.2 | 5.5 | 5.8 | 6.2 |
| 58 | 4.7 | 4.9 | 5.2 | 5.5 | 5.8 | 6.2 | 6.5 |
| 59 | 4.9 | 5.2 | 5.5 | 5.8 | 6.1 | 6.5 | 6.9 |
| 60 | 5.2 | 5.4 | 5.7 | 6.1 | 6.5 | 6.8 | 7.2 |
| 61 | 5.4 | 5.7 | 6.0 | 6.4 | 6.8 | 7.2 | 7.6 |
| 62 | 5.7 | 6.0 | 6.3 | 6.7 | 7.1 | 7.5 | 7.9 |
| 63 | 5.9 | 6.2 | 6.6 | 6.9 | 7.4 | 7.8 | 8.2 |
| 64 | 6.2 | 6.5 | 6.8 | 7.2 | 7.7 | 8.1 | 8.6 |
| 65 | 6.4 | 6.7 | 7.1 | 7.5 | 7.9 | 8.4 | 8.9 |
| 66 | 6.6 | 7.0 | 7.3 | 7.7 | 8.2 | 8.7 | 9.2 |
| 67 | 6.9 | 7.2 | 7.5 | 8.0 | 8.5 | 9.0 | 9.5 |
| 68 | 7.1 | 7.4 | 7.8 | 8.2 | 8.7 | 9.2 | 9.8 |
| 69 | 7.3 | 7.6 | 8.0 | 8.5 | 9.0 | 9.5 | 10.0 |
| 70 | 7.5 | 7.8 | 8.2 | 8.7 | 9.2 | 9.7 | 10.3 |
| 71 | 7.7 | 8.0 | 8.4 | 8.9 | 9.4 | 10.0 | 10.6 |
| 72 | 7.9 | 8.2 | 8.6 | 9.1 | 9.7 | 10.2 | 10.8 |

续表

| 身长（cm） | $P_3$ | $P_{10}$ | $P_{25}$ | $P_{50}$ | $P_{75}$ | $P_{90}$ | $P_{97}$ |
|---|---|---|---|---|---|---|---|
| 73 | 8.1 | 8.4 | 8.8 | 9.3 | 9.9 | 10.4 | 11.0 |
| 74 | 8.2 | 8.6 | 9.0 | 9.5 | 10.1 | 10.7 | 11.3 |
| 75 | 8.4 | 8.8 | 9.2 | 9.7 | 10.3 | 10.9 | 11.5 |
| 76 | 8.6 | 9.0 | 9.4 | 9.9 | 10.5 | 11.1 | 11.7 |
| 77 | 8.8 | 9.2 | 9.6 | 10.1 | 10.7 | 11.3 | 12.0 |
| 78 | 8.9 | 9.3 | 9.8 | 10.3 | 10.9 | 11.5 | 12.2 |
| 79 | 9.1 | 9.5 | 10.0 | 10.5 | 11.1 | 11.7 | 12.4 |
| 80 | 9.3 | 9.7 | 10.1 | 10.7 | 11.3 | 11.9 | 12.6 |
| 81 | 9.5 | 9.9 | 10.3 | 10.9 | 11.5 | 12.1 | 12.8 |
| 82 | 9.6 | 10.1 | 10.5 | 11.1 | 11.7 | 12.3 | 13.0 |
| 83 | 9.8 | 10.2 | 10.7 | 11.3 | 11.9 | 12.6 | 13.3 |
| 84 | 10.0 | 10.4 | 10.9 | 11.5 | 12.1 | 12.8 | 13.5 |
| 85 | 10.2 | 10.6 | 11.1 | 11.7 | 12.3 | 13.0 | 13.7 |
| 86 | 10.4 | 10.8 | 11.3 | 11.9 | 12.6 | 13.2 | 14.0 |
| 87 | 10.6 | 11.0 | 11.5 | 12.1 | 12.8 | 13.5 | 14.2 |
| 88 | 10.8 | 11.2 | 11.7 | 12.3 | 13.0 | 13.7 | 14.4 |
| 89 | 11.0 | 11.4 | 11.9 | 12.6 | 13.2 | 13.9 | 14.7 |
| 90 | 11.2 | 11.6 | 12.1 | 12.8 | 13.5 | 14.2 | 14.9 |
| 91 | 11.4 | 11.8 | 12.4 | 13.0 | 13.7 | 14.4 | 15.2 |
| 92 | 11.6 | 12.0 | 12.6 | 13.2 | 13.9 | 14.7 | 15.5 |
| 93 | 11.8 | 12.3 | 12.8 | 13.4 | 14.2 | 14.9 | 15.7 |
| 94 | 12.0 | 12.5 | 13.0 | 13.7 | 14.4 | 15.2 | 16.0 |
| 95 | 12.2 | 12.7 | 13.2 | 13.9 | 14.7 | 15.4 | 16.2 |
| 96 | 12.4 | 12.9 | 13.5 | 14.2 | 14.9 | 15.7 | 16.5 |
| 97 | 12.6 | 13.1 | 13.7 | 14.4 | 15.2 | 16.0 | 16.8 |
| 98 | 12.9 | 13.4 | 14.0 | 14.7 | 15.4 | 16.2 | 17.1 |
| 99 | 13.1 | 13.6 | 14.2 | 14.9 | 15.7 | 16.5 | 17.4 |
| 100 | 13.3 | 13.9 | 14.5 | 15.2 | 16.0 | 16.8 | 17.7 |

注：身长为整数。

附表 1-6　2 岁以下女童身长别体重的百分位数值

单位为千克

| 身长（cm） | $P_3$ | $P_{10}$ | $P_{25}$ | $P_{50}$ | $P_{75}$ | $P_{90}$ | $P_{97}$ |
|---|---|---|---|---|---|---|---|
| 45 | 2.0 | 2.1 | 2.2 | 2.3 | 2.5 | 2.6 | 2.8 |
| 46 | 2.1 | 2.3 | 2.4 | 2.5 | 2.7 | 2.8 | 3.0 |
| 47 | 2.3 | 2.4 | 2.6 | 2.7 | 2.9 | 3.0 | 3.2 |
| 48 | 2.5 | 2.6 | 2.7 | 2.9 | 3.1 | 3.2 | 3.4 |
| 49 | 2.6 | 2.8 | 2.9 | 3.1 | 3.3 | 3.5 | 3.6 |
| 50 | 2.8 | 2.9 | 3.1 | 3.3 | 3.5 | 3.7 | 3.9 |
| 51 | 3.0 | 3.2 | 3.3 | 3.5 | 3.7 | 3.9 | 4.2 |
| 52 | 3.2 | 3.4 | 3.6 | 3.8 | 4.0 | 4.2 | 4.5 |
| 53 | 3.4 | 3.6 | 3.8 | 4.0 | 4.3 | 4.5 | 4.8 |
| 54 | 3.7 | 3.9 | 4.1 | 4.3 | 4.6 | 4.8 | 5.1 |
| 55 | 3.9 | 4.1 | 4.3 | 4.6 | 4.9 | 5.1 | 5.4 |
| 56 | 4.2 | 4.4 | 4.6 | 4.9 | 5.2 | 5.5 | 5.8 |
| 57 | 4.4 | 4.6 | 4.8 | 5.1 | 5.5 | 5.8 | 6.1 |
| 58 | 4.6 | 4.9 | 5.1 | 5.4 | 5.7 | 6.1 | 6.4 |
| 59 | 4.9 | 5.1 | 5.4 | 5.7 | 6.0 | 6.4 | 6.8 |
| 60 | 5.1 | 5.4 | 5.6 | 6.0 | 6.3 | 6.7 | 7.1 |
| 61 | 5.3 | 5.6 | 5.9 | 6.2 | 6.6 | 7.0 | 7.4 |
| 62 | 5.6 | 5.8 | 6.1 | 6.5 | 6.9 | 7.3 | 7.7 |
| 63 | 5.8 | 6.1 | 6.4 | 6.8 | 7.2 | 7.6 | 8.0 |
| 64 | 6.0 | 6.3 | 6.6 | 7.0 | 7.4 | 7.9 | 8.3 |
| 65 | 6.2 | 6.5 | 6.9 | 7.3 | 7.7 | 8.1 | 8.6 |
| 66 | 6.5 | 6.8 | 7.1 | 7.5 | 7.9 | 8.4 | 8.9 |
| 67 | 6.7 | 7.0 | 7.3 | 7.7 | 8.2 | 8.7 | 9.2 |
| 68 | 6.9 | 7.2 | 7.5 | 8.0 | 8.4 | 8.9 | 9.4 |
| 69 | 7.1 | 7.4 | 7.7 | 8.2 | 8.7 | 9.1 | 9.7 |
| 70 | 7.2 | 7.6 | 7.9 | 8.4 | 8.9 | 9.4 | 9.9 |
| 71 | 7.4 | 7.8 | 8.1 | 8.6 | 9.1 | 9.6 | 10.2 |
| 72 | 7.6 | 8.0 | 8.3 | 8.8 | 9.3 | 9.8 | 10.4 |

续表

| 身长（cm） | $P_3$ | $P_{10}$ | $P_{25}$ | $P_{50}$ | $P_{75}$ | $P_{90}$ | $P_{97}$ |
|---|---|---|---|---|---|---|---|
| 73 | 7.8 | 8.1 | 8.5 | 9.0 | 9.5 | 10.1 | 10.6 |
| 74 | 8.0 | 8.3 | 8.7 | 9.2 | 9.7 | 10.3 | 10.9 |
| 75 | 8.1 | 8.5 | 8.9 | 9.4 | 9.9 | 10.5 | 11.1 |
| 76 | 8.3 | 8.7 | 9.1 | 9.6 | 10.1 | 10.7 | 11.3 |
| 77 | 8.5 | 8.8 | 9.3 | 9.8 | 10.3 | 10.9 | 11.5 |
| 78 | 8.6 | 9.0 | 9.4 | 9.9 | 10.5 | 11.1 | 11.7 |
| 79 | 8.8 | 9.2 | 9.6 | 10.1 | 10.7 | 11.3 | 11.9 |
| 80 | 9.0 | 9.4 | 9.8 | 10.3 | 10.9 | 11.5 | 12.2 |
| 81 | 9.2 | 9.6 | 10.0 | 10.5 | 11.1 | 11.7 | 12.4 |
| 82 | 9.3 | 9.7 | 10.2 | 10.7 | 11.3 | 11.9 | 12.6 |
| 83 | 9.5 | 9.9 | 10.4 | 10.9 | 11.5 | 12.2 | 12.8 |
| 84 | 9.7 | 10.1 | 10.6 | 11.1 | 11.8 | 12.4 | 13.1 |
| 85 | 9.9 | 10.3 | 10.8 | 11.3 | 12.0 | 12.6 | 13.3 |
| 86 | 10.1 | 10.5 | 11.0 | 11.6 | 12.2 | 12.8 | 13.6 |
| 87 | 10.3 | 10.7 | 11.2 | 11.8 | 12.4 | 13.1 | 13.8 |
| 88 | 10.5 | 10.9 | 11.4 | 12.0 | 12.7 | 13.3 | 14.1 |
| 89 | 10.7 | 11.1 | 11.6 | 12.2 | 12.9 | 13.6 | 14.3 |
| 90 | 10.9 | 11.3 | 11.8 | 12.4 | 13.1 | 13.8 | 14.6 |
| 91 | 11.1 | 11.5 | 12.0 | 12.7 | 13.4 | 14.1 | 14.8 |
| 92 | 11.3 | 11.7 | 12.3 | 12.9 | 13.6 | 14.3 | 15.1 |
| 93 | 11.5 | 12.0 | 12.5 | 13.1 | 13.8 | 14.6 | 15.4 |
| 94 | 11.7 | 12.2 | 12.7 | 13.4 | 14.1 | 14.8 | 15.7 |
| 95 | 11.9 | 12.4 | 12.9 | 13.6 | 14.4 | 15.1 | 16.0 |
| 96 | 12.1 | 12.6 | 13.2 | 13.9 | 14.6 | 15.4 | 16.3 |
| 97 | 12.4 | 12.9 | 13.4 | 14.1 | 14.9 | 15.7 | 16.6 |
| 98 | 12.6 | 13.1 | 13.7 | 14.4 | 15.2 | 16.0 | 16.9 |
| 99 | 12.8 | 13.4 | 14.0 | 14.7 | 15.5 | 16.3 | 17.2 |
| 100 | 13.1 | 13.6 | 14.2 | 14.9 | 15.8 | 16.6 | 17.5 |

注：身长为整数。

**附表 1-7　2 ~ 7 岁男童身高别体重的百分位数值**

单位为千克

| 身长（cm） | $P_3$ | $P_{10}$ | $P_{25}$ | $P_{50}$ | $P_{75}$ | $P_{90}$ | $P_{97}$ |
|---|---|---|---|---|---|---|---|
| 75 | 8.5 | 8.9 | 9.4 | 9.9 | 10.5 | 11.0 | 11.7 |
| 76 | 8.7 | 9.1 | 9.5 | 10.1 | 10.7 | 11.2 | 11.9 |
| 77 | 8.9 | 9.3 | 9.7 | 10.3 | 10.9 | 11.5 | 12.1 |
| 78 | 9.1 | 9.5 | 9.9 | 10.5 | 11.1 | 11.7 | 12.3 |
| 79 | 9.2 | 9.6 | 10.1 | 10.6 | 11.3 | 11.9 | 12.5 |
| 80 | 9.4 | 9.8 | 10.3 | 10.8 | 11.5 | 12.1 | 12.7 |
| 81 | 9.6 | 10.0 | 10.5 | 11.0 | 11.7 | 12.3 | 13.0 |
| 82 | 9.8 | 10.2 | 10.7 | 11.2 | 11.9 | 12.5 | 13.2 |
| 83 | 9.9 | 10.4 | 10.8 | 11.4 | 12.1 | 12.7 | 13.4 |
| 84 | 10.1 | 10.6 | 11.0 | 11.6 | 12.3 | 12.9 | 13.6 |
| 85 | 10.3 | 10.8 | 11.2 | 11.8 | 12.5 | 13.2 | 13.9 |
| 86 | 10.5 | 11.0 | 11.5 | 12.1 | 12.7 | 13.4 | 14.1 |
| 87 | 10.7 | 11.2 | 11.7 | 12.3 | 12.9 | 13.6 | 14.4 |
| 88 | 10.9 | 11.4 | 11.9 | 12.5 | 13.2 | 13.9 | 14.6 |
| 89 | 11.1 | 11.6 | 12.1 | 12.7 | 13.4 | 14.1 | 14.9 |
| 90 | 11.3 | 11.8 | 12.3 | 12.9 | 13.6 | 14.3 | 15.1 |
| 91 | 11.5 | 12.0 | 12.5 | 13.2 | 13.9 | 14.6 | 15.4 |
| 92 | 11.7 | 12.2 | 12.7 | 13.4 | 14.1 | 14.8 | 15.6 |
| 93 | 11.9 | 12.4 | 12.9 | 13.6 | 14.3 | 15.1 | 15.9 |
| 94 | 12.1 | 12.6 | 13.2 | 13.8 | 14.6 | 15.3 | 16.2 |
| 95 | 12.3 | 12.8 | 13.4 | 14.1 | 14.8 | 15.6 | 16.4 |
| 96 | 12.6 | 13.1 | 13.6 | 14.3 | 15.1 | 15.9 | 16.7 |
| 97 | 12.8 | 13.3 | 13.9 | 14.6 | 15.4 | 16.1 | 17.0 |
| 98 | 13.0 | 13.6 | 14.1 | 14.8 | 15.6 | 16.4 | 17.3 |
| 99 | 13.3 | 13.8 | 14.4 | 15.1 | 15.9 | 16.7 | 17.6 |
| 100 | 13.5 | 14.1 | 14.7 | 15.4 | 16.2 | 17.0 | 17.9 |
| 101 | 13.8 | 14.3 | 14.9 | 15.7 | 16.5 | 17.3 | 18.3 |
| 102 | 14.0 | 14.6 | 15.2 | 16.0 | 16.8 | 17.7 | 18.6 |

续表

| 身长（cm） | $P_3$ | $P_{10}$ | $P_{25}$ | $P_{50}$ | $P_{75}$ | $P_{90}$ | $P_{97}$ |
|---|---|---|---|---|---|---|---|
| 103 | 14.3 | 14.8 | 15.5 | 16.3 | 17.1 | 18.0 | 18.9 |
| 104 | 14.5 | 15.1 | 15.8 | 16.6 | 17.4 | 18.3 | 19.3 |
| 105 | 14.8 | 15.4 | 16.0 | 16.8 | 17.7 | 18.7 | 19.7 |
| 106 | 15.0 | 15.6 | 16.3 | 17.1 | 18.1 | 19.0 | 20.0 |
| 107 | 15.3 | 15.9 | 16.6 | 17.4 | 18.4 | 19.3 | 20.4 |
| 108 | 15.5 | 16.2 | 16.9 | 17.8 | 18.7 | 19.7 | 20.8 |
| 109 | 15.8 | 16.5 | 17.2 | 18.1 | 19.1 | 20.1 | 21.2 |
| 110 | 16.1 | 16.7 | 17.5 | 18.4 | 19.4 | 20.5 | 21.6 |
| 111 | 16.3 | 17.0 | 17.8 | 18.7 | 19.8 | 20.9 | 22.0 |
| 112 | 16.6 | 17.3 | 18.1 | 19.1 | 20.2 | 21.3 | 22.5 |
| 113 | 16.9 | 17.6 | 18.4 | 19.4 | 20.6 | 21.7 | 23.0 |
| 114 | 17.2 | 17.9 | 18.8 | 19.8 | 21.0 | 22.2 | 23.5 |
| 115 | 17.4 | 18.2 | 19.1 | 20.2 | 21.4 | 22.7 | 24.0 |
| 116 | 17.8 | 18.6 | 19.5 | 20.6 | 21.9 | 23.2 | 24.6 |
| 117 | 18.1 | 18.9 | 19.9 | 21.0 | 22.4 | 23.7 | 25.2 |
| 118 | 18.4 | 19.3 | 20.3 | 21.5 | 22.9 | 24.3 | 25.9 |
| 119 | 18.7 | 19.6 | 20.7 | 21.9 | 23.4 | 24.9 | 26.6 |
| 120 | 19.0 | 20.0 | 21.1 | 22.4 | 23.9 | 25.5 | 27.3 |
| 121 | 19.4 | 20.4 | 21.5 | 22.9 | 24.5 | 26.1 | 28.0 |
| 122 | 19.7 | 20.8 | 21.9 | 23.4 | 25.1 | 26.8 | 28.7 |
| 123 | 20.1 | 21.2 | 22.4 | 23.9 | 25.7 | 27.5 | 29.5 |
| 124 | 20.4 | 21.6 | 22.8 | 24.4 | 26.3 | 28.2 | 30.3 |
| 125 | 20.8 | 22.0 | 23.3 | 25.0 | 26.9 | 28.9 | 31.1 |
| 126 | 21.1 | 22.4 | 23.8 | 25.5 | 27.5 | 29.6 | 32.0 |
| 127 | 21.5 | 22.8 | 24.2 | 26.0 | 28.1 | 30.3 | 32.8 |
| 128 | 21.8 | 23.2 | 24.7 | 26.6 | 28.8 | 31.1 | 33.7 |
| 129 | 22.2 | 23.6 | 25.1 | 27.1 | 29.4 | 31.8 | 34.5 |
| 130 | 22.5 | 24.0 | 25.6 | 27.7 | 30.1 | 32.5 | 35.4 |

注：身高为整数。

### 附表 1-8　2 ～ 7 岁女童身高别体重的百分位数值

单位为千克

| 身长（cm） | $P_3$ | $P_{10}$ | $P_{25}$ | $P_{50}$ | $P_{75}$ | $P_{90}$ | $P_{97}$ |
|---|---|---|---|---|---|---|---|
| 75 | 8.3 | 8.6 | 9.0 | 9.5 | 10.1 | 10.6 | 11.2 |
| 76 | 8.4 | 8.8 | 9.2 | 9.7 | 10.3 | 10.8 | 11.4 |
| 77 | 8.6 | 9.0 | 9.4 | 9.9 | 10.5 | 11.0 | 11.7 |
| 78 | 8.8 | 9.1 | 9.6 | 10.1 | 10.7 | 11.2 | 11.9 |
| 79 | 8.9 | 9.3 | 9.7 | 10.3 | 10.9 | 11.4 | 12.1 |
| 80 | 9.1 | 9.5 | 9.9 | 10.5 | 11.1 | 11.7 | 12.3 |
| 81 | 9.3 | 9.7 | 10.1 | 10.7 | 11.3 | 11.9 | 12.5 |
| 82 | 9.5 | 9.9 | 10.3 | 10.9 | 11.5 | 12.1 | 12.8 |
| 83 | 9.7 | 10.1 | 10.5 | 11.1 | 11.7 | 12.3 | 13.0 |
| 84 | 9.8 | 10.3 | 10.7 | 11.3 | 11.9 | 12.5 | 13.2 |
| 85 | 10.0 | 10.5 | 10.9 | 11.5 | 12.1 | 12.8 | 13.5 |
| 86 | 10.2 | 10.7 | 11.1 | 11.7 | 12.4 | 13.0 | 13.7 |
| 87 | 10.4 | 10.9 | 11.3 | 11.9 | 12.6 | 13.3 | 14.0 |
| 88 | 10.6 | 11.1 | 11.5 | 12.1 | 12.8 | 13.5 | 14.2 |
| 89 | 10.8 | 11.3 | 11.8 | 12.4 | 13.0 | 13.7 | 14.5 |
| 90 | 11.0 | 11.5 | 12.0 | 12.6 | 13.3 | 14.0 | 14.8 |
| 91 | 11.2 | 11.7 | 12.2 | 12.8 | 13.5 | 14.2 | 15.0 |
| 92 | 11.4 | 11.9 | 12.4 | 13.1 | 13.8 | 14.5 | 15.3 |
| 93 | 11.6 | 12.1 | 12.6 | 13.3 | 14.0 | 14.8 | 15.6 |
| 94 | 11.8 | 12.3 | 12.9 | 13.5 | 14.3 | 15.0 | 15.9 |
| 95 | 12.1 | 12.6 | 13.1 | 13.8 | 14.6 | 15.3 | 16.2 |
| 96 | 12.3 | 12.8 | 13.4 | 14.1 | 14.8 | 15.6 | 16.5 |
| 97 | 12.5 | 13.0 | 13.6 | 14.3 | 15.1 | 15.9 | 16.8 |
| 98 | 12.8 | 13.3 | 13.9 | 14.6 | 15.4 | 16.2 | 17.1 |
| 99 | 13.0 | 13.5 | 14.1 | 14.9 | 15.7 | 16.5 | 17.4 |
| 100 | 13.2 | 13.8 | 14.4 | 15.1 | 16.0 | 16.8 | 17.8 |
| 101 | 13.5 | 14.0 | 14.7 | 15.4 | 16.3 | 17.1 | 18.1 |
| 102 | 13.7 | 14.3 | 14.9 | 15.7 | 16.6 | 17.5 | 18.4 |

续表

| 身长（cm） | $P_3$ | $P_{10}$ | $P_{25}$ | $P_{50}$ | $P_{75}$ | $P_{90}$ | $P_{97}$ |
|---|---|---|---|---|---|---|---|
| 103 | 13.9 | 14.5 | 15.2 | 16.0 | 16.9 | 17.8 | 18.8 |
| 104 | 14.2 | 14.8 | 15.4 | 16.3 | 17.2 | 18.1 | 19.1 |
| 105 | 14.4 | 15.0 | 15.7 | 16.5 | 17.5 | 18.4 | 19.5 |
| 106 | 14.7 | 15.3 | 16.0 | 16.8 | 17.8 | 18.8 | 19.8 |
| 107 | 14.9 | 15.5 | 16.3 | 17.1 | 18.1 | 19.1 | 20.2 |
| 108 | 15.1 | 15.8 | 16.5 | 17.4 | 18.5 | 19.5 | 20.6 |
| 109 | 15.4 | 16.1 | 16.8 | 17.8 | 18.8 | 19.8 | 21.0 |
| 110 | 15.7 | 16.4 | 17.1 | 18.1 | 19.1 | 20.2 | 21.4 |
| 111 | 15.9 | 16.6 | 17.4 | 18.4 | 19.5 | 20.6 | 21.8 |
| 112 | 16.2 | 16.9 | 17.8 | 18.8 | 19.9 | 21.0 | 22.3 |
| 113 | 16.5 | 17.2 | 18.1 | 19.1 | 20.3 | 21.5 | 22.8 |
| 114 | 16.7 | 17.5 | 18.4 | 19.5 | 20.7 | 21.9 | 23.3 |
| 115 | 17.0 | 17.8 | 18.8 | 19.9 | 21.1 | 22.4 | 23.8 |
| 116 | 17.3 | 18.2 | 19.1 | 20.3 | 21.6 | 22.9 | 24.4 |
| 117 | 17.6 | 18.5 | 19.5 | 20.7 | 22.0 | 23.4 | 24.9 |
| 118 | 17.9 | 18.8 | 19.8 | 21.1 | 22.5 | 23.9 | 25.5 |
| 119 | 18.2 | 19.2 | 20.2 | 21.5 | 23.0 | 24.5 | 26.1 |
| 120 | 18.5 | 19.5 | 20.6 | 22.0 | 23.5 | 25.0 | 26.8 |
| 121 | 18.9 | 19.9 | 21.0 | 22.4 | 24.0 | 25.6 | 27.4 |
| 122 | 19.2 | 20.2 | 21.4 | 22.9 | 24.5 | 26.2 | 28.1 |
| 123 | 19.5 | 20.6 | 21.8 | 23.4 | 25.1 | 26.8 | 28.8 |
| 124 | 19.9 | 21.0 | 22.3 | 23.8 | 25.6 | 27.5 | 29.5 |
| 125 | 20.2 | 21.4 | 22.7 | 24.3 | 26.2 | 28.1 | 30.2 |
| 126 | 20.5 | 21.7 | 23.1 | 24.8 | 26.7 | 28.7 | 30.9 |
| 127 | 20.9 | 22.1 | 23.5 | 25.3 | 27.3 | 29.4 | 31.7 |
| 128 | 21.2 | 22.5 | 24.0 | 25.8 | 27.9 | 30.0 | 32.4 |
| 129 | 21.5 | 22.9 | 24.4 | 26.3 | 28.4 | 30.6 | 33.1 |
| 130 | 21.8 | 23.2 | 24.8 | 26.8 | 29.0 | 31.3 | 33.9 |

注：身高为整数。

**附表 1-9　7 岁以下男童年龄别 BMI 的百分位数值**

单位为千克每平方米

| 年龄 | $P_3$ | $P_{10}$ | $P_{25}$ | $P_{50}$ | $P_{75}$ | $P_{90}$ | $P_{97}$ |
|---|---|---|---|---|---|---|---|
| 0 月 | 11.2 | 11.8 | 12.5 | 13.2 | 14.0 | 14.8 | 15.5 |
| 1 月 | 13.0 | 13.6 | 14.3 | 15.1 | 16.0 | 16.8 | 17.6 |
| 2 月 | 14.3 | 15.0 | 15.8 | 16.7 | 17.6 | 18.5 | 19.5 |
| 3 月 | 14.9 | 15.7 | 16.5 | 17.4 | 18.5 | 19.5 | 20.5 |
| 4 月 | 15.2 | 16.0 | 16.8 | 17.8 | 18.8 | 19.9 | 21.0 |
| 5 月 | 15.3 | 16.1 | 16.9 | 17.9 | 19.0 | 20.0 | 21.1 |
| 6 月 | 15.3 | 16.1 | 16.9 | 17.9 | 18.9 | 20.0 | 21.1 |
| 7 月 | 15.3 | 16.0 | 16.8 | 17.8 | 18.9 | 19.9 | 21.0 |
| 8 月 | 15.3 | 16.0 | 16.8 | 17.7 | 18.8 | 19.8 | 20.9 |
| 9 月 | 15.2 | 15.9 | 16.7 | 17.6 | 18.6 | 19.6 | 20.7 |
| 10 月 | 15.1 | 15.8 | 16.5 | 17.5 | 18.5 | 19.4 | 20.5 |
| 11 月 | 15.0 | 15.7 | 16.4 | 17.3 | 18.3 | 19.2 | 20.3 |
| 1 岁 | 14.9 | 15.5 | 16.3 | 17.1 | 18.1 | 19.1 | 20.1 |
| 1 岁 1 月 | 14.8 | 15.4 | 16.1 | 17.0 | 17.9 | 18.9 | 19.9 |
| 1 岁 2 月 | 14.7 | 15.3 | 16.0 | 16.8 | 17.8 | 18.7 | 19.7 |
| 1 岁 3 月 | 14.6 | 15.2 | 15.9 | 16.7 | 17.6 | 18.5 | 19.5 |
| 1 岁 4 月 | 14.5 | 15.1 | 15.8 | 16.6 | 17.5 | 18.4 | 19.4 |
| 1 岁 5 月 | 14.4 | 15.0 | 15.7 | 16.5 | 17.4 | 18.3 | 19.2 |
| 1 岁 6 月 | 14.3 | 14.9 | 15.6 | 16.4 | 17.2 | 18.1 | 19.1 |
| 1 岁 7 月 | 14.2 | 14.8 | 15.5 | 16.3 | 17.1 | 18.0 | 19.0 |
| 1 岁 8 月 | 14.2 | 14.8 | 15.4 | 16.2 | 17.0 | 17.9 | 18.9 |
| 1 岁 9 月 | 14.1 | 14.7 | 15.3 | 16.1 | 17.0 | 17.8 | 18.8 |
| 1 岁 10 月 | 14.0 | 14.6 | 15.2 | 16.0 | 16.9 | 17.7 | 18.7 |
| 1 岁 11 月 | 14.0 | 14.6 | 15.2 | 15.9 | 16.8 | 17.6 | 18.6 |
| 2 岁 | 14.1 | 14.7 | 15.3 | 16.1 | 17.0 | 17.9 | 18.8 |
| 2 岁 3 月 | 14.0 | 14.5 | 15.2 | 15.9 | 16.8 | 17.6 | 18.6 |
| 2 岁 6 月 | 13.9 | 14.4 | 15.0 | 15.8 | 16.6 | 17.4 | 18.4 |
| 2 岁 9 月 | 13.7 | 14.3 | 14.9 | 15.6 | 16.5 | 17.3 | 18.2 |

续表

| 年龄 | $P_3$ | $P_{10}$ | $P_{25}$ | $P_{50}$ | $P_{75}$ | $P_{90}$ | $P_{97}$ |
|---|---|---|---|---|---|---|---|
| 3 岁 | 13.7 | 14.2 | 14.8 | 15.5 | 16.3 | 17.2 | 18.1 |
| 3 岁 3 月 | 13.6 | 14.1 | 14.7 | 15.4 | 16.3 | 17.1 | 18.0 |
| 3 岁 6 月 | 13.5 | 14.1 | 14.7 | 15.4 | 16.2 | 17.0 | 17.9 |
| 3 岁 9 月 | 13.5 | 14.0 | 14.6 | 15.3 | 16.2 | 17.0 | 17.9 |
| 4 岁 | 13.4 | 14.0 | 14.6 | 15.3 | 16.1 | 17.0 | 17.9 |
| 4 岁 3 月 | 13.4 | 13.9 | 14.5 | 15.3 | 16.1 | 17.0 | 17.9 |
| 4 岁 6 月 | 13.4 | 13.9 | 14.5 | 15.3 | 16.1 | 17.0 | 18.0 |
| 4 岁 9 月 | 13.3 | 13.9 | 14.5 | 15.3 | 16.1 | 17.1 | 18.1 |
| 5 岁 | 13.3 | 13.8 | 14.5 | 15.3 | 16.2 | 17.1 | 18.2 |
| 5 岁 3 月 | 13.2 | 13.8 | 14.5 | 15.3 | 16.2 | 17.2 | 18.3 |
| 5 岁 6 月 | 13.2 | 13.8 | 14.5 | 15.3 | 16.3 | 17.3 | 18.5 |
| 5 岁 9 月 | 13.2 | 13.8 | 14.5 | 15.3 | 16.3 | 17.4 | 18.6 |
| 6 岁 | 13.2 | 13.8 | 14.5 | 15.4 | 16.4 | 17.5 | 18.8 |
| 6 岁 3 月 | 13.1 | 13.8 | 14.5 | 15.4 | 16.5 | 17.6 | 19.0 |
| 6 岁 6 月 | 13.1 | 13.8 | 14.5 | 15.4 | 16.5 | 17.7 | 19.2 |
| 6 岁 9 月 | 13.1 | 13.7 | 14.5 | 15.4 | 16.6 | 17.8 | 19.4 |

注：2 岁以下适用于以体重和身长计算的 BMI，2～7 岁适用于以体重和身高计算的 BMI。年龄为整月或整岁。

### 附表 1–10　7 岁以下女童年龄别 BMI 的百分位数值

单位为千克每平方米

| 年龄 | $P_3$ | $P_{10}$ | $P_{25}$ | $P_{50}$ | $P_{75}$ | $P_{90}$ | $P_{97}$ |
|---|---|---|---|---|---|---|---|
| 0 月 | 11.1 | 11.7 | 12.3 | 13.1 | 13.8 | 14.5 | 15.3 |
| 1 月 | 12.7 | 13.3 | 13.9 | 14.7 | 15.5 | 16.3 | 17.1 |
| 2 月 | 13.9 | 14.5 | 15.2 | 16.1 | 17.0 | 17.9 | 18.9 |
| 3 月 | 14.4 | 15.1 | 15.8 | 16.7 | 17.7 | 18.7 | 19.8 |
| 4 月 | 14.7 | 15.4 | 16.2 | 17.1 | 18.1 | 19.1 | 20.2 |
| 5 月 | 14.8 | 15.5 | 16.3 | 17.3 | 18.3 | 19.3 | 20.5 |
| 6 月 | 14.9 | 15.6 | 16.4 | 17.3 | 18.4 | 19.4 | 20.5 |
| 7 月 | 14.9 | 15.6 | 16.3 | 17.3 | 18.3 | 19.3 | 20.5 |

| 年龄 | $P_3$ | $P_{10}$ | $P_{25}$ | $P_{50}$ | $P_{75}$ | $P_{90}$ | $P_{97}$ |
|---|---|---|---|---|---|---|---|
| 8 月 | 14.8 | 15.5 | 16.3 | 17.2 | 18.2 | 19.2 | 20.3 |
| 9 月 | 14.8 | 15.4 | 16.2 | 17.1 | 18.1 | 19.1 | 20.2 |
| 10 月 | 14.7 | 15.3 | 16.1 | 17.0 | 17.9 | 18.9 | 20.0 |
| 11 月 | 14.6 | 15.2 | 15.9 | 16.8 | 17.8 | 18.7 | 19.8 |
| 1 岁 | 14.5 | 15.1 | 15.8 | 16.7 | 17.6 | 18.5 | 19.6 |
| 1 岁 1 月 | 14.4 | 15.0 | 15.7 | 16.5 | 17.4 | 18.4 | 19.4 |
| 1 岁 2 月 | 14.3 | 14.9 | 15.6 | 16.4 | 17.3 | 18.2 | 19.2 |
| 1 岁 3 月 | 14.2 | 14.8 | 15.5 | 16.3 | 17.2 | 18.1 | 19.0 |
| 1 岁 4 月 | 14.1 | 14.7 | 15.4 | 16.2 | 17.0 | 17.9 | 18.9 |
| 1 岁 5 月 | 14.0 | 14.6 | 15.3 | 16.0 | 16.9 | 17.8 | 18.7 |
| 1 岁 6 月 | 14.0 | 14.5 | 15.2 | 15.9 | 16.8 | 17.7 | 18.6 |
| 1 岁 7 月 | 13.9 | 14.5 | 15.1 | 15.9 | 16.7 | 17.6 | 18.5 |
| 1 岁 8 月 | 13.8 | 14.4 | 15.0 | 15.8 | 16.6 | 17.5 | 18.4 |
| 1 岁 9 月 | 13.8 | 14.3 | 14.9 | 15.7 | 16.5 | 17.4 | 18.3 |
| 1 岁 10 月 | 13.7 | 14.3 | 14.9 | 15.6 | 16.5 | 17.3 | 18.2 |
| 1 岁 11 月 | 13.7 | 14.2 | 14.8 | 15.6 | 16.4 | 17.2 | 18.1 |
| 2 岁 | 13.8 | 14.4 | 15.0 | 15.8 | 16.6 | 17.4 | 18.4 |
| 2 岁 3 月 | 13.7 | 14.2 | 14.8 | 15.6 | 16.4 | 17.3 | 18.2 |
| 2 岁 6 月 | 13.6 | 14.1 | 14.7 | 15.5 | 16.3 | 17.1 | 18.0 |
| 2 岁 9 月 | 13.5 | 14.0 | 14.6 | 15.4 | 16.2 | 17.0 | 17.9 |
| 3 岁 | 13.4 | 13.9 | 14.5 | 15.3 | 16.1 | 16.9 | 17.9 |
| 3 岁 3 月 | 13.3 | 13.9 | 14.5 | 15.2 | 16.1 | 16.9 | 17.8 |
| 3 岁 6 月 | 13.3 | 13.8 | 14.4 | 15.2 | 16.0 | 16.90 | 17.8 |
| 3 岁 9 月 | 13.2 | 13.7 | 14.4 | 15.1 | 16.0 | 16.8 | 17.8 |
| 4 岁 | 13.1 | 13.7 | 14.3 | 15.1 | 15.9 | 16.8 | 17.8 |
| 4 岁 3 月 | 13.1 | 13.6 | 14.3 | 15.0 | 15.9 | 16.8 | 17.8 |
| 4 岁 6 月 | 13.0 | 13.6 | 14.2 | 15.0 | 15.9 | 16.8 | 17.9 |
| 4 岁 9 月 | 13.0 | 13.6 | 14.2 | 15.0 | 15.9 | 16.8 | 17.9 |
| 5 岁 | 13.0 | 13.5 | 14.2 | 15.0 | 15.9 | 16.9 | 18.0 |

续表

| 年龄 | $P_3$ | $P_{10}$ | $P_{25}$ | $P_{50}$ | $P_{75}$ | $P_{90}$ | $P_{97}$ |
|---|---|---|---|---|---|---|---|
| 5 岁 3 月 | 12.9 | 13.5 | 14.2 | 15.0 | 15.9 | 16.9 | 18.0 |
| 5 岁 6 月 | 12.9 | 13.5 | 14.2 | 15.0 | 16.0 | 17.0 | 18.1 |
| 5 岁 9 月 | 12.9 | 13.5 | 14.2 | 15.0 | 16.0 | 17.0 | 18.2 |
| 6 岁 | 12.9 | 13.5 | 14.1 | 15.0 | 16.0 | 17.1 | 18.3 |
| 6 岁 3 月 | 12.8 | 13.5 | 14.1 | 15.0 | 16.0 | 17.1 | 18.4 |
| 6 岁 6 月 | 12.8 | 13.4 | 14.1 | 15.0 | 16.1 | 17.2 | 18.4 |
| 6 岁 9 月 | 12.8 | 13.4 | 14.1 | 15.0 | 16.1 | 17.2 | 18.5 |

注：2 岁以下适用于以体重和身长计算的 BMI，2 ～ 7 岁适用于以体重和身高计算的 BMI。年龄为整月或整岁。

### 附表 1-11　0 ～ 3 岁男童年龄别头围的百分位数值

单位为厘米

| 年龄 | $P_3$ | $P_{10}$ | $P_{25}$ | $P_{50}$ | $P_{75}$ | $P_{90}$ | $P_{97}$ |
|---|---|---|---|---|---|---|---|
| 0 月 | 31.9 | 32.7 | 33.4 | 34.3 | 35.2 | 36.0 | 36.8 |
| 1 月 | 34.8 | 35.5 | 36.2 | 37.0 | 37.8 | 38.5 | 39.2 |
| 2 月 | 36.9 | 37.6 | 38.3 | 39.1 | 39.9 | 40.6 | 41.3 |
| 3 月 | 38.3 | 39.0 | 39.7 | 40.5 | 41.3 | 42.0 | 42.7 |
| 4 月 | 39.4 | 40.1 | 40.8 | 41.6 | 42.4 | 43.1 | 43.9 |
| 5 月 | 40.3 | 41.0 | 41.7 | 42.5 | 43.4 | 44.1 | 44.9 |
| 6 月 | 41.1 | 41.8 | 42.5 | 43.4 | 44.2 | 44.9 | 45.7 |
| 7 月 | 41.8 | 42.5 | 43.2 | 44.0 | 44.9 | 45.6 | 46.4 |
| 8 月 | 42.4 | 43.1 | 43.8 | 44.6 | 45.5 | 46.2 | 47.0 |
| 9 月 | 42.8 | 43.5 | 44.3 | 45.1 | 46.0 | 46.7 | 47.5 |
| 10 月 | 43.2 | 43.9 | 44.7 | 45.5 | 46.4 | 47.1 | 47.9 |
| 11 月 | 43.6 | 44.3 | 45.0 | 45.8 | 46.7 | 47.5 | 48.3 |
| 1 岁 | 43.8 | 44.6 | 45.3 | 46.1 | 47.0 | 47.8 | 48.6 |
| 1 岁 1 月 | 44.1 | 44.8 | 45.5 | 46.4 | 47.2 | 48.0 | 48.8 |
| 1 岁 2 月 | 44.3 | 45.0 | 45.8 | 46.6 | 47.5 | 48.2 | 49.0 |
| 1 岁 3 月 | 44.5 | 45.2 | 46.0 | 46.8 | 47.7 | 48.5 | 49.3 |
| 1 岁 4 月 | 44.7 | 45.4 | 46.2 | 47.0 | 47.9 | 48.7 | 49.4 |

续表

| 年龄 | $P_3$ | $P_{10}$ | $P_{25}$ | $P_{50}$ | $P_{75}$ | $P_{90}$ | $P_{97}$ |
|---|---|---|---|---|---|---|---|
| 1 岁 5 月 | 44.9 | 45.6 | 46.3 | 47.2 | 48.0 | 48.8 | 49.6 |
| 1 岁 6 月 | 45.1 | 45.8 | 46.5 | 47.4 | 48.2 | 49.0 | 49.8 |
| 1 岁 7 月 | 45.2 | 46.0 | 46.7 | 47.5 | 48.4 | 49.2 | 50.0 |
| 1 岁 8 月 | 45.4 | 46.1 | 46.9 | 47.7 | 48.6 | 49.4 | 50.2 |
| 1 岁 9 月 | 45.6 | 46.3 | 47.0 | 47.9 | 48.8 | 49.6 | 50.4 |
| 1 岁 10 月 | 45.7 | 46.5 | 47.2 | 48.1 | 48.9 | 49.7 | 50.5 |
| 1 岁 11 月 | 45.9 | 46.6 | 47.4 | 48.2 | 49.1 | 49.9 | 50.7 |
| 2 岁 | 46.0 | 46.7 | 47.5 | 48.3 | 49.2 | 50.0 | 50.8 |
| 2 岁 3 月 | 46.3 | 47.1 | 47.8 | 48.7 | 49.5 | 50.4 | 51.2 |
| 2 岁 6 月 | 46.6 | 47.3 | 48.1 | 48.9 | 49.8 | 50.6 | 51.5 |
| 2 岁 9 月 | 46.8 | 47.5 | 48.3 | 49.2 | 50.0 | 50.9 | 51.7 |
| 3 岁 | 47.0 | 47.7 | 48.5 | 49.3 | 50.2 | 51.1 | 51.9 |

注：年龄为整月或整岁。

### 附表 1–12　0 ～ 3 岁女童年龄别头围的百分位数值

单位为厘米

| 年龄 | $P_3$ | $P_{10}$ | $P_{25}$ | $P_{50}$ | $P_{75}$ | $P_{90}$ | $P_{97}$ |
|---|---|---|---|---|---|---|---|
| 0 月 | 31.5 | 32.3 | 33.1 | 33.9 | 34.8 | 35.6 | 36.3 |
| 1 月 | 34.2 | 34.9 | 35.6 | 36.3 | 37.1 | 37.8 | 38.5 |
| 2 月 | 36.2 | 36.8 | 37.5 | 38.2 | 39.0 | 39.6 | 40.3 |
| 3 月 | 37.5 | 38.1 | 38.8 | 39.5 | 40.3 | 41.0 | 41.6 |
| 4 月 | 38.5 | 39.1 | 39.8 | 40.6 | 41.4 | 42.1 | 42.7 |
| 5 月 | 39.3 | 40.0 | 40.7 | 41.5 | 42.3 | 43.0 | 43.7 |
| 6 月 | 40.0 | 40.7 | 41.4 | 42.2 | 43.0 | 43.8 | 44.5 |
| 7 月 | 40.7 | 41.4 | 42.1 | 42.9 | 43.7 | 44.5 | 45.2 |
| 8 月 | 41.2 | 42.0 | 42.7 | 43.5 | 44.3 | 45.0 | 45.8 |
| 9 月 | 41.7 | 42.4 | 43.2 | 44.0 | 44.8 | 45.6 | 46.3 |
| 10 月 | 42.1 | 42.9 | 43.6 | 44.4 | 45.2 | 46.0 | 46.8 |
| 11 月 | 42.5 | 43.2 | 44.0 | 44.8 | 45.6 | 46.4 | 47.1 |

续表

| 年龄 | $P_3$ | $P_{10}$ | $P_{25}$ | $P_{50}$ | $P_{75}$ | $P_{90}$ | $P_{97}$ |
|---|---|---|---|---|---|---|---|
| 1 岁 | 42.8 | 43.5 | 44.3 | 45.1 | 45.9 | 46.7 | 47.5 |
| 1 岁 1 月 | 43.1 | 43.8 | 44.5 | 45.4 | 46.2 | 47.0 | 47.8 |
| 1 岁 2 月 | 43.3 | 44.1 | 44.8 | 45.6 | 46.5 | 47.3 | 48.0 |
| 1 岁 3 月 | 43.5 | 44.3 | 45.0 | 45.9 | 46.7 | 47.5 | 48.3 |
| 1 岁 4 月 | 43.7 | 44.5 | 45.2 | 46.1 | 46.9 | 47.7 | 48.5 |
| 1 岁 5 月 | 43.9 | 44.6 | 45.4 | 46.2 | 47.1 | 47.9 | 48.7 |
| 1 岁 6 月 | 44.1 | 44.8 | 45.6 | 46.4 | 47.3 | 48.1 | 48.8 |
| 1 岁 7 月 | 44.2 | 45.0 | 45.7 | 46.6 | 47.4 | 48.2 | 49.0 |
| 1 岁 8 月 | 44.4 | 45.1 | 45.9 | 46.7 | 47.6 | 48.4 | 49.2 |
| 1 岁 9 月 | 44.6 | 45.3 | 46.1 | 46.9 | 47.8 | 48.6 | 49.4 |
| 1 岁 10 月 | 44.7 | 45.4 | 46.2 | 47.1 | 47.9 | 48.7 | 49.5 |
| 1 岁 11 月 | 44.8 | 45.6 | 46.3 | 47.2 | 48.1 | 48.9 | 49.7 |
| 2 岁 | 45.0 | 45.7 | 46.5 | 47.3 | 48.2 | 49.0 | 49.8 |
| 2 岁 3 月 | 45.3 | 46.0 | 46.8 | 47.6 | 48.5 | 49.3 | 50.2 |
| 2 岁 6 月 | 45.5 | 46.3 | 47.1 | 47.9 | 48.8 | 49.7 | 50.5 |
| 2 岁 9 月 | 45.8 | 46.6 | 47.3 | 48.2 | 49.1 | 49.9 | 50.8 |
| 3 岁 | 46.1 | 46.8 | 47.6 | 48.5 | 49.4 | 50.3 | 51.1 |

注：年龄为整月或整岁。

## 二、我国现行的儿童免疫程序

我国现行的儿童免疫程序以《国家免疫规划疫苗儿童免疫程序及说明（2021 版）》为标准（附表 2-1）。

附表 2-1 我国现行的儿童免疫程序

| 接种年龄 | 疫苗种类 | 接种途径 | 剂量 | 可预防疾病 |
|---|---|---|---|---|
| 出生 24 小时内、1 月龄、6 月龄 | 乙肝疫苗 | 肌内注射 | 10 或 20μg | 乙型病毒性肝炎 |
| 出生 24 小时内 | 卡介苗 | 皮内注射 | 0.1mL | 结核病[1] |
| 2 月龄、3 月龄 | 脊灰灭活疫苗 | 肌内注射 | 0.5mL | 脊髓灰质炎 |
| 4 月龄、4 岁 | 脊灰减毒活疫苗 | 口服 | 1 粒或 2 滴 | |

| 接种年龄 | 疫苗种类 | 接种途径 | 剂量 | 可预防疾病 |
|---|---|---|---|---|
| 3 月龄、4 月龄、5 月龄、18 月龄 | 百白破疫苗 | 肌内注射 | 0.5mL | 百日咳、白喉、破伤风 |
| 6 岁 | 白破疫苗 | 肌内注射 | 0.5mL | |
| 8 月龄、18 月龄 | 麻腮风疫苗 | 皮下注射 | 0.5mL | 麻疹、风疹、流行性腮腺炎 |
| 8 月龄、2 岁 | 乙脑减毒活疫苗 | 皮下注射 | 0.5mL | 流行性乙型脑炎[2] |
| 8 月龄（第 1、2 剂，间隔 7～10 天）、2 岁、6 岁 | 乙脑灭活疫苗 | 肌内注射 | 0.5mL | |
| 6 月龄、9 月龄 | A 群流脑多糖疫苗 | 皮下注射 | 0.5mL | 流行性脑脊髓膜炎 |
| 3 岁、6 岁 | A 群 C 群流脑多糖疫苗 | 皮下注射 | 0.5mL | |
| 18 月龄 | 甲肝减毒活疫苗 | 皮下注射 | 0.5 或 1.0mL | 甲型病毒性肝炎[3] |
| 18 月龄、2 岁 | 甲肝灭活疫苗 | 肌内注射 | 0.5mL | |

注：

1. 主要指结核性脑膜炎、粟粒性肺结核等。

2. 选择乙脑减毒活疫苗接种时，采用两剂次接种程序。选择乙脑灭活疫苗接种时，采用四剂次接种程序；乙脑灭活疫苗第 1、2 剂间隔 7～10 日。

3. 选择甲肝减毒活疫苗接种时，采用一剂次接种程序。选择甲肝灭活疫苗接种时，采用两剂次接种程序。